# 病理学技术与应用

著　者　魏中秋　耿　菲　李　倩
指导人　孙　影

BINGLIXUE JISHU
YU YINGYONG

黑龙江科学技术出版社

**图书在版编目（CIP）数据**

病理学技术与应用 / 魏中秋等著. -- 哈尔滨 :黑龙江科学技术出版社, 2018.2（2024. 10 重印）
ISBN 978-7-5388-9626-8

Ⅰ. ①病… Ⅱ. ①魏… Ⅲ. ①病理学 Ⅳ. ①R36

中国版本图书馆CIP数据核字(2018)第058914号

**病理学技术与应用**
BINGLIXUE JISHU YU YINGYONG

---

**著　　者**　魏中秋　耿　菲　李　倩
**责任编辑**　李欣育
**装帧设计**　雅卓图书
**出　　版**　黑龙江科学技术出版社
　　　　　　地址：哈尔滨市南岗区公安街70-2号　邮编：150001
　　　　　　电话：（0451）53642106　传真：（0451）53642143
　　　　　　网址：www.lkcbs.cn　www.lkpub.cn
**发　　行**　全国新华书店
**印　　刷**　济南大地图文快印有限公司
**开　　本**　787 mm × 1 092 mm　1/16
**印　　张**　11
**字　　数**　267 千字
**版　　次**　2018年2月第1版
**印　　次**　2024 年 10 月第 2 次印刷
**书　　号**　ISBN 978-7-5388-9626-8
**定　　价**　88.00元

# ·前　言·

病理学是研究人体疾病发生原因、发生机制、发展规律以及疾病过程中机体的形态结构、功能代谢变化和病变转归的一门基础医学科学。随着社会经济的发展，科学技术的不断进步，病理学科的内容也不断丰富和完善，新理论和新技术不断涌现，病理学专科医师必须尽快熟悉各科疾病知识和掌握新的病理诊断技术。因此，编者收集了大量国内外文献，并结合自己丰富的临床经验，编写了这部实用的病理学著作。

本书详细论述了病理学技术概述、病理性沉着物、病理检查技术等内容。重点论述了病理学在呼吸系统、循环系统、消化系统、泌尿系统、乳腺疾病等方面的临床特点、分析及诊断。本书内容涵盖广泛，重点突出，具有科学性、完整性、启发性、多样性等特点。本书可为病理科医务工作者处理相关问题提供参考，也可作为医学院校学生和基层医生学习之用。

由于编写内容较多，时间紧促，尽管在编写的过程中我们反复校对、多次审核，但书中难免有不足和疏漏之处，望各位读者不吝赐教，提出宝贵意见，以便再版时修订，谢谢。

编　者

2018 年 2 月

# ·目　录·


第一章　病理学技术概述 …… 1
第一节　病理学技术的重要性 …… 1
第二节　病理学技术的发展和现状 …… 1
第三节　病理学技术的质量控制和质量管理 …… 2
第二章　病理性沉着物 …… 4
第一节　纤维蛋白 …… 4
第二节　淀粉样蛋白 …… 8
第三节　尿酸盐 …… 15
第四节　钙盐 …… 17
第五节　铜 …… 20
第三章　免疫组织化学技术 …… 22
第一节　免疫组织化学概论 …… 22
第二节　免疫酶组织化学技术 …… 25
第三节　免疫酶组织化学技术染色操作准备 …… 26
第四节　常用的免疫组织化学染色方法 …… 39
第四章　分子病理学技术 …… 50
第一节　原位杂交技术概论 …… 50
第二节　常用原位杂交技术 …… 53
第三节　原位杂交技术在病理诊断中的应用 …… 60
第五章　电子显微镜技术 …… 61
第一节　电镜在诊断病理中的应用价值 …… 61
第二节　超薄切片技术 …… 62
第三节　超薄切片 …… 64
第四节　超薄切片技术常见问题与解决方法 …… 65
第六章　呼吸系统疾病 …… 67
第一节　肺炎 …… 67
第二节　结核病 …… 76
第三节　肺硅沉着症 …… 86
第七章　循环系统疾病 …… 91
第一节　心肌炎 …… 91

第二节　心脏瓣膜病 …… 96
第八章　消化系统疾病 …… 108
第一节　胃炎 …… 108
第二节　肝硬化 …… 112
第三节　胆囊炎 …… 113
第四节　胰腺炎 …… 115
第五节　胰腺癌 …… 120
第九章　泌尿系统疾病 …… 128
第一节　肾小球肾炎 …… 128
第二节　肾盂肾炎 …… 140
第三节　肾肿瘤 …… 143
第十章　乳腺疾病 …… 152
第一节　乳腺病变的病理学诊断方法 …… 152
第二节　乳腺化生性病变 …… 160
第三节　乳腺反应性和瘤样病变 …… 165
第四节　良性肌上皮增生性病变 …… 168
第五节　乳腺炎症性病变 …… 171

# 第一章

# 病理学技术概述

## 第一节　病理学技术的重要性

病理学诊断对于明确疾病临床诊断具有关键性指导意义，是临床医师确定患者疾病诊断、制订治疗方案和评估预后的重要依据。临床病理技术是病理学的一个重要分支，是病理学研究中的方法学，是病理诊断的基础。病理学经历了组织病理、超微病理、免疫病理和分子病理阶段。免疫病理在很大程度上解决了很多疾病的性质和来源，而分子病理学进一步揭示了发病机制（特别是病毒学检查）、预后以及外源性基因在人体内的存在和内源性基因的突变和表达异常，解决了一些用蛋白水平不能解决的问题，尤其是靶向性分子诊断技术的建立和应用，适应个性化医学时代病理学的需要。规范技术操作和高质量的制片对保证准确的病理诊断意义重大。

（魏中秋）

## 第二节　病理学技术的发展和现状

病理学自 21 世纪以来进入了一个飞速发展的时代，病理学技术的进步也促进了病理学的飞速发展。近十年，病理技术实验室已经走向以常规 HE 制片技术为基础，加上特殊染色、免疫组织化学、分子病理学、分子遗传学技术和液基细胞学等辅助技术的多元化时代，为病理学的发展注入了新的动力，也为病理医师提供了大量可靠有效的病理研究和诊断依据，使病理学研究和诊断更加全面、深入和准确，使病理学从传统的器官病理学划时代地进入组织病理学和分子病理学阶段。

病理学技术包括传统病理学技术和现代病理学技术。传统病理学技术（HE 切片、特殊染色）是病理学的基础，大量应用于日常工作中，是提高诊断水平和现代病理技术的保证。病理学经历了组织病理、超微病理、免疫病理和分子病理阶段。回顾过去，病理学的重大发现，无一不是新技术的发明和应用的结果。信息化病理技术学正在飞速发展。各省市自治区相继成立了病理技术学组，病理技术学已成为大家共识的学科。2002 年，我国将病理学技术从病理学专业中分列出来，成立了病理技术专业，标志着病理技术学在国内正式成为一门独立的学科。很多医学院校开设了病理技术专业，病理技术的学术交流明显增多，人才素质得到了明显提高，有些病理科室已有博士、硕士和学士。

然而在当前，我国病理技术主要还是以常规 HE 制片、特殊染色和免疫组化为主，整体水平不高，与国际上同类医院相比还处于中等以下水平，特别是基层医院。问题主要表现在：

（1）由于历史原因，病理科在设置方面不合理，用房面积小，各项工作挤在共同的房间进行；病理科分属于非临床科室，有的还与检验科合并，但它的地位和作用非常重要，与临床的关系非常密切，从功能上应该划分为临床科室；人员缺乏，人才素质不高，缺乏专业基础知识和操作基本技能，很难完成其相应的职责；设备简陋，仅能完成一般的病理常规制片，制片质量未有完全保证。

（2）有相当一部分从业人员的专业基础知识和资质欠缺，很多病理技术人员是来自于检验、护士等非病理专业；部分技术员是师傅带徒弟式的方法教的，缺少正规的培养和学习的机会；技术人员缺少相互交流机会，有关技术的会议较少；工作质量缺少监督和考核，院方对病理人员整体素质的提高与进一步培养缺乏积极性。

（3）技术员的地位不高。部分技术员觉得自己地位低下，不能正确认识自己，不能摆正自己的位置，缺乏自觉学习理论知识，未能学会总结经验理论与实际相结合。

**（魏中秋）**

## 第三节　病理学技术的质量控制和质量管理

科学的管理和规范化操作，是解决质量问题的关键。近十年来，病理学技术有了快速的发展，但是如何保证技术的质量是我们面临的一个问题。没有好的技术质量就没有好的病理研究质量和诊断质量。病理技术工作的主要任务是利用技术手段为病理诊断提供必要的条件，协助科研阐明疾病的病因和发病机制。病理技术的根本为制片技术，其关系着整个病理诊断及科研的成败，因此必须严格细致。而要提高制片技术质量关键是技术的规范化和标准化。近年来 HE 和免疫组织化学染色机等自动化仪器的应用，为制片技术的规范化和标准化提供了很好的条件。技术的规范化、标准化和有效的质量控制，也是保证常规技术和新技术在全国范围内均衡发展的有力手段。由于现代技术的不断发展，各相关学科日益互相渗透，病理作为基础学科，病理技术作为基本的手段而被广泛应用，所以要求病理技术不断提高和完善，实现标准化操作。病理工作质量控制，包括诊断质量控制和制片染色质量控制，制片染色质量控制主要由技术人员完成，质量控制可通过标准化操作来实现。标准化操作主要为常规 HE 技术、免疫组化染色前技术的标准化（取材、组织固定、脱水、透明、浸蜡直至包埋的标准化，是制作优质切片的关键过程。该过程也称为组织处理。一旦组织处理有欠缺，往往导致无法挽回的后果）、组织制片标准化、抗原修复标准化、对照实验正确设立、试剂标准化、抗体和检测系统标准化、免疫组化具体操作步骤的标准化、免疫组化染色结果判读标准化和医学实验室认证，是质量的保证。

规范化操作是病理制片质量的保证，而量化的管理增加了病理制片质量的稳定性。

所谓规范化，就是在操作过程中，对使用试剂种类、pH 值、浓度、温度、时间以及操作的手法都有详细的规定，如用 4% 中性缓冲甲醛（即 10% 中性缓冲福尔马林）固定液固定组织有利于免疫组织化学技术检测组织抗原。因此要求各病理实验使用标准组织固定液：10% 中性缓冲甲醛固定液。固定液量为组织标本 5 ~ 10 倍，固定时间为 6 ~ 24h。尽可能地减少人为的影响，减少变量，减少影响制片质量的条件。特别是在做分子技术时，更应严格按操作规则做。建议在充分交流和论证的基础上，推荐规范化和标准化的组织脱水程序，包括试剂以及脱水程序的合理选择、试剂使用次数标准等。使用标准化的固定液、染色液、抗体等试剂是技术操作规范化和标准化的重要环节之一。

所谓量化，就是把以前经验的东西用量来判定。例如，我们更换脱水试剂，一般都是要等组织不好时才换，这样总有几天片子质量不好；也有的是几天到了就换，组织多时脱水液的水分就多，后面几天可能组织就脱不好，组织少了脱水液倒了很浪费。实验发现组织的量和试剂的更换时间有一定的规律，用量来控制脱水液的更换时间更具科学性。还有苏木素、伊红也是如此。

病理技术很多是凭经验工作，由于经验的随意性较大，导致质量的不稳定性。每个地方操作方法不同，导致制片质量各不相同。和国际接轨，是我们的奋斗目标，在这个背景下，中华病理学会提出了病理技术规范化操作，做好各项技术操作的每一步，加强质量控制。要想搞好制片质量，各地必须建立质量控制组织，通过技术交流和行政监督的手段，促进病理技术的发展。国家认证实验室是每个病理实验室建设努力方向，各实验室应不断地创造条件以建立或改建成国家认可的标准化实验室，随时迎接上级主管部门的检查并取得认可。

病理技术的质量也取决于病理实验室的管理水平，科学、认真地做好病理实验室的管理，是病理技术质量的保证。建立、健全病理科各项规章制度和各实验室的工作制度也是病理技术质量控制的有力保证。

（魏中秋）

# 参考文献

[1] 张军荣，杨怀宝．病理学基础［M］．北京：人民卫生出版社，2015.
[2] 来茂德．病理学高级教程［M］．北京：人民军医出版社，2015.
[3] 廖松林．现代诊断病理学手册［M］．北京：北京大学医学出版社，2015.
[4] 陈杰．病理学．第3版［M］．北京：人民卫生出版社，2015.
[5] 王国平．临床病理诊断指南［M］．北京：科学出版社，2015.
[6] 黄启富，王谦．病理学［M］．第3版．北京：科学出版社，2013.

# 第二章
# 病理性沉着物

## 第一节 纤维蛋白

纤维蛋白是由存在于血液内的纤维蛋白原分子聚合形成的特殊蛋白质。正常的凝血过程分三步：第一步是一系列凝血因子激活物的形成；第二步为凝血因子激活物催化凝血因子转变为凝血酶；第三步为凝血酶催化纤维蛋白原转变为纤维蛋白，从而使血液凝固形成冻胶状的血凝块。

组织内出现的纤维蛋白，可以是血管壁破裂，血液成分直接溢出；也可以是由于血管壁损伤较重，血管壁通透性增高，使血浆内的纤维蛋白原分子通过，这多见于局部的炎症反应或过敏性反应。纤维蛋白嗜酸性，HE 染色为红染的细丝，并互相连接成网状，也可相互融合。新鲜的纤维蛋白有嗜苏丹反应，用类脂染色法染色呈弱阳性，陈旧的纤维蛋白呈胶原染色反应。纤维蛋白常见于以纤维素性炎症为主的疾病，如大叶性肺炎、杆菌性痢疾、白喉、纤维素性心包炎等，病变常发生于黏膜、浆膜和肺。血栓的证明，有时也需借助于纤维蛋白染色证明血管内有纤维蛋白的存在。在弥散性血管内凝血（DIC）时，全身许多器官的小血管内的微血栓，其主要成分是纤维蛋白和血小板。因此，纤维蛋白染色是证明弥散性血管内凝血颇为重要的方法。

纤维素样变（fibrinoid degeneration）是结缔组织中胶原纤维或小血管壁发生的一种变性，它具有纤维素的染色反应，所以称为纤维素样变，这种物质称为纤维素样物质。纤维素样变其形态在 HE 染色为边界不清的颗粒状或小条、小块状的无结构物质，折光性强，强嗜酸性，故被染为深红色，颇像纤维素，用纤维蛋白染色有时也呈阳性反应。不同疾病出现的纤维素样物质，其化学性质及形成机制不同。有些是由于血管壁的坏死，通透性增加，渗出的纤维蛋白原转化形成纤维素样物质，如恶性高血压和胃溃疡底的动脉壁纤维素样变。有些是由于免疫变态反应引起，如急性风湿病、结节性多脉管炎等，所以还存在免疫球蛋白和纤维蛋白等成分。

显示纤维蛋白和纤维素样变的方法有 Mallory 磷钨酸苏木精法和改良的 Gram - Weigert 法，此两法把纤维蛋白染成蓝紫色至蓝黑色。Lendrum 等介绍的马休黄猩红蓝法（MSB）把纤维蛋白染成红色，颜色较鲜艳。

## 一、磷钨酸苏木精法

### （一）试剂配制

（1）0.5%的高锰酸钾（potassium permanganate）。

（2）0.5%的硫酸（sulphuric acid）。

（3）酸化高锰酸钾液

0.5%的高锰酸钾　1份

0.5%的硫酸　1份

临用前混合后用，不能保存。

（4）2%的草酸（oxalic acid）。

（5）磷钨酸苏木精液

苏木精（hematoxylin）　0.1g

蒸馏水　100ml

磷钨酸（phosphotungstic acid）　2g

取洁净三角烧瓶一只盛蒸馏水30ml，倒入苏木精，稍加温使苏木精完全溶解。另取三角烧瓶盛蒸馏水70ml，加入磷钨酸后轻轻摇动使其完全溶解。待苏木精液冷却后与磷钨酸液混合，加塞后置于光亮处，隔数天轻轻摇动一次，待3~6个月成熟后才使用。

### （二）染色步骤

（1）组织固定于10%的甲醛液中，常规脱水包埋。

（2）切片厚4μm，常规脱蜡至水。

（3）酸化高锰酸钾液氧化5min。

（4）稍水洗。

（5）2%的草酸漂白1~2min。

（6）流水冲洗2min，蒸馏水洗一次。

（7）磷钨酸苏木精液浸染（加盖）24~48h。

（8）取出切片直接用95%的乙醇迅速洗去多余染液。

（9）常规脱水透明，中性树胶封固。

### （三）结果

纤维蛋白、胞核、红细胞和神经胶质纤维呈深蓝色（图2-1），横纹肌的横纹也呈深蓝色。胶原纤维、软骨基质呈棕红色，粗的弹性纤维呈紫色。

### （四）注意事项

（1）自然成熟的磷钨酸苏木精液一般可保存2年以上。如急需成熟的磷钨酸苏木精液，可在配制后每100ml染液中加高锰酸钾17.7mg促其立即成熟，第2d可用。但加氧化剂的磷钨酸苏木精液不稳定，染色力容易失效。

（2）磷钨酸苏木精液成熟后，应保存于棕色小口砂塞瓶并在室温下置于暗处。在染色时若显示的纤维素蓝色深度不够，或呈红色，则说明氧化的时间不够，或可能是已过度氧化，这就需要重新配制新液。

（3）磷钨酸苏木精液染色后不要水洗，在95%的乙醇洗时也要迅速，因为水洗或乙醇洗的时间稍长，都可以洗脱磷钨酸苏木精所着染的颜色。

(4) 磷钨酸苏木精液为进行性染色，因此不要过染，在染色24h后可取出在显微镜下观察着色程度。

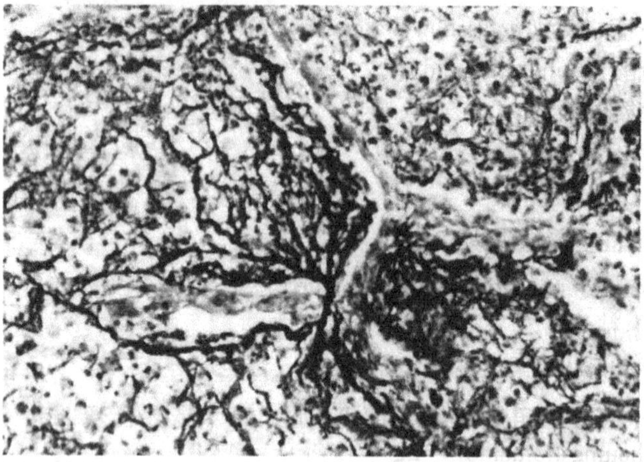

**图2-1 磷钨酸苏木精法**

大叶性肺炎，纤维蛋白呈深蓝色

(五) 染色机制

磷钨酸苏木精液染色的机制是较奇特的，单一染液能染出两种主要的颜色即蓝色和棕红色。有理论认为，成熟的苏木红通过钨的结合生成蓝色色淀（lake），这种色淀对所选择的组织成分能牢固结合而呈蓝色。显示棕红色的成分是由于磷钨酸的作用而呈色。染液中磷钨酸与苏木精的比率是20 ∶ 1。

(六) 应用

磷钨酸苏木精液可染纤维蛋白，如各种炎症渗出的纤维蛋白。对弥散性血管内凝血（DIC）的切片，用磷钨酸苏木精液染色可在毛细血管内发现蓝色的纤维蛋白细丝。

## 二、马休黄-辉煌结晶猩红-苯胺蓝法

(一) 试剂配制

(1) 天青石蓝染液

天青石蓝B（celestin blue B） 0.5g

硫酸铁铵（ferric ammonium sulphate） 5g

蒸馏水 100ml

甘油（glycerin） 14ml

麝香草酚（thymol） 50mg

取一只三角烧瓶盛蒸馏水，加入硫酸铁铵，用玻璃棒搅动使其完全溶解。加入天青石蓝，继续用玻璃棒搅匀，温火煮沸2～3min，在煮沸时应用玻璃棒轻轻搅动，否则天青石蓝将沉积于瓶底呈团块状。待冷后过滤于小口砂塞瓶，再加入甘油和麝香草酚，于4℃的冰箱保存，可使用一年多。临用前半小时由冰箱取出恢复至室温。为方便操作可倾入一小滴瓶内

使用。

(2) Mayer 苏木精染液

苏木精（hematoxylin） 0.1g

蒸馏水 100ml

碘酸钠（sodium iodate） 20mg

硫酸铝铵（aluminum ammonium sulphate） 5g

柠檬酸（citric acid） 0.1g

水合氯醛（chloral hydrate） 5g

取一只200ml洁净三角烧瓶盛蒸馏水，加入苏木精并轻轻摇动使完全溶解（可稍加温），再加入碘酸钠及硫酸铝铵，用玻璃棒轻轻搅动使硫酸铝铵完全溶解，最后加入柠檬酸与水合氯醛，此时溶液呈淡红紫色，过滤于小口砂塞瓶内。保存和使用同天青石蓝染液。

(3) 马休黄乙醇液

马休黄（martius yellow） 0.5g

95%的乙醇 100ml

磷钨酸（phosphotungstic acid） 2g

先把马休黄溶于乙醇，再加入磷钨酸。

(4) 辉煌结晶猩红液

辉煌结晶猩红6R（brilliant crystal scarlet 6R） 1g

蒸馏水 98ml

冰醋酸（glacial acetic acid） 2.5ml

(5) 苯胺蓝液

苯胺蓝（aniline blue） 0.5g

蒸馏水 99ml

冰醋酸（glacial acetic acid） 1ml

(6) 1%的磷钨酸（phosphotungstic acid）。

(7) 1%的冰醋酸（glacial acetic acid）。

### （二）染色步骤

(1) 组织固定于10%的甲醛液中，常规脱水包埋。

(2) 切片厚4μm，常规脱蜡至水。

(3) 天青石蓝液染2～3min。

(4) 稍水洗。

(5) Mayer 苏木精染2～3min。

(6) 稍水洗。

(7) 1%的盐酸乙醇分化。

(8) 流水冲洗10min。

(9) 95%的乙醇稍洗。

(10) 马休黄乙醇液染2min。

(11) 蒸馏水稍洗。

(12) 辉煌结晶猩红液染10min。

(13) 蒸馏水稍洗。

(14) 1%的磷钨酸处理5min。

(15) 蒸馏水稍洗。

(16) 苯胺蓝液染5~10min。

(17) 1%的冰醋酸洗去多余染料并分化1min。

(18) 不用水洗，直接用95%的乙醇急速洗2次。

(19) 无水乙醇脱水。

(20) 二甲苯透明，中性树胶封固。

### (三) 结果

纤维蛋白呈鲜红色，肌纤维呈红色，胞核呈蓝褐色，胶原纤维呈蓝色，红细胞呈黄色。陈旧的纤维蛋白呈紫蓝色，较早期纤维蛋白带呈黄色。

### (四) 注意事项

(1) 本法原推荐用甲醛氯化汞液（5%的氯化汞9份，浓甲醛1份）固定为宜，如用10%的甲醛固定也可。切片如用Bouin液媒染后再按上法染色则效果较好。

(2) 苯胺蓝染料也可改用一些大分子量的蓝色或绿色阴离子染料如甲基蓝、固绿等代替。

(3) 磷钨酸处理切片，一方面是把染上红色的胶原纤维分化至接近无色；另一方面是对胶原纤维起媒染作用，使胶原纤维与苯胺蓝较牢固结合。

(4) 苯胺蓝染色后经1%的冰醋酸液处理，可使切片鲜艳和清晰。

### (五) 染色机制

此法染色的机制与胶原纤维染色的丽春红酸性品红-苯胺蓝法相似，即以小分子量的马休黄选择性地着染致密度较高的红细胞。随后用中等分子量的辉煌结晶猩红6R把纤维蛋白和肌纤维染成红色，最后用大分子量的苯胺蓝把结构疏松的胶原纤维染成蓝色。

### (六) 应用

纤维蛋白染色用于证实组织内或血管腔内有纤维蛋白的存在。纤维素性炎症时（例如大叶性肺炎、白喉、杆菌性痢疾、纤维素性心包炎）的纤维素性渗出物可用此法显示。区别组织内的炎症水肿液（渗出液）和漏出液也用纤维蛋白染色法。前者可有纤维蛋白，后者则无。纤维蛋白染色也是证明血栓、血栓栓塞和弥散性血管内凝血的组织检查方法。风湿性肉芽肿、恶性高血压的细动脉壁、红斑性狼疮和硬皮病的病变，还有一些结缔组织病的病变，纤维蛋白染色均呈阳性反应。

（魏中秋）

## 第二节　淀粉样蛋白

淀粉样蛋白（amyloid）是指用碘染色其反应像淀粉，即遇碘呈赤褐色，再加硫酸变蓝色，和淀粉的染色相同，但它本身不是淀粉而是一种蛋白质，故又称淀粉样物质。

淀粉样蛋白的化学成分90%为淀粉样原纤维蛋白，10%为糖蛋白，其化学性质比较复杂，主要有两类：一类为淀粉样轻链蛋白（AL蛋白），其来源为浆细胞所分泌的免疫球蛋白的轻链；另一类为淀粉样相随蛋白（AA 蛋白），是一种来自血浆中的和免疫球蛋白毫不相关的蛋白质。由此可知，淀粉样蛋白不是一种特定的化学物质。

淀粉样蛋白常沉积于小血管壁和浸润在细胞间隙，在 HE 染色的切片中，淀粉样蛋白为淡红色同质化呈云朵样或片块状结构，在偏光镜下观察，淀粉样蛋白呈绿色双折光。在组织内出现淀粉样蛋白沉着的病变称为淀粉样变或称淀粉样浸润。它可沉积于身体的任何组织，最常见于脾、心、肝和肾等。淀粉样蛋白在体内沉积可分为原发性淀粉样沉积症和继发性淀粉样沉积症。前者主要累及心脏、舌、肌肉和皮肤；后者主要累及肝、脾、肾和肾上腺等，并与很多感染性疾病有关，如长期慢性化脓性疾病、骨髓瘤、霍奇金病、结核和麻风等。

在切片上显示淀粉样蛋白的方法有甲紫及其相关染料的异染法、刚果红染色法、硫酸钠爱尔新蓝染色法、氧化地衣红法、用荧光镜观察的硫代黄素 T 法等。甲紫法属一种异染性，染色简便省时，但染色切片难以保存；甲醇刚果红法是改良原来的 Highman 刚果红法而建立，该法染色快而深，染液稳定，可保存多年使用，不足之处是弹力纤维和胶原纤维也可深浅不同的着染，只要注意容易区分；硫酸钠爱尔新蓝法染色鲜艳，对比分明，是较理想的方法；硫代黄素 T 为一种荧光染色法，需在荧光显微镜下观察，配 UV 滤块为佳。淀粉样蛋白其化学成分不尽相同，其沉积的多少和新旧也有差异，染色反应有时是不恒定的，因此，在染色时同时选用两种染色更可取。

## 一、甲紫法

### （一）试剂配制

（1）1% 的甲紫（methyl violet）。

（2）1% 的冰醋酸（glacial acetic acid）。

### （二）染色步骤

（1）组织固定于 10% 的甲醛液中，常规脱水透明。

（2）切片厚 4μm，常规脱蜡至水。

（3）1% 的甲紫染 3min。

（4）不用水洗，直接滴入 1% 的冰醋酸分化，至无染液脱出。

（5）稍水洗。

（6）甘油明胶封盖。

### （三）结果

淀粉样蛋白呈红色至紫红色，胞核、胞质、结缔组织呈蓝色至深浅不同的蓝紫色。

### （四）注意事项

（1）如无甲紫，可用结晶紫代替，同样可获得满意结果。

（2）在镜下观察异染性反应时，应把蓝色滤光片移去。

（3）甲紫染黏液也呈异染性红色，要注意鉴别。

（4）甲紫染色后，染片不能经乙醇脱水，因该染料很易溶于乙醇而脱色。

### （五）染色机制

甲紫染淀粉样蛋白，属一种异染性，淀粉样蛋白存在酸性黏多糖，可与甲紫起异色反应。也有学者认为是由于染料内的不纯物与淀粉样蛋白原纤维选择性结合所致。

## 二、甲醇刚果红法

### （一）试剂配制

（1）甲醇刚果红液

刚果红（congo red）　0.5g

甲醇（methyl alcohol）　70ml

甘油（glycerin）　30ml

（2）碱性乙醇分化液

氢氧化钾（potassium hydroxide）　0.2g

80%的乙醇　100ml

（3）Mayer 苏木精染液。

### （二）染色步骤

（1）组织固定于10%的甲醛液，常规脱水包埋。

（2）切片厚4μm，常规脱蜡至水。

（3）甲醇刚果红液染10min，倾去余液。

（4）碱性乙醇分化，经2～5s，水洗2次后于镜下控制至合适为度。

（5）流水冲洗5min。

（6）Mayer 苏木精浅染胞核。

（7）流水冲洗10min。

（8）常规脱水透明，中性树胶封固。

### （三）结果

淀粉样蛋白呈红色（图2－2），胞核呈蓝色。在偏光镜下淀粉样蛋白呈黄绿色的双折光（图2－3）。

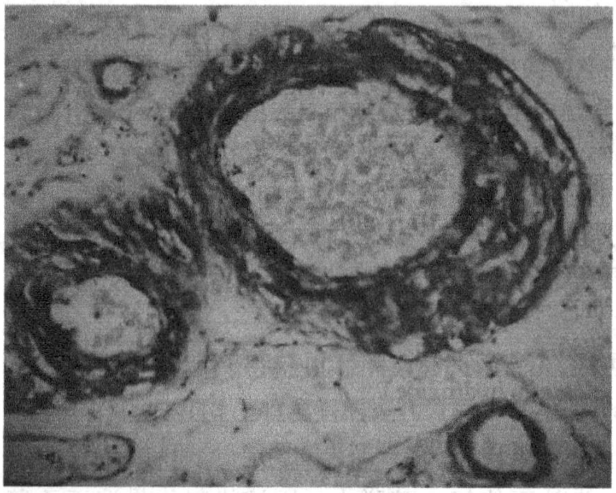

**图2－2　刚果红法**

血管壁，淀粉样蛋白呈红色

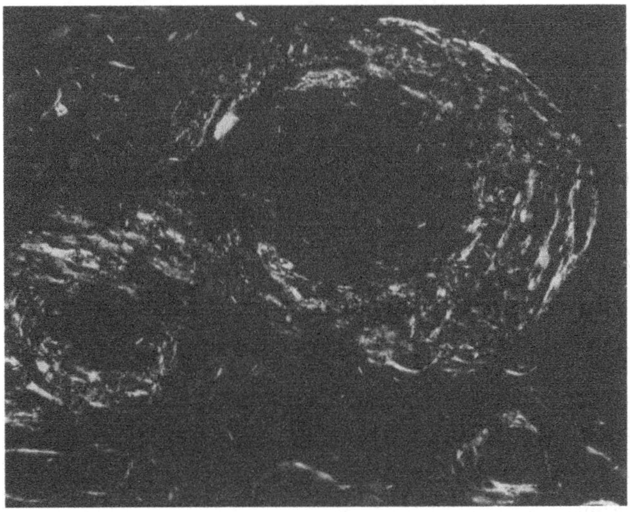

**图 2-3 刚果红法**

血管壁，淀粉样蛋白呈黄绿色的双折光（偏光镜观察）

### （四）注意事项

（1）甲醇刚果红法为依据 Highman 刚果红法（用 50% 的乙醇配制）经实验后改用甲醇和甘油配制刚果红液，简称甲醇刚果红法，经多年实践证明，该法染色较鲜，染液稳定，能保存数年以上可用。

（2）甲醇刚果红染液最好能提前配制，新鲜配制的染液，因其甲醇成分，在滴染时染液容易扩散，此时应采用浸入染色。

（3）凡是用刚果红染淀粉样蛋白，不管用哪种配制方法，都能把甲状腺胶质、弹力纤维染成红色，但两者在形态上有所不同；有时胶原纤维也呈淡红色，应注意区分。

（4）用碱性乙醇分化时要掌握恰当，若分化不足，胶原纤维也着染红色；分化过度，淀粉样蛋白也可脱色。如脱色过度，可将切片水洗后由第 3 步开始重染。因此在分化后的镜下观察很重要。

（5）如不用 Mayer 苏木精染胞核，也可用 Harris 苏木精代替，但染后必须用盐酸乙醇分化。

### （五）染色机制

淀粉样蛋白对刚果红有选择性亲和力，因此容易着染。近年研究认为刚果红是一种分子为长线状的偶氮染料，其上的氨基容易和淀粉样蛋白的羟基结合，平行地附着在淀粉样蛋白的纤维上而显色。

## 三、硫酸钠爱尔新蓝法

### （一）试剂配制

（1）醋酸乙醇液

95% 的乙醇　45ml

蒸馏水　45ml
冰醋酸（glacial acetic acid）　10ml
（2）1%的爱尔新蓝乙醇液
爱尔新蓝8GX（alcian blue 8GX）　1g
95%的乙醇　100ml
（3）1%的硫酸钠（sodium sulphate）。
（4）硫酸钠爱尔新蓝液
1%的爱尔新蓝乙醇液　45ml
1%的硫酸钠　45ml
冰醋酸　10ml
（5）四硼酸钠饱和乙醇液
四硼酸钠（sodium tetraborate）　约0.5g
80%的乙醇　100ml
（6）天青石蓝液。
（7）Mayer苏木精液。
（8）苦味酸饱和乙醇液
80%的乙醇　100ml
苦味酸加至饱和　约12g
（9）1%的丽春红S（ponceau red S）。
（10）苦味酸饱和水溶液
苦味酸（picric acid）　约2g
蒸馏水　100ml
取蒸馏水100ml，加入苦味酸约2g即成苦味酸饱和液。
（11）改良Van Gieson染液
1%的丽春红S　1ml
苦味酸饱和水溶液　9ml
临用前按比例混合后用，不能保存。

### （二）染色步骤

（1）组织固定于10%的甲醛液中，常规脱水包埋。
（2）切片厚4μm，常规脱蜡至水。
（3）醋酸乙醇液稍洗。
（4）硫酸钠爱尔新蓝液浸染2h。
（5）醋酸乙醇液浸洗1min。
（6）流水稍洗。
（7）四硼酸钠饱和乙醇液处理30min。
（8）流水稍洗。
（9）天青石蓝液染2~3min。
（10）稍水洗。
（11）Mayer苏木精液染2~3min。

（12）流水冲洗 1min。

（13）苦味酸饱和乙醇液分化 10～20s。

（14）流水冲洗 1min。

（15）改良 Van Gieson 液染约 1min。

（16）迅速水洗。

（17）95%的乙醇及无水乙醇脱水。

（18）二甲苯透明，中性树胶封固。

### （三）结果

淀粉样蛋白呈绿色（图 2-4），胞核呈蓝褐色，胶原纤维呈红色，肌纤维、细胞胞质及红细胞呈黄色。

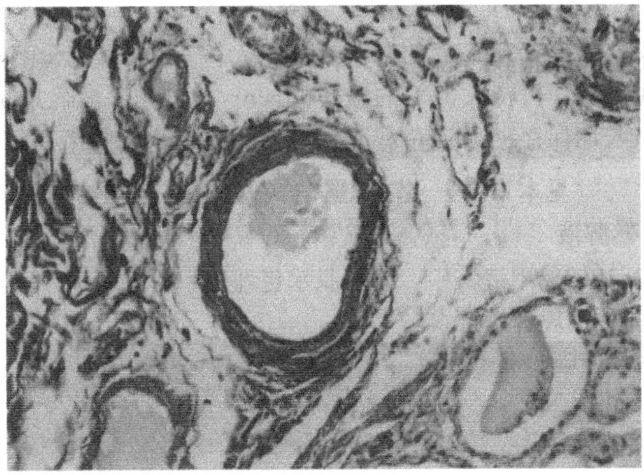

**图 2-4　硫酸钠爱尔新蓝法**

血管壁，淀粉样蛋白呈绿色

### （四）注意事项

（1）爱尔新蓝原用于染黏液，但与硫酸钠醋酸配合则可以染淀粉样蛋白。该染色液很快失效，不能保存。若在溶解爱尔新蓝时改用乙醇，并增加冰醋酸在染液内的浓度，就可使染液反复使用多次。

（2）硫酸钠爱尔新蓝液配制后贮于 4℃的冰箱，一般可保存数周，随着时间的延长，其染色力也慢慢减弱。

（3）新鲜的淀粉样蛋白呈鲜绿色，肥大细胞颗粒、某些黏液和胶质也呈绿色，老化的淀粉样蛋白呈暗绿色，这些细节要注意区分。

### （五）染色机制

爱尔新蓝冰醋酸液再加入硫酸钠，能与淀粉样蛋白牢固结合而呈蓝色。经改良 Van Gieson 复染后，新鲜的淀粉样蛋白呈鲜绿色，但随着时间的延长，陈旧的淀粉样蛋白呈暗绿色。

## 四、硫代黄素T荧光色素法

### （一）试剂配制

（1）Mayer 苏木精液。

（2）1%的硫代黄素 T（thioflavin T）。

（3）1%的冰醋酸（glacial acetic acid）。

（4）甘油明胶

明胶（gelatine） 10g

蒸馏水 50ml

甘油（glycerin） 50ml

苯酚（phenol） 0.5g

先将明胶溶于蒸馏水，置于37℃的温箱或水浴箱中一晚使其完全溶解。期间可稍摇动，然后加入甘油和苯酚结晶，再转入37℃的温箱30min，使其彻底溶解并混匀即可用。该液于室温呈冻胶状，可较长期保存，用前置入37℃的温箱或温水内待溶解后即可作为冷冻切片的脂肪染色封盖。

### （二）染色步骤

（1）组织固定于10%的甲醛液中，常规脱水包埋。

（2）切片厚4μm，常规脱蜡至水。

（3）Mayer 苏木精液染3min。

（4）流水冲洗5min。

（5）硫代黄素 T 滴染3min。

（6）稍水洗。

（7）1%的冰醋酸分化10min。

（8）流水洗1min。

（9）甘油明胶封固。

### （三）结果

在落射式荧光显微镜观察，配以 B 激发滤块时，淀粉样蛋白在暗的背景下呈明亮的黄绿色荧光；配以 V 激发滤块时，淀粉样蛋白在暗的背景下呈青绿色荧光；若配以 UV 激发滤块时，淀粉样蛋白在暗的背景下呈明亮的天蓝色或银白色荧光，出现两种荧光可能是由于淀粉样蛋白沉积的多少或新旧而不同。

### （四）注意事项

（1）用三种不同激发滤块时均可见弹性纤维和肥大细胞呈稍淡的阳性反应，应加以区分。

（2）从淀粉样蛋白的荧光强度和组织结构清晰度，以用 UV 和 V 激发滤块为佳，B 激发滤块不理想。

（3）1%的硫代黄素 T 液配制后用棕色小口瓶装载置4℃的冰箱保存，可使用1年以上。

（4）切片在染硫代黄素 T 之前，先用苏木精液染色，既可着染胞核，又可淬灭胞核内的荧光。

（5）1%的冰醋酸分化，可减少背景的非特异性荧光。

（6）此法的敏感度很高，但对淀粉样蛋白不是特异性，如弹力纤维和肥大细胞可呈阳性。

（7）用甘油明胶封固的染色标本，盒装存放于4℃的冰箱，保存2年后取出，在荧光镜下仍可见原有位置的荧光。

（五）应用

淀粉样蛋白在HE染色中为红染同质化或云朵样结构，有时和玻璃样变难以区别。要确定其本质是否为淀粉样蛋白，需用特殊的染色法来协助证明。如皮肤淀粉样蛋白多沉积在真皮乳头层内，慢性结膜炎时在透明样变的纤维组织内见到的淀粉样变，肺的淀粉样瘤、甲状腺髓样癌和胰岛细胞瘤的淀粉样蛋白沉积，全身淀粉样蛋白沉积症时的各个脏器均可用淀粉样染色来确定是否属于淀粉样蛋白。

（魏中秋）

## 第三节　尿酸盐

痛风（gout）是一组以嘌呤代谢障碍导致血清含量增高，体内产生过多尿酸，并随之以尿酸盐在组织内沉积所致的病变。尿酸钠多沉积在跖趾关节、膝关节及手指各关节的软骨中，亦可沉积在关节的软组织、韧带和耳软骨等处，形成痛风结节（又称痛风石），在结节中有大量的尿酸盐结晶体沉积。镜下见结晶体为针状，互相平行排列，周围有肉芽组织形成及异物性巨细胞反应。尿酸盐易溶于水而不溶于乙醇；在用甲醛固定的常规制片中，结晶体全部被溶解，只看到针状的空隙。因此，显示尿酸盐时，应采用乙醇固定，选用特殊的染色方法。

### 一、试剂配制

（1）5%的硝酸银（silver nitrate）。

（2）3%的六次甲基四胺（hexamethylenetetramine）。

（3）六胺银贮备液

5%的硝酸银　5ml

3%的六次甲基四胺　100ml

将5%的硝酸银倾入3%的六次甲基四胺，即出现白色沉淀，此沉淀物在摇动中很快溶解，溶液变清。置于4℃的冰箱可保存约半年。

（4）5%的四硼酸钠（sodium tetraborate）。

（5）六胺银工作液

六胺银贮备液　10ml

蒸馏水　25ml

5%的四硼酸钠　2ml

将六胺银贮备液加入蒸馏水中混合，然后加入5%的四硼酸钠，待彻底混合后即可用，此液应于临用时配。

（6）0.1%的氯化金水溶液。

（7）5%的硫代硫酸钠（sodium thiosulphate）。

（8）0.5%的伊红液

伊红Y，水溶性（eosin Y，water soluble）　1g

蒸馏水　200ml

冰醋酸　1滴。

## 二、染色步骤

（1）小块组织固定于无水乙醇中16h（过夜），再经无水乙醇3次，每次30min，二甲苯2次，每次15～20min，浸蜡包埋。

（2）切片厚5μm，二甲苯脱蜡至无水乙醇。

（3）浸入预热的六胺银工作液（加盖）于58～60℃的恒温箱内作用30min，此时如有尿酸盐存在，切片即呈黑色。

（4）蒸馏水稍洗。

（5）0.1%的氯化金处理1min。

（6）流水稍洗。

（7）5%的硫代硫酸钠处理5min。

（8）流水冲洗5min。

（9）0.5%的伊红液浅染30s。

（10）稍水洗。

（11）常规脱水透明，中性树胶封固。

## 三、结果

尿酸盐结晶呈黑色，背景呈淡红色。

## 四、注意事项

（1）尿酸盐易溶于水，组织必须固定于无水乙醇，在固定前组织不能用水冲洗。切片后于温热为95%的乙醇贴片后烘干。切片入六胺银工作液之前应避免与水接触。

（2）六胺银贮备液应以棕色小口砂塞瓶盛装，置于4℃的冰箱，约可保存半年，如置室温仅可保存2周。

（3）如用水浴箱代替恒温箱孵育，温度可调至48～50℃，否则作用快速，切片易变黑而难以掌握。

（4）六胺银工作液加入5%的四硼酸钠水溶液，目的是使工作液调节至pH值8.0左右。

（5）组织内若含有大团的钙盐可出现假阳性，应和针状的尿酸盐区别。也可做对照处理，即取一连续切片脱蜡后先入1%的盐酸无水乙醇处理5min，再用无水乙醇浸洗2次后入六胺银工作液，结果钙盐呈阴性。

## 五、应用

若指（趾）关节等肿大时疑为尿酸盐沉积所致的痛风结节，可用此染色协助确诊。

（魏中秋）

## 第四节 钙盐

钙（calcium）在人体内大量存在，主要构成骨骼，作为支撑人体的支架。它在分泌、运送、肌肉收缩、神经传导等也起重要作用。钙在机体内以两种形式存在，一种是离子钙，存在血液循环内，即所谓血钙；另一种是结合钙，和蛋白、碳酸或磷酸结合而沉着在组织内。除骨骼和牙齿外，正常时钙渗透在所有组织和细胞中，一般不以固体状态出现在组织内。但在某些情况下，钙析出成固体并沉着于组织内，则为病理性钙盐沉着。沉着的钙盐主要是磷酸钙，其次为碳酸钙。

这些钙盐沉着的机制仍不清楚，可能与局部碱性磷酸酶活性升高有关。该酶能水解有机磷酸酯，使局部磷酸增多，易于形成磷酸钙沉着。有人认为这些钙盐沉着又与局部 pH 值变化有关，即变性、坏死组织的酸性环境首先使局部钙离子浓度增高（钙盐在酸性溶液中易溶解），后来由于病变组织碱性增加，钙盐便析出沉着。

在 HE 染色中，钙盐和苏木精结合形成蓝紫色的色淀。钙盐在微量时，有时和细菌不易区别，但钙盐的颗粒粗细不一。用以证明钙盐的方法有两种，一种是 Von Kossa 的硝酸银法，另一种是茜素红 S 法。

### 一、硝酸银法

#### （一）试剂配制

（1）1% 的硝酸银（silver nitrate）。

（2）5% 的硫代硫酸钠（sodium thiosulphate）。

#### （二）染色步骤

（1）组织固定于 10% 的缓冲中性甲醛液，常规脱水包埋。

（2）切片厚 5μm，常规脱蜡至水。

（3）蒸馏水洗 1min。

（4）切片置入 1% 的硝酸银于强阳光处照射 15 ~ 60min。

（5）蒸馏水洗 1min。

（6）5% 的硫代硫酸钠处理 2min。

（7）流水冲洗 5min。

（8）HE 染色复染。

（9）常规脱水透明，中性树胶封固。

#### （三）结果

钙盐呈褐黑色至深黑色（图 2 - 5），细胞核呈蓝色，背景呈红色。

#### （四）注意事项

（1）钙盐的固定应使用缓冲中性甲醛液为佳，不可使用酸性固定剂如 Bouin 液等，因酸可溶解部分钙盐，也不要使用甲醛钙液作为固定。如用常规的 10% 的甲醛液固定，组织在固定4 ~ 6h 后即进行脱水包埋。因组织在甲醛液储存过久，甲醛液过酸，可慢慢溶解钙盐。McGee - Russell 建议对小量钙盐的显示，用乙醇固定组织比用甲醛液为佳。

（2）硝酸银液的浓度由0.5%～5.0%均可，通常采用1%的浓度，作用时间主要取决于阳光照射时光的亮度和时间，若暴露于强阳光下，需时15min已足够，也可暴露于紫外灯光下约10min。

（3）如不用HE复染，则可用改良Van Gieson液复染，这样，如有骨样组织可染成鲜红色，对比很清楚。也可用核固红复染胞核。

（4）必要时可做一对照片，即取另一张连续切片脱蜡至水后，置入0.2mol/L的柠檬酸盐缓冲液（约pH 3.5）处理切片20min，流水冲洗5min，然后经上述第3步同原来切片一起浸入1%的硝酸银于阳光下作用，结果应为阴性。

（5）此法对尿酸盐也呈黑色，但钙盐不溶于碳酸锂水溶液，尿酸盐则易溶。因此，切片经碳酸锂水溶液处理后，置入硝酸银液于阳光照射，呈阴性者为尿酸盐。

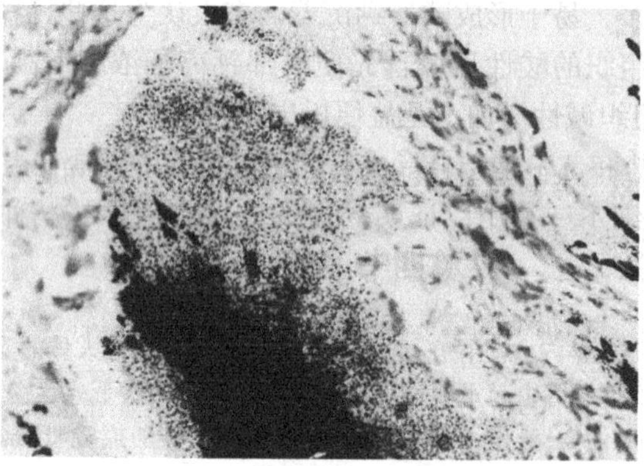

**图2－5　硝酸银法**

钙化上皮瘤，钙盐呈黑色

### （五）染色机制

这是一种金属置换法，硝酸银溶液作用于含有不溶性钙盐的切片时，钙被银所置换，银盐在光的作用下，被还原为黑色的金属银。

## 二、茜素红S法

### （一）试剂配制

（1）10%的氢氧化铵（ammonium hydroxide）。

（2）茜素红S液

茜素红S（alizarin red S）　2g

蒸馏水　100ml

轻轻搅拌至茜素红S完全溶解后，用10%的氢氧化铵水溶液调整其pH值4.1～4.3（每100ml茜素红S液，约加10%的氢氧化铵10滴）。若用量不多，可配其半量。

（3）Mayer苏木精染液

苏木精（hematoxylin）　0.1g

蒸馏水　100ml

碘酸钠（sodium iodate）　20mg

硫酸铝铵（aluminum ammonium sulphate） 5g

柠檬酸（citric acid） 0.1g

水合氯醛（chloral hydrate） 5g

取一只200ml洁净三角烧瓶盛蒸馏水，加入苏木精并轻轻摇动使完全溶解（可稍加温至约50℃），再加入碘酸钠及硫酸铝铵，用玻璃棒轻轻搅动使硫酸铝铵完全溶解，最后加入柠檬酸与水合氯醛，此时溶液呈淡红紫色，过滤于小口砂塞瓶内。

### （二）染色步骤

（1）组织固定于10%的缓冲中性甲醛液中，常规脱水包埋。

（2）切片厚5μm，常规脱蜡至水。

（3）茜素红S液滴染1～5min。

（4）稍水洗。

（5）0.1%的盐酸乙醇迅速分化。

（6）流水冲洗5min。

（7）Mayer苏木精浅染胞核。

（8）流水冲洗10min。

（9）常规脱水透明，中性树胶封固。

### （三）结果

钙盐呈橙红色，胞核呈蓝色。

### （四）注意事项

（1）茜素红S液染色要根据钙盐的含量，切片在滴入茜素红S液后，应立即在显微镜下观察，见钙盐呈较深的橙红色即取出水洗，如染色时间过长，就出现弥散现象，一般1～2min即可。

（2）此方法适用于含量较少的钙盐，因其显示橙红色易于观察。

（3）染料要选用茜素红S为妥，如无S者染色不佳。

### （五）染色机制

茜素红S属一种蒽醌类衍生物，是茜素磺酸钠盐，它能与碳酸钙或磷酸钙中的钙盐螯合形成橙红色复合物。

### （六）应用

主要是证明组织中钙盐的存在。病理性钙化是相当常见的一种病理变化，例如结核干酪样坏死灶的钙化，主动脉粥样硬化时病变动脉壁的钙化，死的寄生虫卵和其他异物钙化，灶性脂肪坏死的钙化等。钙化上皮瘤（现称毛母质瘤）及一些肿瘤（如脑膜瘤、甲状腺乳头状癌，卵巢浆液性囊腺瘤）的砂粒体内也有钙盐沉着。此外，在甲状旁腺功能亢进时，血钙增高的情况下，血管、肾、肺及胃的间质组织还可发生转移性钙化。钙盐的沉着对某些疾病的诊断可提供一定的帮助。

**（魏中秋）**

# 第五节　铜

铜是人体必需的微量元素之一，它是体内许多氧化酶的必要成分，特别是细胞色素氧化酶和DOPA氧化酶的重要组成成分。正常人体内铜的总量平均为75mg，但超过一定的量，铜就会对机体产生毒性。肝豆状核变性（又称Wilson病），就是一种由过量铜沉积于组织中造成毒性而致病的一种常染色体隐性遗传疾病。在一般情况下，用组织化学方法不能显示出组织中所含微量的铜，但当组织中堆积过量的铜后，就可用特殊染色方法显示出来。铜最常堆积于肝、脑、肾和角膜，通常是切取肝组织行病理切片检查。

显示铜的方法有红氨酸法，若丹明法和二苯硫卡巴腙法等，红氨酸法较敏感，也是传统的染色法。

### （一）试剂配制

（1）0.1%的红氨酸乙醇液

红氨酸（rubeanic acid）　10mg

无水乙醇　10ml

（2）10%的醋酸钠（sodium acetate）。

（3）红氨酸乙醇醋酸钠液

0.1%的红氨酸乙醇液　2ml

10%的醋酸钠　40ml

（4）醇溶性伊红液

伊红Y，醇溶性（eosin Y，alcohol soluble）　0.25～0.50g

80%的乙醇　100ml。

### （二）染色步骤

（1）组织固定于10%的甲醛液中，常规脱水包埋。

（2）切片厚6μm，常规脱蜡至水。

（3）浸入红氨酸乙醇醋酸钠液（加盖）于37℃的恒温箱内处理12～24h。

（4）70%的乙醇浸洗2次，每次10min。

（5）无水乙醇浸洗2次，每次3h。

（6）醇溶性伊红液浅染1s。

（7）无水乙醇稍洗。

（8）常规脱水透明，中性树胶封固。

### （三）结果

在淡红色背景下，铜呈深绿黑色小颗粒。

### （四）注意事项

（1）组织应选用甲醛液固定，Zenker液或B－5液因含铬盐或汞盐，故不宜采用。

（2）红氨酸其学名为二硫代乙二酰胺（dithiooxamide），在习惯上称红氨酸，它溶于乙醇，微溶于水。故先用无水乙醇溶解后，再与10%的醋酸钠水溶液混合即可。

（3）醋酸钠应选用分析纯或保证试剂，因其内的重金属含量较低，可避免污染。

（4）乙醇性伊红作为复染，必须淡染，也可省略不复染。

（5）此法在操作上有时难以掌握，可用乙醇性肝硬化的阳性对照片与 Wilson 病的组织同时染色，必要时也可用铜喂饲的小鼠肝作为对照。

### （五）染色机制

切片用红氨酸乙醇醋酸钠液处理后，若有过量的铜离子存在时，铜与红氨酸结合形成深绿黑色的红氨酸铜盐沉淀。镍和钴经红氨酸乙醇处理后也生成红氨酸盐沉淀，但红氨酸乙醇在有醋酸盐存在时可阻断镍和钴与红氨酸结合而不形成沉淀。

### （六）应用

在肝切片中用红氨酸法染色，如有深绿黑色颗粒出现，结合临床即可考虑为 Wilson 病或乙醇性肝硬化。

（魏中秋）

# 参考文献

[1] 黄玉芳．病理学［M］．北京：中国中医药出版社，2012.
[2] 来茂德．病理学高级教程［M］．北京：人民军医出版社，2015.
[3] 廖松林．现代诊断病理学手册［M］．北京：北京大学医学出版社，2015.
[4] 陈杰．病理学．第 3 版［M］．北京：人民卫生出版社，2015.
[5] 王国平．临床病理诊断指南［M］．北京：科学出版社，2015.
[6] 黄启富，王谦．病理学［M］．第 3 版．北京：科学出版社，2013.

# 第三章
# 免疫组织化学技术

免疫组织化学技术是在常规 HE 染色和组织化学染色的基础上，根据抗原抗体反应原理而发展起来的染色技术，广泛应用于病理学研究和临床病理诊断，是临床病理诊断中重要的辅助技术之一，对于判断肿瘤的来源、分类、预后和鉴别诊断以及指导和评估临床治疗起着重要作用。许多在常规 HE 染色和组织化学染色难以诊断的疾病，通过应用免疫组织化学技术大部分可得到确诊。故免疫组织化学技术的应用，有助于提高临床病理诊断水平。

## 第一节　免疫组织化学概论

免疫组织化学技术（immunohistochemistry technique）又称免疫细胞化学技术，简称免疫组化，是把组织学、细胞学、生物化学和免疫学结合起来的一门技术，利用免疫学反应和化学反应在组织切片或细胞涂片上原位显示组织细胞中的抗原以及抗原的分布和含量，以了解相关抗原在组织和细胞中的变化及其意义，即将形态和功能结合起来研究组织细胞的生理和病理改变及其机制。

### 一、抗原

1. 抗原（antigen，Ag）　抗原是指一种引起免疫反应的物质，即能刺激人或动物机体产生特异性抗体或致敏淋巴细胞（具有抗原性），并且能够与由它刺激所产生的这些产物在体内或体外发生特异性反应的物质（具有反应原性）。完全抗原的基本性质是具有免疫原性和反应原性；只具有反应原性而没有免疫原性的物质，称为半抗原。

正常和病变的组织细胞中存在各种不同的抗原，在临床病理诊断中用特异性的抗体通过免疫组织化学技术检测这些相应的抗原是否表达，通过观察检测结果和分析比较来辅助病理诊断。

2. 抗原决定簇（antigenic determinant）　抗原决定簇是抗原表面特有的具有活性的分子结构，与相应抗体结合引起免疫反应，是抗原抗体特异性结合的基础。一种抗原可以有多个抗原决定簇，抗原决定簇多少，决定与抗体结合的多少。充分暴露组织细胞的抗原决定簇是提高抗原抗体结合敏感性的重要手段之一。

### 二、抗体

1. 抗体（antibody）　抗体是指人或动物机体在抗原物质诱导下产生的，并能够与相应抗原特异性结合发生免疫反应的免疫球蛋白。所有抗体都是免疫球蛋白，但并非所有的免疫球蛋白都是抗体。每种抗体仅识别特定的目标抗原。

2. 抗体的种类 在临床病理诊断中，免疫组织化学技术主要是用特异性抗体在组织切片或细胞涂片中检测组织细胞内相应的抗原，这些特异性抗体直接与组织细胞中的抗原结合，称为第一抗体，都是人工制备和商品化的抗体。虽然很多抗体都能自己制备和标记，但其特异性和敏感性常引起怀疑而很少应用在病理诊断中，通常采用的是商品化抗体。

克隆（clone）是指由一个细胞分裂增殖形成具有相同遗传特征的细胞群。常用的商品化抗体主要是单克隆抗体和多克隆抗体。

（1）单克隆抗体（monoclonal antibody，MAb）：是来源于一个B淋巴细胞克隆的抗体，是应用细胞融合杂交瘤技术，用抗原免疫动物（小鼠）通过体外培养制备出来的。单克隆抗体仅与抗原的其中一个决定簇结合，因此，其免疫反应更具特异性。过去由于制备单克隆抗体是免疫小鼠制备的，所以几乎所有的单克隆抗体是小鼠单克隆抗体（monoclonal mouse anti－）。每一种单克隆抗体都有克隆号，如抗体GFAP的克隆号是6F2，抗体CD57的克隆号是NK－1；同一种抗体也分不同的克隆号，所标记的细胞也有所不同，如克隆号为UCHL1的CD45RO抗体标记绝大多数胸腺细胞静止期及成熟活动期T细胞、成熟的单核细胞等，而克隆号是OPD4的CD4－RO抗体与UCHL1相似，但不标记单核细胞。

（2）多克隆抗体（polyclonal antibody，PAb）：是用抗原直接免疫动物产生抗血清而成，是由多个B淋巴细胞克隆产生的抗体（多种单克隆抗体的混合）。多克隆抗体可与抗原中的多个不同决定簇结合，因此，其免疫反应比单克隆抗体更具敏感性而特异性差。过去由于制备多克隆抗体通过免疫兔制备的，所以绝大多数的多克隆抗体是兔多克隆抗体（polyclonal rabbit anti－）。多克隆抗体则没有克隆号。

近年来已经成功地通过在转基因兔中获得骨髓瘤样肿瘤并建立稳定的兔杂交瘤融合细胞系，生产出兔单克隆抗体（monoclonal rabbit anti－）。由于兔产生的抗体能识别更多的抗原决定簇，因此，兔单克隆抗体和小鼠单克隆抗体相比具有更高的敏感性。此外，兔产生的抗体比小鼠等其他动物产生的抗体具有更高的亲和力。研究发现，兔的免疫系统能够对小鼠不能识别的小的抗原决定簇产生亲和力。因此，兔单克隆抗体和兔多克隆抗体相比具有更高的特异性。可以说兔单克隆抗体集中鼠单克隆抗体（特异性高）和兔多克隆抗体（敏感性高）的优点，应用更加广泛。

3. 免疫组化检测系统 为了提高检测抗原的敏感性，在特异性抗体与组织细胞中的抗原结合后，往往再加入另外一种抗体称为第二抗体（二抗），与抗原－抗体结合物中的第一抗体结合。接着也可以继续加入第三种抗体（三抗）与二抗结合，以进一步放大抗体与抗原结合物，达到提高检测抗原敏感性的目的。免疫组化检测系统（试剂盒）就是配有这些二抗、三抗试剂和其他一些辅助试剂的试剂组合。

## 三、免疫组织化学技术的基本概念

免疫组织化学技术是利用免疫学抗原抗体反应的原理，用标记的特异性抗体（或抗原）对组织细胞内相应的抗原（或抗体）进行检测的一种技术，借助光学显微镜（免疫酶组织化学技术）、荧光显微镜（免疫荧光组织化学技术）和电子显微镜（免疫电镜技术）可观察组织细胞内标记物显示出的特异性的抗原－抗体结合物即阳性反应。在临床病理诊断中应用的免疫组织化学技术主要是免疫酶组织化学技术和免疫荧光组织化学技术。

## 四、免疫组织化学技术的特点

1. 特异性强　免疫组织化学技术具有较高的特异性，因为抗原抗体反应是特异性最强的反应之一，商品化的单克隆和多克隆抗体特异性较强，具有较高识别抗原的能力。

2. 敏感性高　免疫组织化学技术具有较高的敏感性。不同的免疫组织化学技术方法可以不同程度地把抗原－抗体结合物特异性地放大；或者采用各种增加敏感性的方法，可以检测出组织细胞中极少量的抗原。此外，不断研发出的检测试剂盒使得免疫组织化学技术更具敏感性。

3. 定性、定位、定量准确　免疫组织化学技术可以将组织细胞中相应的抗原进行定性、定位和定量。通过观察染色结果阳性或阴性来定性抗原；通过观察染色结果呈色的强弱来定量抗原；通过观察阳性结果呈色的位置来确认抗原的定位是在细胞膜、细胞质、细胞核或在基质。应用细胞光度计和荧光显微光度计（对含荧光染料的染色）可以准确地测定抗原的含量，应用组织细胞图像分析仪更可以对组织细胞中的目的抗原进行阳性细胞数量、分布、含量等多项指标的统计分析。

4. 方法相同　免疫组织化学技术中，检测组织细胞中各种不同的抗原，均可采用同一种检测方法和操作步骤。

5. 应用范围广　应用免疫组织化学技术，可以检测组织石蜡切片、组织冷冻切片、细胞涂片、细胞印片和培养细胞中的相应抗原。

## 五、免疫组织化学技术的局限性

作为临床病理诊断的辅助技术，免疫组织化学技术有利也有弊，高质量的免疫组化染色结果能辅助病理医师更准确地进行病理诊断，提过病理诊断水平；非特异性的免疫组化染色结果可能会引起漏诊和误诊甚至造成错误的病理诊断。因此，正确掌握免疫组织化学技术，严格按照规程操作，重视染色质控，使做出的每一张免疫组化染色片都符合诊断要求尤为重要。

虽然随着免疫组织化学技术的发展和应用，逐步代替了许多特殊染色和组织化学技术方法，但无法完全取代。在临床病理诊断中，在诊断神经纤维的脱髓鞘、淀粉样变等病变，糖原的积聚以及卵巢的卵泡膜细胞瘤和纤维瘤的鉴别诊断需要脂肪染色等，都难以用免疫组化技术来解决。

病理诊断主要是依据常规 HE 染色切片，免疫组化技术只是一种辅助手段。是否需要加做免疫组化染色、选择哪一种抗体和选择哪一个组织蜡块切片染色，由病理医师根据需要来决定。许多免疫组化染色结果有助于病理诊断，有些结果对临床治疗或预后有重要的指导意义。

目前还没有一种抗体能作为某一种肿瘤或某种疾病的特异性标记，也就是说抗体不具备绝对的特异性。随着免疫技术的不断发展，基因工程抗体将是解决抗体特异性不高的一种有效途径。

### 六、常用的免疫组织化学技术及其机制

在临床病理诊断中应用的免疫组织化学技术主要有以下两种：

1. 免疫酶组织化学技术　通过酶标记抗体或酶与抗体结合→与相应组织抗原结合→通过酶组化反应来显色定位→显微镜观察。

2. 免疫荧光技术　将抗体标记上荧光素→抗体与相应组织抗原结合→形成有荧光素的抗原－抗体结合物→激发光（荧光）照射荧光素发出可见荧光→荧光显微镜观察。

（魏中秋）

## 第二节　免疫酶组织化学技术

在临床病理诊断中应用的免疫组织化学技术主要是免疫酶组织化学技术，首先用酶或荧光素标记特异性第一抗体（一抗）或连接抗体（二抗或三抗），然后使这些抗体与组织细胞中相应的抗原或抗原－抗体结合物结合，再通过酶参与显色剂的化学反应或激发荧光素而使抗原－抗体结合物呈色，在显微镜下可观察到这些呈色，从而能在组织切片或细胞涂片中检测组织细胞内相应的抗原。

### 一、抗体标记酶及其性质

免疫酶组织化学技术中酶标抗体就是将特定的酶与抗体稳定的结合。酶标记的抗体有特异性第一抗体，更多的是标记第二抗体或第三抗体。理论上选择标记抗体的酶时应考虑组织细胞中最好不存在相同或同类型的内源性酶，但实际中并非如此，这需要在免疫组化染色中采取一些措施避免这些内源性酶的干扰。用于标记抗体的酶有很多，一般要符合以下要求：

（1）分子量不大，容易获得，是商品化的试剂。

（2）能够与抗体牢固结合，结合后不容易解离，而且与抗体结合后不会抑制抗体的活性。

（3）催化的底物是容易获得和保存的试剂。

（4）催化底物发生反应所形成的反应物必须具有一定的颜色，该颜色越鲜艳、越深越好，容易被观察到；反应物要稳定，不容易褪色或被染色所显示出来的物质要具有稳定性，尽可能不被制片过程中所用的化学试剂和封片剂等溶解，不会在反应部位向周围扩散。

### 二、常用的抗体标记酶

1. 辣根过氧化物酶（horseradish peroxidase，HRP）　属于过氧化物酶类的酶，来源于深根性植物辣根。由于辣根过氧化物酶存在于植物，具有活性高、分子量小、稳定和纯酶容易制备出高纯度酶的特点，所以在免疫组化技术中最常用于标记抗体。但是辣根过氧化物酶和存在于人体和动物的其他过氧化物酶一样具有相同催化某些化学反应的性质，而且这些过氧化物酶能耐受甲醛固定、乙醇和二甲苯以及石蜡的浸泡，在石蜡切片中酶的活性依然很高。因此，辣根过氧化物酶的催化反应会受到人体或动物中存在的内源性过氧化物酶的干扰。内源性过氧化物酶主要存在于血细胞、甲状腺、乳腺和唾液腺等。氰化物可抑制过氧化物酶的活性。利用过氧化物酶能催化 $H_2O_2$ 把联苯胺氧化成蓝色

或棕褐色产物。

2. 碱性磷酸酶（alkaline phosphatase，AKP，ALP，AP） 属于水解酶类的酶，容易分离纯化稳定。在免疫组化技术中常用于标记抗体。广泛存在于人体和动物的组织中，常见于具有活跃运转功能的细胞中，如毛细血管内皮、肝、骨骼、肾皮质和肾上腺等。因此，碱性磷酸酶的催化反应会受到人体或动物中存在的内源性碱性磷酸酶的干扰。在石蜡切片制片过程中，受各种因素影响，酶将部分或全部失去活性。氰化物、砷酸盐、左旋咪唑等可作为碱性磷酸酶抑制剂。

（魏中秋）

## 第三节　免疫酶组织化学技术染色操作准备

免疫酶组织化学技术染色操作与常规的制片技术有许多相同之处，但在操作上也有其特殊性。免疫组化染色操作包括组织切片制备的各个环节都会成为影响免疫组化染色结果的因素。这些环节不管哪一个出现失误都会影响染色结果的准确性，从而可能影响病理诊断的准确性。因此，在免疫组化技术中做好前期准备工作，并进行规范操作和质量控制极其重要。

### 一、检测标本选择

免疫组织化学技术适用于检测组织细胞的冷冻切片和石蜡切片以及细胞涂片；部分抗体只能用于冷冻切片和细胞涂片，大部分抗体可用于石蜡切片；而适用于石蜡切片的抗体也适用于冷冻切片和细胞涂片。冷冻切片能很好地保存组织抗原，抗原丢失少，但形态结构差，定位不很清晰；石蜡切片组织形态结构好，定位清晰，但在组织的固定、脱水、包埋等过程中容易破坏组织抗原，使抗原的免疫活性有所降低。因此，在检测石蜡切片组织抗原时，尽可能保存组织抗原的免疫活性十分重要。

### 二、组织固定

1. 组织取材　无论用于冷冻切片还是石蜡切片的组织，取材越新鲜越好。组织离体以后应及时取材并立即进行冷冻切片，切片可于 -20℃或 -80℃保存，如行石蜡切片应立即进行固定，尽可能保存组织细胞内的抗原成分和原有的形态结构，防止组织抗原弥散。肿瘤组织取材应避开坏死灶。

2. 组织细胞固定　最常用的固定方法是用固定液浸泡组织。固定液有多种，不同的固定液具有不同的作用，至今还没有一种固定液能用于所有染色的组织固定。常用的固定液有：甲醛液：最常用、用途最广的是甲醛（formaldehyde）液又称福尔马林（formalin）液，它是甲醛气溶于水的饱和液，最大饱和度为 36% ~40%，但配制一定浓度的甲醛液时，以 100% 浓度计算，按甲醛和蒸馏水 1 ：9 的比例配成浓度为 10% 的甲醛固定液。甲醛液对组织的固定作用是它与蛋白质分子进行交联而成。甲醛作用于蛋白质，使蛋白质变性，破坏了蛋白质的立体结构，改变蛋白质的生物活性，从而达到固定的目的。因甲醛易氧化成甲酸，因此多会偏酸性，所以最好是配成中性甲醛液，这可用中性磷酸盐缓冲液代替蒸馏水来配制，也可在 10% 的甲醛液内加入碳酸钙至饱和。目前公认最适合用于免疫组化染色的组织固定液为 10% 的中性缓冲甲醛液（pH 7.2 ~7.4），固定时间为 4 ~6h，一般不超过 24h。固定时间不足，组织结构不佳，组织抗原弥散；固定时间过长，可封闭或破坏组织抗原。甲醛液适合于制作石蜡切片的制作固定。冷冻切片和细胞涂片常用的固定液为冷无水丙酮（4℃）、95%的乙醇和纯甲醇，固定时间为10～20min。

10%的中性甲醛液的配制：

（1）10%的中性缓冲甲醛液

浓甲醛 100ml

0.01mol/L PBS缓冲液（pH 7.2） 900ml。

（2）10%的中性甲醛液

浓甲醛 100ml

蒸馏水 900ml

碳酸钙 加至饱和。

## 三、组织石蜡切片制备

在临床病理诊断中，是否需要进行免疫组化染色，要根据组织细胞的HE染色片的观察结果而定，如果需要，则将制作HE片的蜡块重新切片来进行免疫组化染色。也就是说免疫组化染色组织石蜡切片的制备就是常规HE组织石蜡切片的制备，但是组织固定是否采用10%的中性缓冲甲醛液，组织浸蜡温度是否过高等都会影响免疫组化染色结果。石蜡切片厚度为3～4μm。

## 四、载玻片处理

组织切片贴在载玻片上进行免疫组化染色，由于染色过程操作步骤及洗片次数较多，容易出现脱片现象，因此将载玻片硅化或涂胶是必要的。较常用效果较好操作简便的是进行玻片硅化。

### （一）硅化玻片的制备

1. 材料准备 需要的材料包括载玻片、玻片架（染色抽）、试剂缸、氨丙基三乙氧基硅烷（3－aminopropyl triethoxy－silane，APES，SIGMA产品）、无水乙醇和蒸馏水。

2. 操作步骤 如下所述。

（1）载玻片经酸洗，冲洗干净后烤干，插在玻片架上。

（2）将载玻片浸泡在2%的APES无水乙醇溶液1～2min。

（3）分别在无水乙醇（Ⅰ）和（Ⅱ）浸洗1～2min。洗去未结合的APES。

（4）烤干备用。

配好后的APES液最好一次使用完，如有沉淀则不能再用。一般要浸泡而不能涂抹玻片。制备好的硅化玻片应看不到APES的痕迹，因此，可在玻片侧面用铅笔画线做记号，与普通载玻片区别。传统的硅化玻片制备方法是用丙酮配制APES液，第3步浸洗玻片也是用丙酮。用无水乙醇代替丙酮，硅化玻片的效果一样，可避免丙酮气味大和挥发性强的缺点。

### （二）多聚赖氨酸玻片的制备

1. 材料准备 需要的材料包括载玻片、玻片架（染色抽）、试剂缸、多聚赖氨酸（poly－L－lysine，SIGMA产品）和蒸馏水。

2. 操作步骤　如下所述。

（1）载玻片经酸洗，冲洗干净后烤干，插在玻片架上。

（2）将载玻片浸泡在0.01%的多聚赖氨酸水溶液中30s。

（3）取出烤干或室温晾干备用。

商品化的多聚赖氨酸有粉剂和水溶液两种，大多是购买0.1%的水溶液，临用前按1∶9稀释成0.01%的水溶液使用，配好后最好一次使用完，如有沉淀则不能再用。多聚赖氨酸可以浸泡玻片，也可以涂抹玻片，但涂抹容易引起不均匀。制备好的多聚赖氨酸玻片应看不到多聚赖氨酸的痕迹，因此，可在玻片侧面用铅笔画线做记号，与普通载玻片区别。

## 五、组织切片

免疫组化染色组织切片要求薄切，一般为3～4μm，如淋巴结等细胞密集的组织，要切3μm厚。一个组织蜡块要做多种抗体染色，则应做连续切片，使每张切片的组织细胞成分尽可能相同，利于观察相同组织细胞结构不同抗原表达。切片贴在防脱片的硅化载玻片上，62～65℃烤片60～120min。

## 六、缓冲液的应用

在免疫组化染色过程中，用缓冲液浸洗切片是不可少的操作步骤，充分浸洗切片是增强特异性染色和减少非特异性染色的重要手段之一。

### （一）缓冲液的作用

1. 使抗原抗体反应在合适的pH环境中进行　抗体的酶标记、抗体的稀释和抗原抗体的结合反应等过程都在一定的pH环境中进行，因此，在加入抗体前用合适pH的缓冲液浸洗组织切片，有助于组织细胞中抗原抗体或抗体之间牢固结合，从而提高抗原检测的敏感性。

2. 除去组织细胞中抗原抗体或抗体之间的非特异性结合　在免疫组化染色时，组织细胞中所含的蛋白质容易与抗体进行蛋白质相互间的连接，此外，抗体和组织中存在的电荷也容易引起相互间的吸附，这些都是非特异性的结合，是造成非特异性背景染色的原因之一，但这些非特异性结并发不牢固。在切片中加入抗体反应后通过用缓冲液反复多次浸洗切片，可以洗去这些非特异性结合，减少非特异性染色。过度浸洗切片或缓冲液使用不当也会引起抗原抗体或抗体之间的非特异性结合，或造成抗体标记酶的解离。

### （二）常用缓冲液的配制

在免疫组化染色中，最常用、配制简单的首选缓冲液是磷酸盐生理盐水缓冲液PBS（phosphate buffer saline），用于稀释抗体和浸洗切片，配制如下：

0.01mol/L PBS（pH 7.2～7.4）

$Na_2HPO_4 \cdot 12H_2O$　4.6g

$NaH_2PO_4 \cdot 2H_2O$　0.26g

NaCl　8.5g

蒸馏水　加至1 000ml

配制时要注意磷酸盐试剂所含的结晶水，结晶水含量不同，所需重量就不同。各种试剂称量准确，充分溶解，必要时，可用1mol/L NaOH水溶液或1mol/L HCl水溶液调整pH。

吐温20（tween 20）具有扩散和抗静电的作用，也是一种非离子表面活性剂。用含0.05%吐温20的PBS浸洗组织切片后再滴加抗体，有助于加入的抗体在切片的组织面上均匀扩散分布，避免由于静电和张力的作用，使抗体在组织面中隆起，引起组织边缘非特异性染色的现象。

## 七、抗原修复

经甲醛液固定，石蜡包埋的组织在固定过程中，组织中的抗原蛋白与甲醛产生交联，组织蛋白和抗原蛋白也会产生蛋白之间的相互连接，使组织中抗原的决定簇被封闭，抗体难以和抗原充分结合。因此，要进行组织切片前处理即抗原修复（antigen retrieval，AR），目的是打开组织抗原蛋白与甲醛的交联和蛋白之间的相互连接，充分暴露出组织抗原，以提高组织抗原的检出率。但是否会引起假阳性，主要是依据阳性的准确定位、内外对照的结果、组织细胞形态学的观察和具有丰富经验的判断。是否需要进行抗原修复，首先要参照第一抗体说明书的要求进行新抗体或新批次抗体的预实验对照，更重要的是在预实验和平时操作的基础上建立实验室的操作标准，严格执行。抗原修复通常可以提高免疫组化染色的阳性率，但并非所有的抗体染色前都需要进行。不当的抗原修复会引起假阳性或假阴性的结果。

常用的抗原修复方法主要有以下几种。

### （一）蛋白酶消化

用于蛋白酶消化的蛋白酶有多种，包括胰蛋白酶、胃蛋白酶、链酶蛋白酶和蛋白酶K。抗原修复的效果与所用的蛋白酶、酶的浓度、消化的时间和温度密切相关。过度的消化会破坏组织结构，使阳性定位不明确，也达不到抗原修复的目的。应用蛋白酶消化的抗原种类较少，其抗原修复的作用可以被热修复代替而较少应用。常用的是胰蛋白酶消化。

1. 0.1%胰蛋白酶消化液（pH 7.8）的配制　如下所述。

胰蛋白酶（trypsin）　0.1g

0.1%的氯化钙水溶液（pH 7.8）　100ml

必要时可用0.1mol/L NaOH水溶液调pH至7.8。

2. 胰蛋白酶消化操作　将切片置入预热37℃的胰蛋白酶消化液消化30min。胰蛋白酶消化液新鲜配制，当天可重复使用。

### （二）热处理

用于抗原修复的热处理方法很多，包括一般（电炉、电磁炉）加热、微波炉加热和高压锅加热。用于热处理的液体有多种，包括蒸馏水、柠檬酸缓冲液、EDTA液等。抗原修复的效果与所用的加热方式、缓冲液的种类、修复的时间和温度密切相关。

1. 常用的抗原修复液　如下所述。

（1）0.01mol/L柠檬酸缓冲液（pH 6.0）

柠檬酸（$C_6H_8O_7 \cdot H_2O$）　0.38g

柠檬酸钠（$Na_3C_6H_5O_7 \cdot 2H_2O$）　2.41ml

蒸馏水　加至1 000ml

必要时可用0.01mol/L柠檬酸水溶液或0.01mol/L柠檬酸钠水溶液调pH至6.0。

（2）Tris－EDTA 液（pH 8.0）

a：1mol/L Tris－HCl 缓冲液（pH 8.0）

Tris　121.14g

蒸馏水　990ml

用约 4.2ml 浓盐酸调 pH 至 8.0，最后用蒸馏水补足 1 000ml。

b：0.5mol/L EDTA（pH 8.0）

EDTA　18.61g

蒸馏水　90ml

用 1mol/L NaOH 调 pH 至 8.0，最后用蒸馏水补足 100ml。

c：EDTA 储备液

1mol/L Tris－HCl 缓冲液（pH 8.0）　100ml

0.5mol/L EDTA（pH 8.0）　20ml

蒸馏水　880ml。

d：Tris－EDTA 液（pH 8.0）

EDTA 储备液　1 份

蒸馏水　9 份。

2. 常用的抗原修复法　如下所述。

（1）微波加热法：将切片浸泡在抗原修复液如 0.01mol/L pH 6.0 的柠檬酸缓冲液内，用微波炉最大功率（850～1 000W）加热 10min，停止加热后自然冷却。

（2）高压加热法：用高压锅加热抗原修复液如 0.01mol/L pH 6.0 的柠檬酸缓冲液至沸腾，放入切片，切片完全浸泡在修复液内，盖紧高压锅盖，继续加热至减压阀喷气，开始计时 90～120s，停止加热后自然冷却。

## 八、内源性酶消除

在免疫组化技术中，选择标记抗体的酶时，很难找到一些完全符合要求的酶。辣根过氧化物酶和碱性磷酸酶最常用于标记抗体，这些酶容易标记抗体，与抗体结合牢固，一直广泛应用于免疫组化技术中，唯一的缺点是会受组织细胞中内源性过氧化物酶和碱性磷酸酶的干扰，但可以采取一些简单措施加以排除，保证免疫组化染色结果的可靠性。

### （一）消除内源性过氧化物酶

组织中的粒细胞、单核细胞及红细胞等存在内源性过氧化物酶，这些酶和辣根过氧化物酶一样，可与显色剂 DAB、AEC 起反应而造成假阳性，因此，在显色前需除去这些内源性过氧化物酶。

消除内源性过氧化物酶的方法是用 3% 的过氧化氢水溶液作用 15min，或用 0.3% 的过氧化氢水溶液作用 30min，也可用过氧化氢甲醇液来处理，但甲醇有一定的毒性，也容易挥发，因此，采用过氧化氢水溶液即可。消除内源性过氧化物酶的操作可以在加一抗之前，也可以在加一抗之后进行。

### （二）消除内源性碱性磷酸酶

碱性磷酸酶广泛存在于人体和动物的组织中，这些酶也容易和显色剂固红、固蓝和

NBT/BCIP 起反应而造成非特异性染色。因此，用于标记抗体的碱性磷酸酶其催化反应会受到人体或动物中存在的内源性碱性磷酸酶的干扰。但在石蜡切片制片过程中，受甲醛固定和浸蜡等各种因素影响，尤其是经过加热抗原修复处理后，碱性磷酸酶部分或全部失去活性。

一般不需要特别进行消除内源性碱性磷酸酶，常在显色剂中加入左旋咪唑来抑制内源性碱性磷酸酶。在商品化的固红、固蓝和 NBT/BCIP 显色剂中一般会含有碱性磷酸酶的抑制剂左旋咪唑。

## 九、内源性生物素消除

人体组织细胞中存在着内源性生物素，在肝肾等组织中含量丰富。免疫组化技术常用的一些检查系统如 ABC 和 LSAB 含有卵白素（avidin）和生物素（biotin）。在应用这些免疫组化检测系统检测组织细胞中的抗原时，内源性生物素容易与其中的卵白素和链霉菌抗生物素蛋白（streptavidin）结合，引起假阳性，这些假阳性在细胞质内定位清晰，一般没有背景染色，因此，更容易造成错误的判断。组织经甲醛液固定后其内源性生物素一般都会被封闭，但组织石蜡切片经热修复以后，不仅被封闭的抗原而且内源性生物素也被重新暴露出来，因此，未经固定的冷冻切片和进行抗原修复后的石蜡切片在使用含卵白素和生物素的免疫组化检测试剂盒进行免疫组化染色时，都容易因内源性生物素的干扰而引起非特异性染色。因此，在加一抗之前或在加一抗之后需要消除内源性生物素。方法是用 15% 的鸡蛋清 - PBS（鸡蛋清 15ml 加 PBS 至 100ml）或 0.05% 的卵白素处理切片 15 ~ 30min。最好的方法还是采用目前常用的不含卵白素或生物素的酶标聚合物（labelled dextran polymer，LDP）免疫组化检测试剂盒，如 EnVision 等。这样既不需要另外进行封闭内源性生物素的操作，又可以避免内源性生物素的干扰。

## 十、内源性色素消除

组织中经常会出现一些色素，有机体自身产生的内源性色素如黑色素、含铁血黄素、脂褐素和胆色素等；有来自体外的外源性色素如肺的炭尘等；也有人为的色素如甲醛色素等。这些色素在组织细胞内或细胞间往往呈黄棕色、棕褐色或棕黑色，容易与 DAB 显色结果相混淆，需要进行鉴别。一些色素难以去除如含铁血黄素、脂褐素、胆色素和炭尘等，这需要借助特殊染色或根据其形态鉴别，常见的黑色素和甲醛色素可以在免疫组化染色前除去。

### （一）甲醛色素的消除

（1）切片常规脱蜡至水。

（2）浸泡在苦味酸饱和于 95% 的乙醇液处理 10 ~ 30min，镜下观察甲醛色素消失为止。

（3）流水冲洗 10min，除去切片上苦味酸的黄色。

### （二）黑色素的消除

（1）切片常规脱蜡至水。

（2）0.25% 的酸化高锰酸钾水溶液（0.5% 的高锰酸钾水溶液和 0.5% 的硫酸以 1 ∶ 1 混合）处理 1 ~ 4h。水洗去高锰酸钾液。

（3）2% 的草酸水溶液漂白 1 ~ 2min，除去高锰酸钾的颜色，水洗后镜下观察色素是否除去，如还没有完全除去，重复第 2 步和第 3 步。

也可以用10%的过氧化氢水溶液去除黑色素，同时也可以消除内源性过氧化物酶，但去除黑色素效果没有用酸化高锰酸钾好。

## 十一、实验对照设立

免疫组化染色结果受多种因素的影响，因此，在染色过程中，设立对照非常必要，以确保染色结果的可靠性。加入对照片染色是免疫组化实验室质量控制的重要手段。对照主要有阳性对照和阴性对照。

1. 阳性对照　阳性对照的意义主要是要证实第一抗体和检测试剂盒效价是否可靠，染色操作是否正确，抗体敏感性的高低，以避免试剂失效或操作失当而出现假阴性和假阳性，确保染色结果的可靠。可选用已知染色中度阳性以上的组织切片染色，阳性切片应呈阳性。每一种抗体染色都要用一张阳性片作为对照，最好是选择含多种肿瘤组织的组织芯片作为阳性对照，可观察到不同肿瘤组织的阳性表达，这样比每一种抗体用一种相应的阳性组织效果更好。同时组织中的内对照也是很好的阳性对照，可作为阳性对照的依据。

2. 阴性对照　阴性对照的意义主要是确保没有非特异性染色的假阳性结果。可选用已知染色阴性的组织切片染色，或采用空白对照实验即用PBS代替一抗，其结果应为阴性。一般来说，阴性对照和阳性对照应同时进行，其中阳性对照呈阳性时，阴性染色结果才有意义。在用同一种条件如同一种抗原修复方法、同一种检测试剂盒染色时，即使对不同的组织进行不同的抗原检测，一般都只需要用一张阴性片，而不需要对每种抗体配多张相应的阴性片。

## 十二、血清封闭

在免疫组化染色时，加入的一抗（蛋白质）容易被带电荷的结缔组织所吸附，造成非特异性背景染色。避免这种现象的办法是在加一抗前，用正常的非免疫动物血清封闭组织中能和抗体吸附结合的位点，阻止组织对抗体的非特异性吸附，减少非特异性背景染色。使用的正常血清与所用的二抗密切相关，如果使用的二抗是羊抗兔的IgG，则需要用正常羊血清；如果使用的二抗是兔抗鼠的IgG，则需要用正常兔血清，一般试剂盒都会提供合适的配套血清。常用的二抗主要有羊抗兔和羊抗鼠IgG，所以，正常的羊血清可以满足鼠抗人和兔抗人的单克隆抗体和多克隆抗体。实际上，目前所用的商品化一抗尤其是单克隆抗体特异性和纯度较高，不会与组织细胞中非抗原决定簇结合，因此，一般不需要进行血清封闭处理，但为了避免抗体不纯或自行配制一抗稀释液等因素，尤其是多克隆抗体染色，往往会用血清封闭步骤。许多检测试剂盒如EnVision等没有配备正常血清，因此，在加一抗前也就不需要加正常血清封闭。

要注意的是在滴加血清封闭后，甩去组织片的血清即可，不用PBS洗，直接滴加第一抗体孵育切片。因封闭血清和组织的结合不牢固，所以滴加血清孵育切片后，用PBS洗去血清，再加一抗，则血清与组织的结合会因PBS洗涤而解离，失去血清封闭的作用。

## 十三、抗体使用

### （一）一抗与检测试剂盒的配套

临床病理诊断中常用的第一抗体主要是鼠和兔的单克隆抗体及兔的多克隆抗体，一般试剂瓶标签上都有标示，如 monoclonal mouse anti－human（鼠抗人单克隆抗体）、monoclonal rabbit anti－human（兔抗人单克隆抗体）和 polyclonal rabbit anti－human（兔抗人多克隆抗体）。单克隆抗体还有相应的克隆号，如 Clone：UCHL1（克隆号：UCHL1）。不同动物种属来源的抗体，要与相应动物种族的二抗相匹配，如鼠单克隆抗体就要选择抗鼠免疫球蛋白二抗的试剂盒相配套，如 EnVision K4001 HRP/Mouse 试剂盒；兔单克隆抗体和兔多克隆抗体就要选择抗兔免疫球蛋白二抗的试剂盒相配套，如 EnVision K4002 HRP/Rabbit 试剂盒。目前大多数的检测试剂盒其二抗既有抗鼠免疫球蛋白也有抗兔免疫球蛋白，如 EnVision K5007 HRP/Rabbit/Mouse 试剂盒，这样不管是鼠抗还是兔抗的第一抗体，都可以使用同一个试剂盒，操作十分方便。

### （二）抗体染色前抗原修复的条件

商品化的一抗说明书上都有介绍该抗体染色前是否需要进行抗原修复，如果需要，一般也只说明是热修复还是酶消化，没有进一步详细说明抗原修复的条件。因此，实验室使用新品牌或新批号的抗体前，应参考说明书要求进行预实验，确定抗原修复的条件，如用热修复还是酶消化，加热条件是微波炉还是高压锅，使用哪一种抗原修复缓冲液，缓冲液的 pH 是多少等。

### （三）抗体的稀释

不同的第一抗体都有不同的最佳工作浓度，因此，使用新品牌或新批号的浓缩抗体前，应根据说明书要求的稀释度或自行用连续的组织阳性片或组织芯片，不同梯度稀释度的抗体进行染色，通过观察比较不同稀释度抗体的染色结果的特异性和敏感性，选择出最佳一抗稀释度，然后对抗体进行稀释。梯度稀释度的设计一般参照抗体说明书，如说明书建议稀释度为1 ∶ 100，则抗体稀释度的梯度为1 ∶ 50、1 ∶ 100、1 ∶ 200、1 ∶ 400和1 ∶ 800。一般来说，抗体的实际最佳稀释度要比说明书要求的要高。使用新品牌或新批号的即用型抗体前同样需要用连续的组织阳性片或组织芯片进行染色，通过观察染色结果的特异性和敏感性来判断其效价是否最佳。浓缩型抗体保存的时间较长，反之稀释后的抗体保存的期限较短，即用型抗体效价不如浓缩型抗体稳定，即用型抗体经过一定时间后应注意其效价是否有所降低，以避免抗体的敏感性降低而出现假阴性染色结果。最好使用浓缩型抗体，如日常工作量不多时，可将抗体按1 ∶ 20～1 ∶ 5稀释保存，染色前再稀释成工作液。抗体稀释液可用商品化的抗体稀释液，也可以用0.01mol/LPBS（pH 7.4），在 PBS 中加入1%的 BSA 和10%的正常血清后稀释抗体，对减轻非特异性背景染色有所帮助。最好使用商品化的抗体稀释液，使用和一抗同一公司生产的抗体稀释液。

### （四）抗体的保存

抗体应于低温保存，第一抗体可分成小包装于－20℃保存，使用时存放在4℃，不宜反复存放于4℃和－20℃之间。检测试剂盒一般存放于4℃，不宜于－20℃保存，如长时间不用可存放于－20℃，解冻使用后则不要再存放于0℃以下，因为反复冻融会使与抗体结合的抗体标记酶容易离解，导致检测的敏感度降低。应每天对存放抗体冰箱的温度进行检查，避免因停电或冰箱故障造成抗体失效。

## 十四、显色与显色剂

### （一）显色

免疫组化染色在抗原抗体结合后，抗原－抗体结合物是无色的，无法在显微镜下看到抗原－抗体结合物，需要利用抗体中标记的酶催化显色剂的化学反应（氧化还原反应），使显色剂被氧化或还原成有颜色的难溶性沉淀，即显色反应。由于抗原，抗体结合物中的抗体连接有标记酶，显色的氧化还原反应是在抗体标记酶的部位发生形成有色的沉淀物，即在抗原－抗体结合物中形成有色的沉淀物，沉淀物的部位就是抗原抗体结合的部位，从而可以确定抗原存在的位置。

### （二）显色剂

一般来说，凡能直接或间接被抗体标记酶催化形成有颜色的不溶性沉淀的物质（底物）都可以用做显色剂。在免疫组化染色中，用于显色的显色剂有多种，常用的显色剂有3，3’－二氨基联苯胺四盐酸盐（3，3’－diaminobenzidine tetrahydrochloride，DAB）、3－氨基－9－乙基咔唑（3－amino－9－ethylcarbazole，AEC）、固红（fast red TR salt）、固蓝（fast blue BB salt）、新复红（new fuchsin）和5－溴－4－氯－3－吲哚基磷酸酯二钠盐（5－bromo－4－chloro－3－indolyl phosphatedisodium salt，BCIP）/硝基四氮唑蓝（nitroblue tetrazolium，NBT）即BCIP/NBT等。这些显色剂可以自行配制，也可以选用商品化的显色剂，商品化的显色剂包括有底物和底物缓冲液，不同的显色剂，所用的底物缓冲液有所不同。如DAB显色剂包含有液体的DAB和含过氧化氢的底物缓冲液，使用前只需要按一定的比例和实际用量将两者混合即可，使用方便，也不会造成浪费。

在临床病理诊断免疫组化染色中，常用DAB做显色剂，在多重染色中，增加选用AEC（红色）和固蓝（蓝色）已足够。

常用显色剂的配制：

1. DAB显色液　如下所述。

（1）试剂准备：DAB，过氧化氢，0.05mol/L Tris－HCI缓冲液（pH 7.6）。

（2）配制方法

DAB　2mg

0.05mol/L Tris－HCl缓冲液（pH 7.6）　10ml

30%的$H_2O_2$水溶液　10μl

先用0.05mol/L Tris－HCl缓冲液（pH 7.6）溶解DAB，再加入$H_2O_2$水溶液，固体DAB试剂为灰白色粉剂，容易被空气氧化成棕色颗粒，因此，DAB宜密封于4℃的冰箱保存。配好的DAB显色剂应是无色澄清液体，如果带有棕色或浑浊，应用滤纸过滤后使用。DAB显色液需要新鲜配制，用后不能再保存。一般显色3～10min，在镜下控制，阳性结果呈深浅不一的棕色。如果免疫染色定位在细胞核，用苏木精复染时要浅染，避免盖住阳性细胞核DAB的颜色。DAB显色后，组织片可经二甲苯透明，用中性树胶封片，可长期保存。DAB是最常用的显色剂，但其可能会致癌，故要避免接触皮肤和污染环境。用剩的DAB显色液应集中回收处理，不能直接排到生活污水中。

2. AEC 显色液 如下所述。

（1）试剂准备：AEC，二甲基甲酰胺（N，N－dimethylformamide），过氧化氢，0.02mol/L 醋酸盐缓冲液（pH 7.4）。

（2）配制方法

AEC 2mg

0.02mol/L 醋酸盐缓冲液（pH 7.4） 10ml

30%的 $H_2O_2$ 10μl

AEC 不容易溶解，可先用二甲基甲酰胺溶解 AEC，再加入醋酸盐缓冲液和 $H_2O_2$。AEC 显色液需要新鲜配制，用后不能再保存，一般显色 3～10min，在镜下控制，阳性结果呈深浅不一的红色。用苏木精复染要浅染，避免盖住 AEC 的颜色。AEC 显色后，组织片不能经二甲苯透明，因此，只能用水溶性胶封片。

在 1 滴 DAB 或 AEC 显色液中加入 1μl 二抗，如果混合液呈棕色（DAB）或红色（AEC），则显色液正常；如果混合液仍然澄清，则显色液不能用。最大的原因可能是显色液中没有加 $H_2O_2$，也有可能二抗的标记酶不是 HRP。

（三）显色机制

1. 辣根过氧化物酶 是一种过氧化物酶，能催化多种物质被过氧化氢氧化。DAB 的显色反应是在 HRP 的催化下，$H_2O_2$ 将 DAB 氧化成还原型的 DAB，还原型的 DAB 呈棕色的不溶性沉淀（图 3－1）。

$$DAB + H_2O_2 \xrightarrow{HRP} DAB\text{（还原型）}\downarrow + H_2O$$

**图 3－1 DAB 的显色反应**

2. 碱性磷酸酶 是一种水解酶，可催化水解萘酚磷酸酯释放出萘酚和重氮盐偶联而显色。固蓝/固红的显色反应是在 AP 的催化下，萘酚 AS－MX 磷酸酯被水解为萘酚，萘酚和固蓝/固红起偶联反应，在 AP 的活性部位形成蓝色/红色的不溶性沉淀（图 3－2）。

$$\text{萘酚 AS－MX 磷酸酯} \xrightarrow{AP} \text{萘酚} + \text{固蓝/固红} \rightarrow \text{蓝色/红色}\downarrow$$

**图 3－2 固蓝/固红的显色反应**

选用不同的显色剂需要配套使用不同的酶标抗体检测试剂盒，不同的显色剂可呈不同的颜色（表3－1）。免疫组化检测试剂盒标识是 LSAB/HRP/Rabbit，表示 LSAB 法，抗体标记酶是辣根过氧化物酶，二抗为兔免疫球蛋白，用于检测兔单抗或兔多抗的第一抗体；EnVision/AP/Mouse 则表示 EnVision 法，抗体标记酶是碱性磷酸酶，二抗为鼠免疫球蛋白，用于检测鼠单抗的第一抗体。

**表 3-1　不同显色剂免疫组化检测结果的颜色**

| 显色剂 | 所用检测系统中抗体的标记酶 | 阳性结果颜色 |
|---|---|---|
| DAB | HRP | 棕色 |
| AEC | HRP | 红色 |
| 固蓝 | AP | 蓝 |
| 固红 | AP | 红色 |
| 新复红 | AP | 红色 |
| BCIP/NBT | AP | 紫蓝色 |

合理选用酶标抗体检测系统和显色剂，可进行多重免疫组化染色，在同一切片上清晰地显示组织细胞中多种抗原呈多种不同颜色的表达。如图 3-3 不 DAB 显色，结果呈棕色；如图 3-4 示 AEC 和固蓝显色，结果分别为红色和蓝色；如图 3-5 不 DAB、固蓝和固红显色，结果分别为棕色、蓝色和红色。

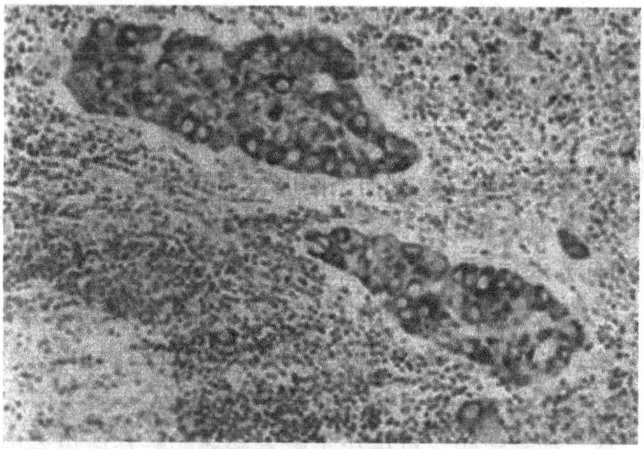

**图 3-3　DAB 显色**

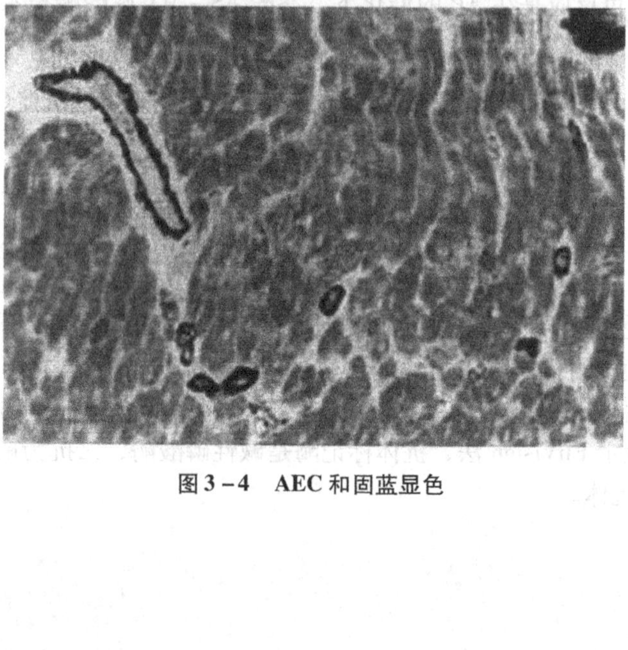

**图 3-4　AEC 和固蓝显色**

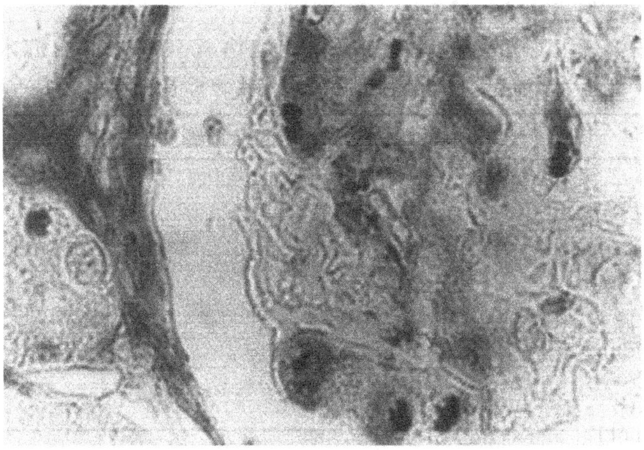

图 3-5　DAB、固蓝和固红显色

## 十五、背景复染与复染试剂

### （一）背景复染

免疫组化染色显色后，阳性结果定位在相应的组织细胞中，这时需要将阳性结果周围的组织细胞进行染色，将组织细胞结构显示出来，以便观察阳性结果与周围的组织细胞成分的关系，使免疫组织化学染色结果定位更为清晰。

### （二）复染试剂

免疫组织化学染色结果根据显色剂的不同而呈不同颜色，有棕色、蓝色和红色。因此，复染细胞核的颜色也需要根据免疫组化染色结果颜色不同而选择不同的细胞核复染剂。常用的细胞核复染试剂有苏木精、甲基绿和核固红三种，不同的复染试剂染色结果颜色不同，其中苏木精呈蓝色，甲基绿呈绿色，核固红呈红色。应根据颜色对比清晰的原则进行搭配，常用的是 DAB 显色呈棕色，Mayer 苏木精复染细胞核呈蓝色（表 3-2）。

表 3-2　显色剂与复染剂的正确配套使用

| 显色剂与染色结果颜色 | 复染剂与细胞核颜色 |
|---|---|
| DAB-棕色 | 苏木精-蓝色，甲基绿-绿色 |
| AEC-红色 | 苏木精-蓝色 |
| 固蓝-蓝色 | 核固红-红色 |
| 固红-红色 | 苏木精-蓝色 |

复染试剂的配制：

1. Mayer 苏木精染色液　如下所述。

苏木精（hematoxylin）　0.1g

蒸馏水　100ml

碘酸钠（sodium iodate）　20mg

硫酸铝铵（aluminum ammomum sulphate）　5g

柠檬酸（citric acid）　0.1g

水合氯醛（chloral hydrate） 5g

取一个洁净三角烧瓶，内盛蒸馏水100ml，稍加热至50℃，加入苏木精0.1g，轻轻摇动使完全溶解，再加入碘酸钠20mg和硫酸铝铵59，用玻璃棒轻轻搅动使硫酸铝铵彻底溶解。最后加入柠檬酸0.1g和水合氯醛5g，此时染液呈淡紫红色，过滤于小口砂塞瓶内，放置4℃的冰箱可保存1～2年。此染液无氧化膜形成，对细胞核染色很清晰，不着染胞质和纤维成分，故染色后不需盐酸乙醇分化，染色时间在3～8min。

2. 核固红染色液　如下所述。

核固红（nuclear fast red） 0.1g

硫酸铝（aluminum sulphate） 5g

蒸馏水 100ml

麝香草酚（thymol） 50mg

取洁净三角烧瓶两只，一只盛蒸馏水30ml，稍加热至约50℃，加入核固红，用玻璃棒轻轻搅动使其溶解。另一只盛蒸馏水70ml，加入硫酸铝，待完全溶解后与核固红液混合，待恢复至室温后过滤，再加入麝香草酚。室温保存，如存放太久出现沉淀，可过滤后使用。

3. 甲基绿染色液　如下所述。

甲基绿（methyl green） 1g

蒸馏水 100ml

甲基绿为绿色粉末，在商品的甲基绿中，常有少量的甲紫或结晶紫成分。但是，也有人认为甲紫乃是甲基绿的衰败产物，甲基绿在储存过程中，会不断产生甲紫。因此，在配制试剂时，必须先将甲基绿所含的甲紫或结晶紫抽提出来，才能使细胞核染成绿色，否则细胞核也呈蓝色。

抽提方法是将甲基绿溶于蒸馏水，倾入分液漏斗，加入与甲基绿水溶液体积相当的三氯甲烷（也可相应多些）充分摇荡混合。甲紫和结晶紫溶于三氯甲烷中而呈紫蓝紫红色，甲基绿不溶于三氯甲烷。因三氯甲烷的比重大，连带溶解其中的甲紫和结晶紫下沉于分液漏斗底部。旋动分液漏斗下部的砂塞，慢慢把下沉带紫红色的三氯甲烷移去，再加入新的三氯甲烷，如此反复更换三氯甲烷，直到三氯甲烷无紫红色为止，再次移去三氯甲烷即可得到提纯的甲基绿液，于4℃的冰箱保存。

甲基绿复染细胞核，颜色鲜艳，特别适用于显微照相，但容易褪色。

## 十六、封片与封片剂

免疫组化染色后需要进行封片，才能在镜下观察。免疫组化染色中，DAB显色形成的沉淀物较稳定和不易褪色，染色后切片可按常规脱水透明，中性树胶封片。AEC、固蓝、固红和BCIP/NBT等显色所形成的反应物容易褪色，因此，一般显色后不能用乙醇脱水，二甲苯透明，中性树胶封片，而是直接用水溶性胶封片，染色结果可以保存数天或数周。水溶性胶可自行配制如甘油明胶等，效果最好的是用商品化的水溶性胶。与中性树胶封片相比，水溶性胶封片的缺点是透光率低，切片保存时间短。

甘油明胶配制方法：

明胶（gelatie） 10g

苯酚（phenol） 0.5ml

蒸馏水 50ml

甘油（glycerin） 50ml

先将明胶加入到蒸馏水，于37℃的温箱或水浴箱加热使明胶完全溶解，加入甘油，最后加入经加热溶解为液体的苯酚，充分混合后4℃保存，用前加热溶解后使用。

### 十七、染色结果的观察

#### （一）对照片结果的观察

观察染色结果时，首先要观察阳性对照片和被检测组织内对照的结果是否有相应抗原的正常表达，阴性对照或被检测组织内纤维结缔组织是否没有显色反应；如果是，则表示染色结果可靠。否则，要考虑染色结果不可靠，有假阴性和假阳性的可能。一般来说，阴性对照和阳性对照同时进行，或其中有阳性染色结果时才有意义。要特别注意的是染色结果呈阴性并非都是抗原不表达，要考虑是否与组织中的抗原受到破坏有关。

#### （二）阳性结果定位的观察

免疫组化染色阳性结果应定位在细胞中相应的部位，如在细胞膜表达的抗原阳性结果应定位在细胞膜上，在其他部位的阳性反应均为非特异性染色。阳性结果可定位于细胞膜、细胞质、细胞核或基质中，也有同时定位在两个部位如细胞膜和细胞质。不同的抗原在组织细胞中的定位有所不同，如LCA和UCHL1等定位在细胞膜，Keratin和Lysozyme等定位在细胞质等，PCNA和ER、PR等定位在细胞核，C-erbB-2定位在细胞膜和细胞质。

#### （三）非特异性结果的观察

组织的周边、刀痕、皱折等部位往往呈阳性反应，但绝大多数都是非特异性染色，组织内纤维结缔组织也往往呈成片的非特异性染色。血管内的红细胞如果呈DAB反应，则染色受内源过氧化物酶的影响。过度的抗原修复会导致抗原在组织细胞中定位发生改变，常常表现为细胞核的非特异性着色。

（魏中秋）

## 第四节 常用的免疫组织化学染色方法

免疫组化染色方法有多种，临床病理诊断要求使用敏感性高和特异性强的免疫组化技术方法。近年来，由于抗体制备技术不断地改进和提高，不同公司生产的检测试剂盒，在特异性和敏感性方面各有特点，各实验室可以根据自己的实际情况，合理选用。

### 一、免疫组化染色方法的分类

#### （一）免疫组化染色方法

根据所加抗体的次数分为一步法、二步法和三步法。一步法属于直接法，而二步法和三步法为间接法。一般来说，抗体与抗体的连接步骤少，干扰染色结果的因素少，染色特异性高，但由于没有将抗原-抗体结合物放大，所以染色敏感性低；二步法和三步法，连接抗体步骤多，能把抗原-抗体结合物进行特异性放大，因此敏感性高，但由于在放大抗原-抗体结合物过程中，影响染色结果的因素增多，因此，染色特异性相对低。

1. 一步法　抗体标记酶直接标记在第一抗体上，染色时，滴加第一抗体与组织细胞抗原结合，形成抗原－抗体结合物，然后加入显色剂显色。常用的一步法为EPOS一步法（图3－6）。

2. 二步法　抗体标记酶标记在第二抗体上，染色时，滴加第一抗体与组织细胞抗原结合，形成抗原－抗体结合物，然后加入第二抗体与第一抗体结合，把抗原－抗体结合物放大，最后加入显色剂显色。二抗上的标记酶与显色剂起反应，形成有色沉淀定位在组织细胞中。常用的二步法有LDP法（图3－7）。

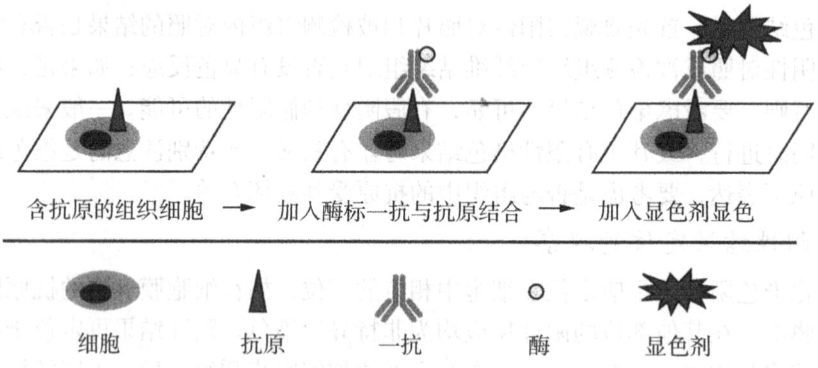


图3－6　一步法示意图

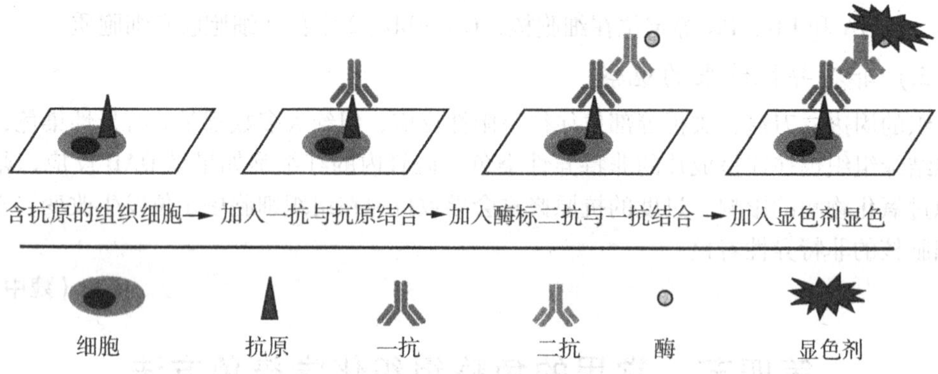


图3－7　二步法示意图

3. 三步法　第二抗体标记有生物素（biotin），第三抗体为链菌素（streptavidin），抗体标记酶标记在第三抗体上。染色时，滴加第一抗体与组织细胞抗原结合，形成抗原－抗体结合物，然后加入第二抗体与第一抗体结合，把抗原，抗体结合物放大，再加入第三抗体，三抗链菌素通过生物素与二抗连接，把一抗和二抗结合物放大，最后加入显色剂显色。三抗上的标记酶与显色剂起反应，形成有色沉淀定位在组织细胞中。常用的三步法有LSAB法等（图3－8）。

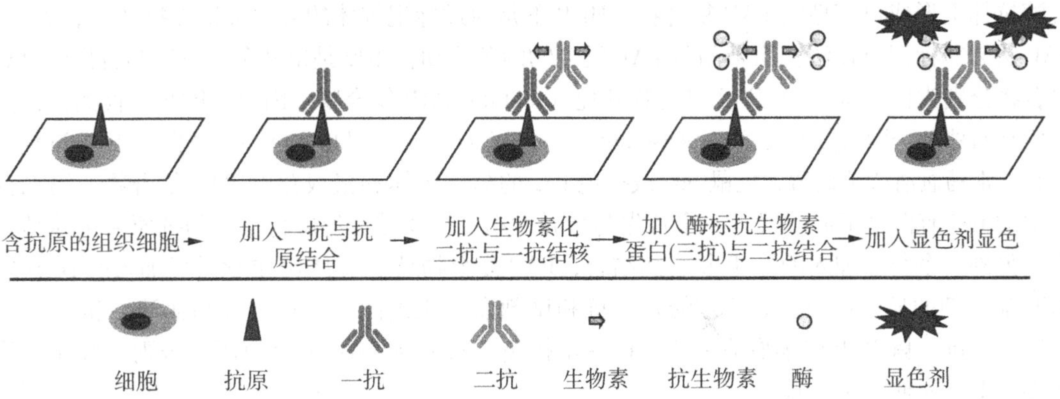


图 3-8 三步法示意图

### (二) 免疫组化染色方法

免疫组化染色方法还根据使用不同的检测系统命名有多种不同的方法，早期使用的是PAP法、APAAP法和ABC法。目前常用的有EPOS法、LDP法、LSAB法（S-P法）和CSA法等。采用同类技术，不同厂商生产的检测试剂盒在染色机制和操作步骤等方面基本类似，各有特点，可根据自己的实际情况，合理选用。

## 二、免疫组化染色方法采用的技术

随着免疫组化技术不断的发展，新技术日益被广泛应用。在众多免疫组化技术中，要在组织细胞中检测某一种抗原，都是首先选择目的抗体与组织细胞中相应的抗原结合，在直接法中抗体与抗原结合后就可以显色观察。为了增加检测抗原的敏感性，使组织细胞中含量较低的抗原也能被检测出来，需要用放大技术（间接法）将抗原，抗体结合物进一步放大。该放大技术就是抗原抗体结合后不直接加显色剂显色，而是利用一种或多种抗体和复合物（泛指二抗和三抗）与抗原，抗体结合物连结，形成抗原-一抗-二抗-三抗结合物再进行显色。在临床病理诊断中所用的免疫组化染色方法多采用以下技术。

### (一) 直接法

免疫组化直接法较为简单，用抗体标记酶标记在特异性一抗上，不需要检测试剂盒。染色时用酶标一抗直接与抗原特异性结合，然后就可以加显色剂显色。常用的是使用EPOS一步法的一抗如monoclonal mouse anti-human actin、EPOS、HRP以及一些荧光一抗抗体。由于EPOS一步法中抗体与抗原结合后，根据一抗所用的标记酶选择相对应的显色剂进行显色，没有再加入其他抗体连接，连接的抗体和操作步骤少，因此，比间接法具有更高的特异性。EPOS一步法虽然是一步法，没有将抗原-抗体结合物进一步放大，但是由于采用了先进的聚合物技术，增加其敏感性。但生产这类酶标一抗的厂商不多，抗体种类较少，抗体标记酶也主要是HRP，所以很少使用。

### (二) 间接法

1. PAP/APAAP复合物技术　PAP（过氧化物酶抗过氧化物酶，peroxidase anti-peroxidase）复合物技术是在抗酶抗体中加入过量的辣根过氧化物酶（HRP），使HRP充分结合在抗酶抗体上形成可溶性的 PAP 复合物，HRP 不是通过标记抗体的方法标记在抗体上，因此，PAP 法为非标记抗体法。用于制备 PAP 复合物的免疫动物主要是鼠和兔，所以制备出的 PAP 复合物分别为鼠（mouse）PAP 复合物和兔（rabbit）PAP 复合物。因此，PAP 法检测试剂盒主要有两种，分别与鼠的一抗（mouse anti－）和兔的一抗（rabbit anti－）配套使用，试剂盒含有正常马血清或羊血清，抗鼠 IgG 或抗兔 IgG 的第二抗体和鼠或兔的 PAP 复合物。第二抗体中的 IgG 有两个 Fab 片段，一个首先与特异性第一抗体结合形成特异性的抗原－抗体结合物，另外一个与后加入的 PAP 复合物结合，PAP 复合物结合的 HRP 催化最后加入的 DAB 或 AEC 显色剂的显色反应。要注意的是一抗和试剂盒的正确配套使用，按马血清－鼠一抗－马抗鼠二抗－鼠 PAP 或羊血清－兔一抗－羊抗兔二抗－兔 PAP 配套使用。否则，抗原抗体连接不上，而使染色失败。

APAAP（碱性磷酸酶－抗碱性磷酸酶，alkaline phosphatase anti－alkaline phosphatase）复合物技术与 PAP 的机制和操作步骤基本相同，所不同的是 APAAP 法是用碱性磷酸酶代替 PIAP 法的辣根过氧化物酶，在染色前无需用 $H_2O_2$ 处理组织切片消除内源性过氧化物酶，另外需要选用固蓝，固红和 BCIP/NBT 等作为显色剂。

2. 抗生物素蛋白－生物素技术　如下所述。

（1）抗生物素蛋白－生物素（avidin－biotin）技术：抗生物素蛋白（avidin）和生物素（biotin）具有很强的亲和力，结合速度快，相互结合牢固而不容易解离，其生物活性也不会受到影响。抗生物素蛋白除了能和生物素结合外，还能与抗体标记酶和荧光素等结合。利用抗生物素蛋白和生物素这些特点，发展了抗生物素蛋白－生物素技术，具有代表性的是 ABC 法（avidin－biotin complex，ABC），ABC 法比 PAP 法更加敏感，因此，取代 PAP 法一直被广泛应用。ABC 法属于三步法，检测试剂盒主要包含正常血清及二抗、抗生物素蛋白（试剂 A）和生物素化酶（试剂 B），使用前将试剂 A 和试剂 B 等量混合配制成 AB 复合物。二抗体为生物素化的抗鼠或抗兔 IgG，能分别和鼠或兔一抗特异性结合，AB 复合物是用生物素与酶（辣根过氧化物酶或碱性磷酸酶）结合获得的生物素化酶，生物素化酶再和抗生物素蛋白形成抗生物素蛋白－生物素－酶复合物而成。染色时二抗中的 Fab 片段和第一抗体结合，生物素和 AB 复合物中的抗生物素蛋白结合，最后通过 ABC 复合物上的酶参与显色反应而形成有色的不溶性沉淀物。根据结合在 AB 复合物上的酶选用合适的显色剂。

（2）链菌抗生物素蛋白－生物素（streptavidin－biotin）技术：链菌抗生物素蛋白（streptavidin，SA）是从链霉菌属蛋白分离出来的一种蛋白质，性质与抗生物素蛋白类似，与生物素具有很强的亲和力，除了能和生物素结合外，还能与抗体标记酶和荧光素等结合。SA 比 AB 复合物有更多的结合点，它仅标记过氧化物酶或碱性磷酸酶而本身没有与生物素结合，SA 分子相互间并不连接，因而分子量较少；AB 复合物分子之间会互相连接，形成一种具有三维结构类似晶体的大分子量复合物，由于 SA 分子量较小，穿透组织的能力比 AB 复合物大，反应的速度快。AB 复合物中抗生物素蛋白有四个和生物素亲和力极高的结合点，其中一部分与生物素酶结合物的生物素连接，只留下一部分结合点与第二抗体上的生物素连接。SA 也有四个和生物素亲和力极高的结合点，其本身没有连接生物素，四个结合点都可以与第二抗体上的生物素连接，这样 SA 比 AB 复合物更容易和更多的与第二抗体上的生物素结合，因而 SA 的敏感性比 ABC 高，反应所需的时间比 ABC 短。用链菌抗生物素蛋白代替抗生物素蛋白建立了链菌抗生物素蛋白－生物素技术，具有代表性的是 LSAB（labelled streptavidin－biotin）法，LSAB 法比 ABC 法更加敏感，因此，近年来 LSAB 法取代 ABC 法被广泛应用。LSAB 法属于三步法，检测试剂盒主要包含正常血清，生物素化二抗、链菌抗生物素蛋白（三抗）。二抗体为生物素化的抗鼠或抗兔或抗羊 IgG，能分别和鼠或兔或羊一抗特异性结合，SA 标记的酶有辣根过氧化物酶，也有碱性磷酸酶。染色时二抗和第一抗体结合，SAL 与二抗的生物素结合，使抗原－一抗－二抗－三抗形成一个标记有 HRP 或 AP 的复合物，最后通过 SA 上的酶参与显色反应而形成有色的不溶性沉淀物。根据结合在 SA 上的标记酶选用合适的显色剂。LSAB 不需 ABC 法那样临用前配制 AB 复合物，操作更简便。不同厂商都有生产基于链菌抗生物素蛋白－生物素技术的检测试剂盒，但名称有所不同，如 LSAB 试剂盒，SP 试剂盒。

3. CSA（催化信号放大，catalyzed signal amplification）法　采用链菌抗生物素蛋白－生物素技术，应用生物素化酪胺作为放大试剂来放大检测信号。第二代的 CSA Ⅱ 为非生物素系统，用荧光素化酪胺代替生物素化酪胺作为放大试剂，不受内源性生物素干扰，操作步骤更少，所以目前多采用第二代的 CSA Ⅱ 检测系统。二抗与抗原－抗体结合物连接后，加入荧光素化酪胺，在标记 HRP 抗鼠/兔二抗附近，由过氧化物酶作用下形成大量的荧光素沉积物，这些沉积物与再加入的抗荧光素－HRP 抗体结合形成更大的复合物，最后 HRP 参与 DAB 显色反应而显色。由于 CSA 法加入了催化信号放大试剂，使信号不断放大，因此敏感性特别高。

4. 聚合物技术　聚合物（polymer）技术是新发展的一种免疫组化技术，利用一种名为多聚葡萄糖聚合物的独特结构，将辣根过氧化物酶或碱性磷酸酶和鼠/兔的免疫球蛋白一起结合在葡聚糖骨架上，形成酶标二抗复合物，称为酶标聚合物技术（labelled dextranpolymer，LDP）。由于葡聚糖骨架可以连接多个二抗，使每个聚合物有超过 20 个位点与第一抗体结合，每个聚合物上也能标记上多达 100 个分子的酶，使二抗可充分和一抗特异结合，形成较大分子的抗原－一抗－二抗结合物，在显色时也有充足的酶参与显色反应，如 EnVision 试剂盒。因此，LDP 技术的染色法是二步法，但敏感性高于 ABC、LSAB 等三步法。如 EnVision 试剂盒，其中只有一瓶二抗，染色时，不需要用正常血清封闭，二抗只需孵育切片 10～30min，比 ABC、LSAB 等方法二抗和三抗各孵育 30min 节省了时间，染色步骤少，操作简便。此外，LDP 技术中的第二抗体不存在生物素，克服抗生物素蛋白－生物素技术中检测系统内含有的生物素与组织细胞中内源性生物素起交叉反应的现象，非特异性背景染色极低。应用聚合物技术的二步法还有 EnVision 和 PowerVision 等检测试剂盒。由于 LDP 技术具有操作步骤少，染色时间短和不含生物素等优点，已经成为临床病理诊断免疫组化染色的主流技术，被广泛应用。

EPOS 一步法（增强聚合物一步法，enhanced polymer one step）也是利用聚合物技术，将辣根过氧化物酶标记在葡聚糖聚合物上，然后再与一抗连接而形成 EPOS 一抗。染色时，直接用 EPOS 一抗特异性和组织细胞抗原结合后，连接在一抗上的辣根过氧化物酶参与 DAB 的显色反应。由于聚合物葡聚糖的骨架上能连接多个分子一抗，标记上的酶数量也较多。因此，EPOS 一抗能充分和组织细胞中相应的抗原结合，在显色时有充足数量的酶与显色剂起反应；并且 EPOS 一步法克服了直接法不敏感的缺点，具有较高敏感性，也有直接法高特异性的特点。此外，EPOS 一抗没有生物素的存在，不存在与组织中内源性生物素起交叉反应的现象，染色背景清晰。

## 三、常用免疫组织化学染色方法操作

用于临床病理诊断的免疫组化染色方法很多，但考虑到方法的特异性和敏感性、操作简单方便和价格等因素，多采用的是 LSAB（S－P）法和 EnVision（EnVision/PowerVision）法。而 EPOS 一步法染色步骤少，操作更简单；CSA 法最为敏感，适合检测抗原含量低的组织标本。

（一）EnVision 法

1. 特点 EnVision 法为采用聚合物技术的二步法，是非生物素检测系统，可避免内源性生物素干扰，不需要进行封闭内源性生物素操作，加一抗前也不需用正常血清封闭，具有敏感性高，操作简便和非特异性染色少的优点，已成为最常用的方法之一（图 3－9）。

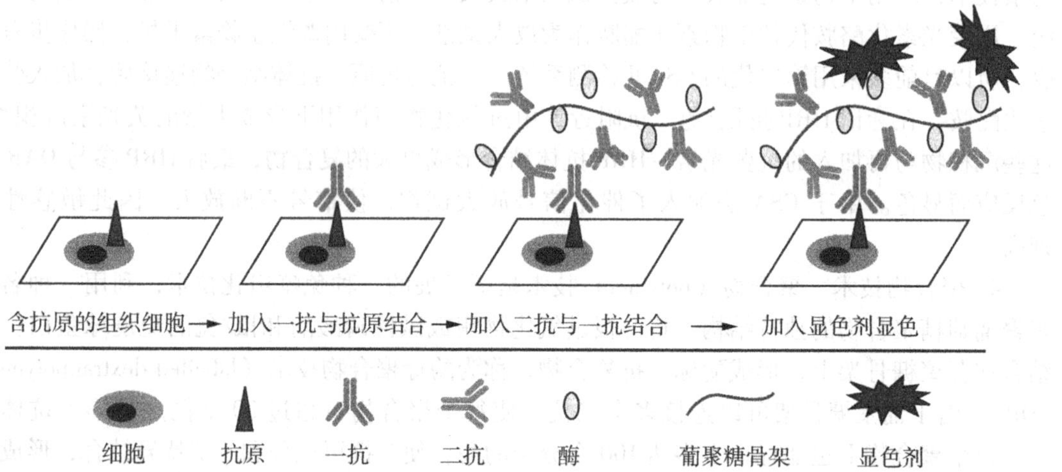


图 3－9 EnVision 法示意图

2. 试剂盒 只有 EnVision/HRP/抗鼠/抗兔二抗工作液。不同编号的试剂盒有所不同，有的还配有过氧化物酶阻断剂和显色剂。也可选择 EnVision/AP/抗鼠/抗兔二抗。

3. 染色步骤 如下所述。

（1）石蜡切片脱蜡至水，冷冻切片和细胞涂片固定后蒸馏水洗。

（2）必要时进行抗原修复，修复后蒸馏水洗。

（3）3%的 $H_2O_2$ 水溶液处理 10min，蒸馏水洗，PBS 洗 5min。

（4）滴加一抗工作，孵 30～60min，37℃；或孵育过夜（约 16h），4℃。

（5）PBS 洗 5min，3 次。

（6）滴加 EnVision/HRP/鼠/兔二抗，孵育 10～30min，37℃。

（7）PBS 洗 5min，3 次。

（8）DAB－$H_2O_2$ 显色 1～5min，蒸馏水洗终止显色。

（9）Mayer 苏木精染色液复染细胞核 3～5min，蒸馏水洗 5～10min。

（10）常规脱水透明，中性树胶封片。

4. 结果 阳性结果呈深浅不一的棕色，细胞核呈蓝色。

## （二）LSAB（S－P）法

1. 特点　LSAB法采用链菌抗生物素蛋白－生物素技术，其中链菌抗生物素蛋白与生物素具有很强的亲和力，三步法染色，加入的二抗和三抗可将抗原－抗体结合物不断放大，敏感性较高。高纯化的抗体技术，使背景更加清晰。为含生物素检测系统，需注意封闭内源性生物素。二抗含有抗鼠、抗兔和抗羊免疫球蛋白，适用于与鼠抗、兔抗和羊抗等一抗配套使用。价格较便宜（图3－10）。

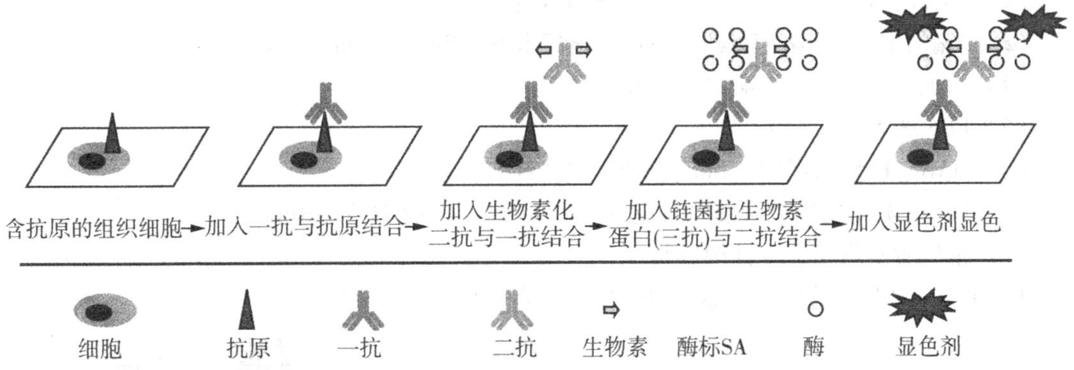


**图3－10　LSAB（S－P）法示意图**

2. 试剂盒　包含生物素标记的抗鼠/抗兔/抗羊免疫球蛋白（biotin－mouse/rabbit/goat IgG）工作液，标记HRP的链菌抗生物素蛋白（streptavidin/HRP）工作液。不同编号的试剂盒有所不同，有的还配有过氧化物酶阻断剂和显色剂。也可选择标记AP的链菌抗生物素蛋白（streptavidin/AP）。

3. 染色步骤　如下所述。

（1）石蜡切片脱蜡至水，冷冻切片和细胞涂片固定后蒸馏水洗。

（2）必要时进行抗原修复，修复后蒸馏水洗。

（3）3%的 $H_2O_2$ 水溶液处理10min，蒸馏水洗，PBS洗5min。

（4）正常血清封闭后直接滴加一抗工作液，孵育30～60min；或孵育过夜（约16h），4℃。

（5）PBS洗5min，3次。

（6）滴加鼠/兔/羊二抗，孵育20～30min，37℃。

（7）PBS洗5min，3次。

（8）滴加链菌抗生物素蛋白/HRP（三抗），孵育20～30min，37℃。

（9）PBS洗5min，3次。

（10）DAB－$H_2O_2$ 显色1～5min，蒸馏水洗终止显色。

（11）Mayer苏木精染色液复染细胞核3～5min，蒸馏水洗5～10min。

（12）常规脱水透明，中性树胶封片。

4. 结果　阳性结果呈深浅不一的棕色，细胞核呈蓝色。

## （三）EPOS法

1. 特点　EPOS法采用聚合物技术的一步法，敏感性高。一抗不含生物素，可避免内源性生物素干扰，不需要进行封闭内源性生物素操作，加一抗前也不需用正常血清封闭。最大的优点是操作步骤少，染色快速，几乎没有非特异性背景染色。缺点是抗体种类不多，一抗只有标记HRP（图3-11）。

2. 试剂盒　不用检测试剂盒，只需要选用EPOS一抗即可。

3. 染色步骤　如下所述。

（1）石蜡切片脱蜡至水，冷冻切片和细胞涂片固定后蒸馏水洗。

（2）必要时进行抗原修复，修复后蒸馏水洗。

（3）3%的$H_2O_2$水溶液处理10min，蒸馏水洗，PBS洗5min。

（4）滴加一抗工作液，孵育45min，37℃。

（5）PBS洗5min，3次。

（6）DAB-$H_2O_2$显色1~5min，蒸馏水洗终止显色。

（7）Mayer苏木精染色液复染细胞核3~5min，蒸馏水洗5~10min。

（8）常规脱水透明，中性树胶封片。

4. 结果　阳性结果呈深浅不一的棕色，细胞核呈蓝色。

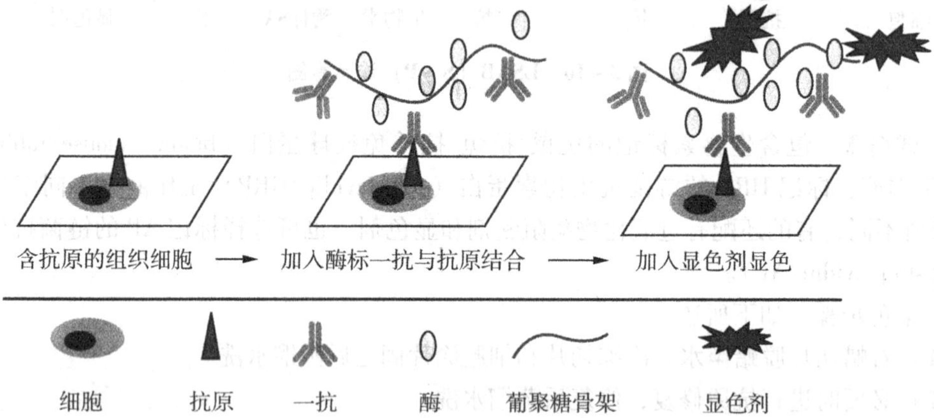


**图3-11　EPOS法示意图**

（四）CSAⅡ法

1. 特点　CSAⅡ法应用荧光素化酪胺作为放大试剂，使抗原-抗体结合物信号不断放大，因此，有极高的敏感性，比EPOS一步法、Envision二步法和LSAB（S-P）法都高。特别适用于检测较弱的组织抗原。但操作步骤较多。

2. 试剂盒　过氧化物酶阻断剂3%的$H_2O_2$，无血清蛋白阻断剂，抗鼠Ig/HRP（二抗），荧光素化酪胺（放大试剂），抗荧光素/HRP抗体（三抗），DAB原液和DAB稀释液。

3. 染色步骤　如下所述。

（1）石蜡切片脱蜡至水，冷冻切片和细胞涂片固定后蒸馏水洗。

（2）必要时进行抗原修复，修复后蒸馏水洗。

（3）3%的$H_2O_2$水溶液处理5min，蒸馏水洗，PBS洗5min。

（4）滴加无血清蛋白阻断剂孵育5min，甩去阻断剂，不洗切片。

（5）滴加一抗工作液孵育5min，PBS洗5min，3次。

（6）滴加抗鼠 Ig/HRP 二抗孵育 15min，PBS 洗 5min，3 次。

（7）滴加荧光素化酪胺孵育 15min，PBS 洗 5min，3 次。

（8）滴加抗荧光素/HRP 抗体孵育 15min，PBS 洗 5min，3 次。

（9）DAB - $H_2O_2$ 显色 1 ~ 5min，蒸馏水洗终止显色。

（10）Mayer 苏木精染色液复染细胞核 3 ~ 5min，蒸馏水洗 5 ~ 10min。

（11）常规脱水透明，中性树胶封片。

4. 结果　阳性结果呈深浅不一的棕色，细胞核呈蓝色。

## 四、自动免疫组化染色机的应用

免疫组化染色手工操作存在着一定的局限性，从第一张片开始滴加试剂到最后一张，很难保证每张片子的时间一样，特别是染片量大的时候，而且免疫组化染色过程步骤繁多，一旦误加试剂，就导致染色结果的错误，甚至由于假阴性的结果，造成诊断医师的错误判读，影响病理诊断的准确性。

免疫组化染色机的发展经历由半自动到全自动的过程。半自动免疫组化机一般是从滴加抗体孵育开始，到最后显色复染，都在机器上完成，而烤片、脱蜡及抗原修复等操作仍然需要人工或由其他机器完成。全自动染色机具有独立加热模块，能够完成从烤片开始，到苏木精复染的免疫组化染色全过程，自动化程度高，操作人性化。

自动免疫组化机的加液方式主要有以下几种：

1. 开放式加液　液体直接滴加在组织表面，较容易干片，或染色不均匀。

2. 油膜覆盖　油膜浮在试剂表面，防止液体挥发，但清洗油膜时需要较多液体。

3. 高分子盖片　如 Bond 免疫染色机上使用 Covertile 覆盖在组织上，通过真空吸引，加液轻柔，抗体覆盖组织均匀，不容易产生气泡，而且对组织保护效果较好。

有些自动免疫组化机对抗体的使用有一定的限制，主要有以下两种方式：

1. 开放式　一抗和二抗检测系统及其他机载试剂全部开放，试剂选择自由度高，但是染色过程中影响因素较多，需要做好染色预实验，选择合适的一抗与检测系统组合以及合适的抗体孵育时间等。

2. 半封闭式　一抗和部分相关试剂开放，可以自由选择相应一抗，但检测系统和部分相关试剂只能由厂商配套提供，较适合于染色机的配套程序，可以更好地保证染色机操作的染色质量以及染色结果的稳定性和重复性。

全自动免疫组化机染色操作过程中人为因素更少，操作简便，染色程序编辑灵活，实现对每张玻片能够个性化染色，满足科室对免疫组化个性化染色的要求，染色质量稳定可靠，试剂使用与消耗能够实时追踪管理。功能上可以随着用户染色要求实现功能的扩展，如进行免疫组化双重染色和多重染色以及原位杂交检测等。

自动免疫组化染色机的应用有利于规范化和标准化操作和染色质量控制，保证染色结果的准确性，也减轻技术人员的工作负担。染色机通过连接实验室信息化管理系统可以实现科室与医院临床科室间的信息共享，这也是未来病理科室发展趋势之一。

## 五、免疫组织化学染色质量控制

免疫组织化学染色从组织取材固定到染色后封片，经过多个步骤的操作，每一个步骤操作不当都会影响染色结果，进而影响病理诊断的准确性。因此，有必要对染色进行质量控制，确保有高质量的染色结果。

1）组织离体后应及时固定，最理想的固定液为10%的中性缓冲甲醛液（pH 7.2～7.4），固定时间为4～6h，不超过24h。固定不足或过度固定都不利于免疫组化染色。

2）石蜡切片脱蜡要彻底，脱蜡不干净会造成局灶性阳性等染色不均匀的现象，甚至染色失败。

3）是否进行抗原修复，可参考一抗说明书或实验室预实验结果来定。许多抗原检测进行抗原修复时，可以用热处理方法替代蛋白酶消化方法。不当的抗原修复会导致抗原定位发生改变，即应该细胞质阳性的则出现细胞核阳性等；也会引起假阳性或假阴性的结果。

4）使用的二抗为HRP/鼠/兔，不需要考虑所用的一抗是鼠抗还是兔抗。

5）在临床病理学诊断时，是否需要行免疫组化染色作为辅助诊断，如需要，选用多少种抗体，用哪一种抗体和哪一种克隆的抗体由诊断医师来决定。但技术员应了解和记录同一种抗体中染色效果最好的厂牌和批号，每次使用新批次的抗体，都应该先做预实验来检测抗体的效价。如果更换不同类型的检测试剂盒，因敏感性不同，一抗的稀释度或一抗的孵育时间有可能不同，即使是即用型一抗都有可能需要稀释。一抗稀释度越大，背景染色越少，所以应选用较敏感的检测试剂盒，以提高一抗的稀释度。

6）不同试剂盒标记的酶可能不同，应合理选用，与一抗和显色剂的配套使用。在HRP系统，可用AEC代替DAB显色，阳性结果呈深浅不一的红色。在AP系统可选用固蓝或固红显色剂，阳性结果呈深浅不一的蓝色或红色。除DAB显色外，用其他显色剂显色后，都不能用乙醇脱水，二甲苯透明和中性树胶封片，只能用水溶性胶封片，而且不能长时间保存切片。除非行双重染色，一般应首选DAB为显色剂（表3-3）。

**表3-3 不同试剂盒与一抗和显色剂的配套使用**

| 试剂盒 | 配套使用的一抗 | 所用显色剂 |
|---|---|---|
| HRP/鼠 | 鼠源单克隆抗体 | DAB，AEC |
| AP/鼠 | | 固蓝，固红，BCIP/NBT |
| HRP/兔 | 兔源单克隆抗体和兔源多克隆抗体 | DAB，AEC |
| AP/兔 | | 固蓝，固红，BCIP/NBT |
| HRP/鼠/兔 | 鼠源单克隆抗体，兔源单克隆抗体和兔源多 | DAB，AEC |
| AP/鼠/兔 | 克隆抗体 | 固蓝，固红，BCIP/NBT |

7）手工染色时，抗体孵育切片应在37℃进行，使每次染色抗体孵育都能在恒定的温度下进行，不受室温的影响。在低温如4℃进行第一抗体孵育切片，时间可以延长至16～24h，通常是过夜，更有利于与抗原抗体充分结合。

8）滴加抗体要完全覆盖组织：在加抗体前用含0.05%吐温的PBS浸洗切片，可有效避免由于抗体表面张力的作用，在组织表面隆起而引起组织边缘出现假阳性的现象。

9）加抗体前后均应用PBS充分浸洗切片，不必担心过多浸洗使抗原，抗体结合物解离。一般用3缸PBS，并保证第3缸PBS是新的，有利于减少非特异性染色。

10）加抗体前要尽可能甩干切片上的PBS，残留的PBS对加入的抗体稀释度是很高的，会直接影响染色结果。

11）在整个染色操作过程中，应避免切片完全干燥，否则会增加背景色和导致染色失败。

12）染色过程中设立阳性和阴性对照非常重要，以验证抗体和检测试剂系统效价是否稳定，实验操作是否正确，从而确保染色结果的可靠性。用于阳性对照的组织蜡块和组织切片要注意经常更新，组织蜡块和组织切片保存一段时间后，有可能会出现组织抗原的丢失现象。

13）Mayer 苏木精染色液仅着染细胞核，所以不用酸分化。如果阳性定位在细胞核，复染要稍浅。如果用甲基绿复染，细胞核呈绿色。滴加甲基绿前要将切片上的水分甩干，有利于细胞着染。

14）组织切片背景深与下列因素有关，应注意避免

（1）第一抗体浓度太高。

（2）抗体孵育时间过长。

（3）抗体孵育温度过高。

（4）DAB 显色剂中 DAB 浓度过高或 $H_2O_2$ 太多。

（5）正常血清封闭之后、滴加第一抗体之前用了 PBS 洗切片。

（6）抗体纯度不高。

（7）抗体孵育切片后洗不干净。

（8）内源性过氧化物酶的干扰。

（9）内源性生物素的干扰。

（10）在染色过程中发生干片现象。

15）使用自动免疫组化染色机，可使染色操作自动化和标准化。但要注意对机器的维护和保养，使机器保持在正常的状态下工作。

（魏中秋）

# 参考文献


[1] 李玉林. 病理学［M］. 第7版. 北京：人民卫生出版社，2013：21－37.

[2] 王德田，董建强. 实用现代病理学技术［M］. 北京：中国协和医科大学出版社，2012.

[3] 梁英杰，凌启波，张威. 临床病理学技术［M］. 北京：人民卫生出版社，2011.

[4] 陈杰. 病理学. 第3版［M］. 北京：人民卫生出版社，2015.

[5] 王国平. 临床病理诊断指南［M］. 北京：科学出版社，2015.

[6] 黄启富，王谦. 病理学. 第3版［M］. 北京：科学出版社，2013.

# 第四章

# 分子病理学技术

分子病理学技术（molecular pathology technique）是新兴的病理学诊断辅助技术之一，在肿瘤的早期诊断、鉴别诊断以及指导和评估临床治疗有着重要作用。许多常规技术和免疫组织化学技术难以诊断的疾病，可通过分子病理学技术进一步确诊。随着技术的稳定，必将越来越广泛应用于临床病理诊断，成为临床病理诊断中不可缺少的辅助技术，有助于提高临床病理诊断水平。

分子病理学技术通常是指在病理组织学的基础上，将分子生物学和细胞遗传学的一些技术，在分子水平上检测组织细胞中的生物性标志物来辅助病理学诊断。这些分子生物学技术主要有原位杂交技术、荧光原位杂交技术、聚合酶链反应和流式细胞分析技术等。

在临床病理诊断中，最常用的是原位杂交技术。

## 第一节　原位杂交技术概论

原位杂交技术（in situ hybridization technique，ISH）简称原位杂交，是把组织学、细胞学和生物化学结合起来的一门技术，利用探针在组织切片或细胞涂片上原位检测细胞中核酸，以了解组织细胞中基因（核酸）的变化（基因扩增、丢失、易位以及点突变）及其意义，从而研究组织细胞的生理和病理改变及其机制。目前日益广泛应用在临床病理学诊断中。

### 一、原位杂交的基本概念

原位杂交技术是临床病理诊断中最常用的分子病理学技术，随着技术日趋成熟和广泛应用，在临床病理诊断中起着越来越重要的作用。原位杂交是核酸杂交的一部分。

（一）核酸

核酸（nucleic acid）位于细胞核内，是基本的遗传物质。核酸的基本组成单位是核苷酸，核苷酸是由碱基、核糖和磷酸构成。其中碱基主要有：腺嘌呤（adenine，A）、鸟嘌呤（guanine，G）、胞嘧啶（cytosine，C）、胸腺嘧啶（thymine，T）和尿嘧啶（uracil，U）。

核酸分为脱氧核糖核酸（DNA）和核糖核酸（RNA）。

1. 脱氧核糖核酸（deoxyribonucleic acid，DNA）　是储存、复制和传递遗传信息的主要物质基础，呈双螺旋结构，绝大部分的遗传信息都储存在 DNA 中。受温度和某些试剂的作用可使 DNA 变性，双螺旋结构解离成单链。DNA 分子含有腺嘌呤（A）、鸟嘌呤（G）、胞嘧啶（C）和胸腺嘧啶（T），A－T、G－C 严格配对。

基因是 DNA 链上的一个结构单位，是带有遗传信息的 DNA 片段。不同的基因各有其独特的 DNA 结构。

染色体的主要化学成分为 DNA，是细胞核内 DNA 分子与核蛋白结合形成的复合物，是基因（遗传信息）的载体。

2. 核糖核酸（ribonucleic acid，RNA）　是遗传信息的中间载体，参与蛋白质合成，并和蛋白质一起共同参与基因的表达和调控，通常呈单链结构。RNA 分子中的碱基主要是腺嘌呤 A、鸟嘌呤 G、胞嘧啶 C 和尿嘧啶 U，A－U、G－C 配对。

参与蛋白质合成的 RNA 主要有 3 类：mRNA、tRNA 和 rRNA，它们的分子量、结构和功能都不相同。

（1）核糖体 RNA（ribosomal RNA，rRNA）：是核糖体的主要组成部分，与核糖体蛋白质结合形成核糖体。核糖体是细胞合成蛋白质的主要场所。

（2）信使 RNA（messenger RNA，mRNA）：在细胞质进行的蛋白质合成过程中，负责将 DNA 上调控蛋白质合成的遗传信息传递到细胞质，使这些遗传信息在合成的蛋白质中表达。

（3）转运 RNA（transfer RNA，tRNA）：在蛋白质合成过程中识别并按照 mRNA 传递的遗传密码，负责把特定的氨基酸转运到核糖体上。

### （二）探针

原位杂交技术中的探针（probe）为核酸探针，是带有标记物的已知序列的 DNA 或 RNA 片段，用于与细胞中的靶 DNA 或 RNA 杂交结合。

1. 核酸探针的种类　用于原位杂交的探针有 DNA 探针、cDNA 探针、RNA 探针、cRNA 探针和人工合成的寡核苷酸探针。根据所用探针的不同以及所检查核酸的不同，原位杂交的方式分为 DNA－DNA 杂交、cDNA－RNA 杂交、RNA－RNA 杂交和寡核苷酸探针与 DNA 或 RNA 杂交等。

（1）DNA 探针：是经过克隆的特定 DNA 片段，分单链和双链探针，用于检测 DNA，是较为常用的一种探针。

（2）cDNA 探针：互补 DNA（complementary DNA，cDNA）探针是以 mRNA 为模板复制的单链 DNA，具有与某一 RNA 链的碱基序列呈互补，用于检测 RNA。但 cDNA 探针不容易获得，所以用途不广。

（3）RNA 探针：为单链的核酸探针，杂交效率较高，可用于检查 DNA 和 mRNA。

（4）cRNA 探针：互补 RNA（complementary RNA，cRNA）探针是以 cDNA 为模板转录获得的单链探针，用于检测 RNA，与 RNA 的杂交比较稳定，所以应用广泛。

（5）寡核苷酸探针：以核苷酸为原料，使用 DNA 合成仪，人工合成预设相应序列的探针，用于检测核酸，具有特异性强的优点。

2. 探针的标记物　用于标记探针的标记物有放射性核素如 $^{3}H$、$^{35}S$、$^{32}p$ 和非放射性物质如荧光素、生物素、地高辛等。非放射性物质不及放射性物质敏感，但具有稳定、无放射污染、标记和检查操作简便等优点，随着技术的完善其特异性和敏感性不断提高，应用越来越广泛。

## 二、原位杂交技术的机制和特点

### （一）机制

原位杂交技术是用标记的特异探针与组织细胞中相应的核酸杂交（特异结合）成杂交体，再通过杂交体上标记物的免疫学反应和化学反应，形成有颜色的稳定的沉淀而显色，或荧光素标记物被激发光激发而发光，从而通过显微镜观察，将靶核酸进行定性、定位和定量。所使用的探针是已知碱基序列的核酸探针，探针与组织细胞中的靶核酸杂交结合是按照碱基互补原则，依靠 DNA 变性（双链的 DNA 解聚为单链）和复性（单链又聚合成双链）的性质。

### （二）特点

原位杂交技术是在分子水平上检测组织细胞中的核酸，而免疫组化是在蛋白质表达水平上检测组织细胞中的抗原，前者更有优势。在相同的石蜡切片上，用免疫组化技术检测不到 HPV 抗原，用原位杂交技术可以检测出 HPV - DNA，有助于对尖锐湿疣的病理诊断。

## 三、原位杂交技术操作

原位杂交技术操作与免疫组化技术操作有许多相同之处，但也有其特殊性，影响检测结果的因素更多。每种因素都可能会影响染色结果的准确性，从而影响病理诊断的准确性。因此，需要在原位杂交技术中进行规范操作和质量控制。

### （一）检测标本的处理

1. 原位杂交技术　适用于检测组织细胞的冷冻切片和石蜡切片以及细胞涂片，但部分项目只能用于冷冻切片和细胞涂片，大部分的项目可用于石蜡切片。冷冻切片能很好地保存某些核酸，但形态结构差，定位不很清晰；石蜡切片组织形态结构好，定位清晰，但在组织的固定、脱水、包埋等过程中容易破坏组织细胞中的核酸，因此，尽可能保存组织细胞中的核酸十分重要。组织细胞在甲醛固定液固定时间过长会影响探针的穿透力，降低杂交效率。固定液宜用 10% 的中性缓冲甲醛液，适宜的固定时间为 6～48h。

病理诊断中是否需要做原位杂交检测，往往是根据 HE 切片观察基础上所决定的，因此，组织来源主要为甲醛固定的组织石蜡切片。液基细胞学技术的应用，能够有充足的细胞量做原位杂交检测。

2. 组织的固定　如下所述。

（1）组织取材：无论用于冷冻切片还是石蜡切片的组织，取材越新鲜越好。组织离体以后应及时取材并立即进行冷冻切片，切片可保存于 -20℃ 或 -80℃；如做石蜡切片应立即进行固定，尽可能保存组织细胞内的核酸不被降解，保存原有的形态结构。

（2）组织细胞固定：最常用的固定方法是用固定液浸泡组织。固定液有多种，不同的固定液具有不同的作用，目前没有一种固定液都能适用于各种核酸的固定。由于临床送检标本难以使用特殊固定液，故目前主要使用的是甲醛固定液。因此，应要求临床送检标本时使用 10% 的缓冲中性甲醛液。

（3）组织石蜡切片准备：是否进行原位杂交检测以石蜡切片 HE 诊断为依据。如需行原位杂交检测，应选用与该 HE 片相同的蜡块行连续石蜡切片。因此，在常规石蜡切片的过程中，要尽可能避免对组织细胞中核酸的破坏。切片厚度通常为4μm，组织切片贴在硅化玻片上，65℃烤片2～4h。

（4）载玻片的要求：载玻片的使用和免疫组化染色一样，由于原位杂交实验过程中，操作步骤及洗片次数较多，容易出现脱片现象，因此，将载玻片硅化或涂胶是必要的。常用的是硅化玻片。如果是做RNA检测，还应该将载玻片高温处理，如160℃烤4～6h，或通过高压以灭活玻片上的RNA酶。

（二）实验操作

在原位杂交实验中，主要的操作步骤包括以下方面：

1. 蛋白酶消化　石蜡切片在杂交前需要用蛋白酶进行消化，目的是将交联的组织细胞与蛋白质分开，将核酸表面的蛋白质消化掉，使组织细胞的通透性增加，探针的穿透力加强，易于探针与核酸杂交，提高杂交率。常用的蛋白酶是胃蛋白酶和蛋白酶K，浓度为1μg/ml，37℃消化30min。酶的浓度和消化时间需要根据组织所用不同的固定液、不同的固定时间、不同类型的组织和不同的切片厚度等因素做相应调整。

2. 变性　通过加热将双链的探针和靶核酸解链成单链。

3. 预杂交　在杂交前加入不含探针和硫酸葡聚糖的杂交液处理，以封闭非特异性杂交位点，减少非特异性杂交结合，使背景更加清晰，利于阳性结果的观察。

4. 杂交　加入特异探针，与组织细胞中的靶核酸结合形成稳定的杂交体。

5. 杂交体的显示　利用杂交体上标记物的免疫学反应和化学反应，形成有颜色的稳定的沉淀物而显色，或用激发光激发荧光素标记物使杂交体部位发出可见的荧光。

（耿　菲）

## 第二节　常用原位杂交技术

原位杂交技术是最为常用的分子病理学技术，是目前重要的临床病理诊断辅助技术之一；其技术操作简单，结果稳定可靠、具有较高的特异性和敏感性。随着探针的商品化和试剂盒的推广，该技术越来越多的应用于日常临床病理诊断。

在临床病理诊断中，常用是原位杂交技术和荧光原位杂交技术。前者主要利用某些底物在杂交体部位显色，通过光学显微镜来观察杂交结果；后者利用荧光素标记探针，通过荧光显微镜观察杂交体上发出的荧光来确定杂交结果。

### 一、原位杂交技术

原位杂交技术（ISH）是用特定的标记物如地高辛或生物素标记特异核酸探针，按照核酸序列的互补原则，探针与被检测样本中的靶核酸杂交形成特异性的杂交体，杂交体上的地高辛与鼠抗地高辛抗体结合，再用辣根过氧化物酶标记的抗鼠抗体与鼠抗地高辛抗体结合，最后通过辣根过氧化物酶和DAB的反应而显色。在显微镜观察杂交体上的棕色的信号，从而确定组织中存在靶核酸。

原位杂交技术主要利用底物，通过化学反应在杂交体部位显色，通过光学显微镜来观察杂交结果，因此，也称显色原位杂交（chromogenic in situ hybridization，CISH）。通过使用银离子等作为底物，通过化学反应在杂交体部位产生银沉淀而显色，称为银染原位杂交技术

（silver in situ hybridization，SISH）。

原位杂交技术操作简单，用DAB或银显色其阳性结果可长时间保存；在观察结果的同时，也可以看到组织细胞结构。实验一般不需要特殊的仪器设备。

### （一）EBV原位杂交检测操作

1. 主要实验仪器设备　如下所述。

（1）杂交仪或电热烤箱和恒温水浴培养箱，用于组织切片变性和杂交等。

（2）光学显微镜，用于染色结果观察。

2. 主要试剂　EBER－DNA检测试剂盒一般提供以下试剂，如果不是即用型试剂，需要按说明书要求进行稀释和配制。

（1）胃蛋白酶消化液。

（2）生物素标记的EBV－DNA探针。

（3）辣根过氧化物酶标记的链菌抗生物素蛋白。

（4）DAB显色剂。

3. ISH操作步骤　如下所述。

（1）组织石蜡切片厚4μm贴在硅化载玻片上，65℃烤片60min。

（2）常规脱蜡至蒸馏水：在脱蜡过程中将胃蛋白酶消化液从冰箱取出预热至37℃。

（3）滴加胃蛋白酶消化液，37℃孵育10～15min，蒸馏水洗。

（4）80%的乙醇、95%的乙醇和100%的乙醇各脱水2min。

（5）室温或37℃干燥5～10min。

（6）滴加生物素标记的EBV－DNA探针液10～20μl，盖上盖玻片，用专用的橡皮胶在盖玻片四周封边，放在电热烤箱95℃变性10min，再放在37℃的恒温箱杂交过夜（约16h）。也可以放在杂交仪进行变性和杂交。

（7）用PBS浸泡切片，并上下移动，使盖玻片自然脱下。

（8）缓冲液洗2min。

（9）用3%的$H_2O_2$水溶液处理5min，蒸馏水洗，PBS洗。

（10）滴加封闭液孵育10min。

（11）将封闭也甩走，直接滴加辣根过氧化物酶标记的链菌抗生物素蛋白孵育30min。

（12）PBS洗5min，3次。

（13）DAB显色剂显色15min，37℃。

（14）流水冲洗10min。

（15）Mayer苏木精染色液复染细胞核3～5min，流水冲洗10min。

（16）常规脱水透明，中性树胶封片。

4. 结果　阳性结果呈棕色，定位在细胞核，其他细胞核呈蓝色（图4－1）。

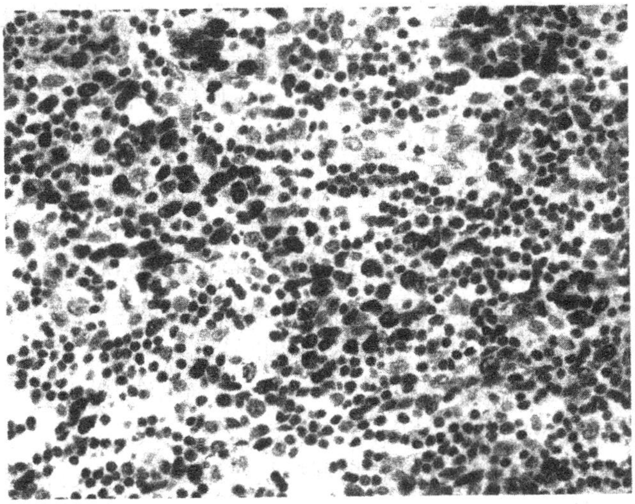

**图4-1　ISH检测**

鼻咽癌，EBV阳性结果呈棕色，定位在细胞核

### （二）HER2基因显色原位杂交（CISH）检测

1. 主要实验仪器设备　如下所述。

（1）电磁炉用于组织片热修复。

（2）杂交仪或电热烤箱或恒温水浴培养箱，用于组织切片变性和杂交等。

（3）显微镜用于染色结果观察。

2. 主要试剂　商品化的检测试剂盒一般提供以下试剂，如果不是即用型试剂，需要按说明书要求进行稀释和配制。

（1）热修复液（pH 7.0）。

（2）胃蛋白酶消化液。

（3）地高辛标记的HER2探针。

（4）SSC洗液。

（5）封闭血清。

（6）鼠抗地高辛抗体。

（7）过氧化物酶标记的抗鼠抗体。

3. CISH操作步骤　如下所述。

（1）石蜡切片厚4μm贴在硅化载玻片上，65℃烤片60～120min。

（2）切片常规脱蜡至蒸馏水：在脱蜡过程中加热修复液并将胃蛋白酶消化液从冰箱取出恢复至室温。

（3）切片放入煮沸的热修复液中保持98～100℃，15min，冷却后蒸馏水洗5min。

（4）滴加胃蛋白酶消化液室温孵育5～10min，蒸馏水洗。

（5）切片依次分别用80%的乙醇、95%的乙醇和100%的乙醇脱水各3min后，室温自然干燥20min。

（6）滴加HER2探针液15～20μl并盖上盖玻片，用专用的橡皮胶在盖玻片四周封边，放于杂交仪95℃变性5min后于37℃杂交过夜（10～15h）。也可以放在电热烤箱进行变性和杂交。

（7）将切片浸泡在室温SSC洗液，并上下移动，使盖玻片自然脱下。

（8）放入预热的SSC洗液中，70℃浸泡5min，蒸馏水洗。

（9）用3%的$H_2O_2$水溶液处理5min，蒸馏水洗，PBS洗。

（10）滴加封闭血清10min。

（11）用去血清滴加鼠抗地高辛抗体室温孵育30min，PBS洗5min，3次。

（12）滴加辣根过氧化物酶标记的抗鼠抗体室温孵育30min，PBS洗5min，3次。

（13）DAB－$H_2O_2$显色1～5min，蒸馏水洗终止显色。

（14）Mayer苏木精染色液复染细胞核3～5min，蒸馏水洗10min。

（15）常规脱水透明，中性树胶封片。

4. 结果　阳性结果呈细颗粒状或簇状粗颗粒状或团块状的棕色，定位在细胞核，细胞核呈蓝色。浸润癌细胞核内HER2平均拷贝数大于6为扩增（图4－2）。

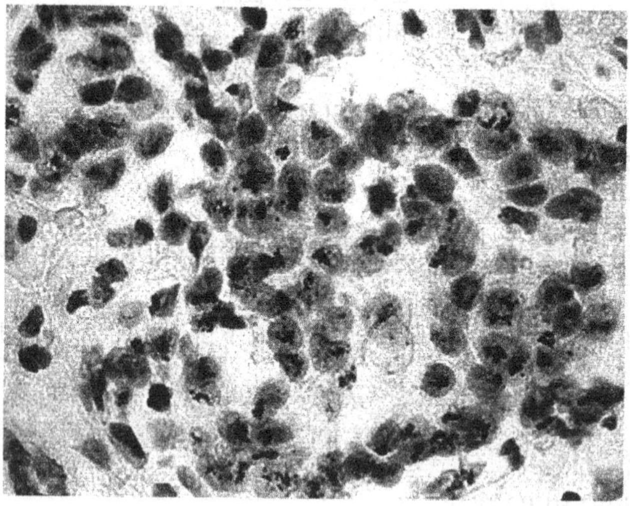

**图4－2　CISH检测**

## （三）HER2基因银染原位杂交（SISH）检测

1. 主要实验仪器设备　如下所述。

（1）全自动组织切染色机BenchMark XT（罗氏）。

（2）光学显微镜，用于染色结果观察。

2. 主要试剂　如下所述。

（1）蛋白酶3。

（2）二硝基苯（DNP）标记的HER2－DNA探针。

（3）二硝基苯（DNP）标记17号染色体DNA探针。

（4）兔抗DNP抗体。

（5）羊抗兔抗体。

（6）DNP多聚体。

（7）银染染色液。

（8）快红色显色液。

（9）清洗缓冲液。

3. SISH 主要操作步骤　如下所述。

（1）烤片：石蜡切片厚 4μm 贴在硅化载玻片上，56℃烤片过夜（约 16h）。

（2）脱蜡：使用不含酒精、不含二甲苯的环保脱蜡液脱蜡约 8min。

（3）预处理：用冲洗缓冲液高温修复约 20min，蛋白酶消化 4min。

（4）变性：94℃ 5min。

（5）杂交：HER2 DNA 探针杂交 6h，17 号染色体探针杂交 3h。

（6）探针标记物检测：用抗 DNP 抗体检测探针标记物 DNP。

（7）显色：银染染色液显色和快红溶液显色。

（8）复染：苏木精和靛蓝染色液染细胞核。

（9）封片：不含二甲苯的中性树胶封片。

4. 结果　阳性结果呈细颗粒状或成簇的状粗颗粒状或团块状的黑色，定位在细胞核，细胞核呈蓝色；对照 17 号染色体探针杂交为红色信号点。30% 的肿瘤细胞中，HER2 阳性信号点≥6 个，或信号点成簇分布为扩增（图 4－3）。

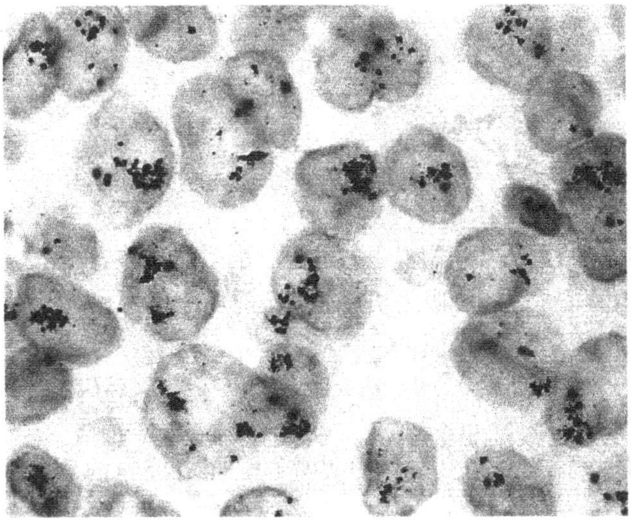

**图 4－3　SISH 检测**

## 二、荧光原位杂交技术

荧光原位杂交技术（fluorescence in situ hybridization，FISH）是采用荧光素标记的特异 DNA 探针，按照 DNA 序列的互补原则，探针与被检测样本中的靶 DNA 杂交形成特异性的杂交体，通过荧光显微镜观察杂交体上的荧光信号，从而确定组织中存在靶 DNA。

FISH 技术主要是检测细胞的 DNA，尤其是常用于检测基因在染色体的定位，了解基因的扩增、缺失或突变。使用的探针包括由一个或多个克隆已知序列组成的位点特异性探针、简单重复序列探针和由一条染色体或染色体上某一段核苷酸片段所组成的全染色体或染色体区域特异性探针。通常探针用异硫氰酸荧光素（fluorescein isothiocyanate，FITC）和四甲基罗丹明（tetramethyl rhodamine）等荧光素标记。

FISH 技术操作简单快速，敏感性和特异性高，结果容易观察；可检测冷冻切片和石蜡切片，且可同时检测多种基因（结果呈多种颜色）。但结果不能长时间保存，一般需要尽快将结果拍摄保存。

HER2 基因 FISH 检测：

1. 主要实验仪器设备　如下所述。

（1）杂交仪或烤片机：用于组织切片或细胞涂片预热、变性和杂交等。

（2）恒温水浴箱：用于试剂加热，探针变性，组织细胞片的处理如消化、杂交等。

（3）荧光显微镜：用于观察荧光结果，需要在暗房条件下进行。

（4）电脑及其图像采集和分析软件系统：用于实验结果的分析和报告。

2. 主要试剂　商品化的检测试剂盒一般提供以下试剂，如果不是即用型试剂，需要按说明书要求进行稀释和配制。

（1）荧光素标记的 HER2 - DNA 探针。

（2）杂交缓冲液。

（3）SSC 溶液。

（4）蛋白酶 K 液。

（5）变性液。

（6）NP40/SSC 溶液。

（7）甲酰胺/SSC 溶液。

（8）DAPI 复染剂。

3. FISH 操作步骤　如下所述。

（1）组织石蜡切片厚 4um 贴在硅化载玻片上，65℃烤片 60min。

（2）常规脱蜡至蒸馏水，用纸吸去切片上多余的水分。

（3）2 × SSC 溶液中浸洗 5min，2 次。

（4）滴加蛋白酶 K 液（200μg/ml）孵育消化 20 ~ 30min，37℃。

（5）2 × SSC 溶液中浸洗 5min，2 次。

（6）组织切片依次置于 - 20℃ 预冷的 70% 的乙醇、85% 的乙醇和 100% 的乙醇中各 3min 脱水。

（7）浸入丙酮溶液中 2min，自然干燥玻片。

（8）加热组织切片至 56℃。

（9）将组织切片浸泡在变性液中变性 5min，73 ~ 75℃。

（10）组织切片在预冷 4℃的 70% 的乙醇、85% 的乙醇和 100% 的乙醇中各 3min 进行梯度脱水后自然干燥。

（11）将组织切片放在 45 ~ 50℃烤片机上预热 2 ~ 5min。

（12）将装有探针混合物的试管置于 73 ~ 75℃水浴箱中变性 5min，后置于 45 ~ 50℃水浴箱中备用。

（13）滴加 HER2 探针液 15 ~ 20μl 并盖上盖玻片，再用专用的橡皮胶在盖玻片四周封边，放于杂交仪或湿盒中于 42℃杂交过夜（10 ~ 15h）。

（14）用50%的甲酰胺12×SSC溶液浸洗组织片，并轻轻上下移动组织切片将盖玻片洗脱，再浸洗5～10min后取出组织切片。

（15）50%的甲酰胺/2×SSC溶液洗5～10min，2次。

（16）2×SSC溶液浸洗10min。

（17）2×SSC/0.1%的NP－40溶液浸洗5min。

（18）70%的乙醇洗3min，自然干燥。

（19）滴加DAPI复染剂，盖上盖玻片在暗处染色10～20min，在荧光显微镜下选用合适的滤光片观察结果。

4. 结果　在黑暗的背景下阳性部位呈红色、绿色等不同颜色的荧光，呈细颗粒状或簇状粗颗粒状或团块状，定位在细胞核，细胞核呈蓝色。红色信号总数与绿色信号总数比值>2.2时为HER2基因有扩增。

## 三、质量控制

（1）组织固定要及时，并应使用10%的中性甲醛液固定，固定时间为6～24h。

（2）建议使用商品化的试剂盒，实验操作参照试剂盒说明书指南进行，可根据各自实验室条件和经验做适当调整。

（3）是否需要组织切片热修复要根据不同的试剂盒或所用的探针的不同而定，一般试剂杂交结果呈绿色荧光信号。

（4）蛋白酶消化液通常配成储备液冰箱保存，用前用稀释液稀释成工作液。蛋白酶消化十分重要，组织采用不同的固定液、固定时间不一、组织类型的不同和切片厚度的不同等因素都会影响消化效果，过度消化或消化不足又会影响实验结果。如需观察组织细胞消化情况，可在镜下观察，FISH实验则自然干燥组织切片，滴加DAPI复染剂后盖上盖玻片，于暗处放置10～20min，在荧光显微镜下观察。如果消化过度，则终止实验，重新切片进行实验，消化时要适当减低蛋白酶浓度或缩短消化时间，如果消化不足，可继续滴加蛋白酶继续消化。

（5）没有杂交仪可将组织片放电热烤箱变性，然后放入恒温水浴培养箱杂交。要确保电热烤箱和恒温水浴培养箱温度准确恒定，否则会影响变性和杂交效果。

（6）探针液用前一般需要用杂交缓冲液和蒸馏水稀释，可参考说明书按比例稀释。

（7）滴加的杂交液后盖上盖玻片时应避免产生气泡，气泡部位会出现假阴性。

（8）用橡皮胶在盖玻片四周封边，是为了防止长时间杂交过程中杂交液蒸发掉。

（9）不同的检测试剂盒提供的浸洗液有所不同，有SSC溶液、PBS液和TBS液等，浸洗组织片所需的温度也有所不同，要参照说明书进行操作。

（10）杂交后用SSC溶液浸洗组织片，温度过高，时间过长会减弱杂交信号；温度不足，时间过短，难以洗去非特异性结合，导致背景着色。

（11）细胞核要浅染，染色过深会妨碍阳性结果的观察。

（12）探针、蛋白酶消化液和DAPI复染剂等需在－20℃保存，封闭血清、抗体以及快红、BCIP/NBT和DAB显色剂在4℃保存。探针、显色剂和DAPI复染剂还需要避光保存。

（13）每次实验应采用已知阳性和阴性的组织片做对照，以保证实验结果的可靠性。

（14）探针和组织细胞杂交后，是通过免疫组化方法将杂交信号进一步放大和显色，除了采用辣根过氧化酶标记的抗体，DAB 显色呈棕色或 AEC 显色呈红色外，还可以选择碱性磷酸酶标记的抗体，用固蓝显色呈蓝色，快红显色呈红色，BCIP/NBT 显色呈紫蓝色。除了 DAB 显色外，用其他显色剂显色染色后不能使用乙醇和二甲苯进行脱水透明，并应采用水溶性胶封片。

（15）用荧光显微镜观察结果时要根据标记探针的荧光素来选用合适的滤光片，使用 100×的油镜观察。

（16）染色后的组织片置于 -20℃避光保存，以减慢荧光减弱的速度。

（耿　菲）

## 第三节　原位杂交技术在病理诊断中的应用

随着商品化的原位分子杂交检测试剂盒不断增多，在临床病理诊断中开展原位分子杂交技术检测的项目也越来越多。

### 一、EB 病毒检测

EB 病毒检测有助于鼻咽癌等与 EB 病毒相关疾病的辅助性诊断。

### 二、人类乳头状瘤病毒检测

免疫组化对人类乳头状瘤病毒（HPV）检出率较低，采用原位分子杂交技术可提高其检出率，有助于尖锐湿疣和 HPV 感染疾病的病理诊断。

### 三、癌基因检测

检测肿瘤组织中相关基因的扩增和蛋白产物过表达，对肿瘤早期诊断、临床治疗和预后判断均有一定意义。如检测 hTERC 基因扩增可进行子宫颈癌的筛查和早期诊断；检测乳腺浸润性导管癌 HER2 基因的扩增，是采用曲妥珠单抗（赫赛汀）药物治疗的重要依据。

（耿　菲）

# 参考文献

[1] 姜文霞．病理解剖学实验指导［M］．上海：同济大学出版社，2016.
[2] 庞庆丰，李英．病理学与病理生理学［M］．北京：化学工业出版社，2016.
[3] 李玉林．病理学．第 7 版［M］．北京：人民卫生出版社，2013：21 - 37.
[4] 王德田，董建强．实用现代病理学技术［M］．北京：中国协和医科大学出版社，2012.
[5] 梁英杰，凌启波，张威．临床病理学技术［M］．北京：人民卫生出版社，2011.
[6] 陈杰．病理学．第 3 版［M］．北京：人民卫生出版社，2015.

# 第五章

# 电子显微镜技术

电子显微镜是生物医学科学研究中的一个重要工具，它的应用为形态结构的研究开拓了一个新的领域。已证明通过电镜观察为病因、发病机制的探讨、疑难病例，特别是肿瘤的诊断和鉴别诊断提供了极有用的资料，但电镜检测费时、费力，很多病例组织来源免疫组化可以代替，所以较少应用于临床诊断，主要用于科研。

## 第一节　电镜在诊断病理中的应用价值

### 一、在肿瘤诊断中的应用

（1）疑难肿瘤的诊断与鉴别诊断：鉴别小细胞性肿瘤、恶性淋巴瘤、恶性黑色素瘤、未分化癌、神经母细胞瘤，在电镜下显示某些特征性的超微结构，如横纹肌肉瘤，胞质内见肌节样结构，或粗（肌凝蛋白）细（肌动蛋白）两种肌微丝，平行排列或呈涡轮状，其横切面呈六角点阵排列（hexagonal array）；平滑肌肉瘤，胞质内含肌微丝（肌动蛋白），形成密体，细胞有基膜；恶性外周神经鞘膜瘤：瘤细胞有丰富的突起，其周围有基膜包绕，间质中可见 Luse 小体；血管肉瘤：瘤细胞形成微腔，可含红细胞，胞质内可见 Weibel – Palade 小体。对鉴别诊断有帮助。

（2）探讨肿瘤的组织发生：如过去称肺燕麦细胞癌为未分化癌，电镜下见胞质中的特异性类癌颗粒，证实肺类癌来自支气管的嗜银细胞。又如甲状腺髓样癌具有特殊的分泌颗粒，且分泌降钙素，其形态与功能与滤泡旁细胞相似等。

（3）了解肿瘤细胞形态发生的机制和肿瘤的生长特性等均发挥重要的作用。

### 二、在肾脏活检中的应用

电镜可进一步证实光镜中所观察到的各种组织改变，并能发现电子致密物（免疫复合物）的沉积和基底膜的某些特征变化，有利于确定病变性质。

### 三、病毒颗粒或抗原的检测及其定位

电镜观察有助于病毒颗粒或抗原的检测及其在细胞内的定位。对某些组织内原虫的诊断也有帮助。

（耿　菲）

## 第二节 超薄切片技术

由于电镜产生的电子束穿透能力很弱，必须把标本切成厚度小于100nm的薄片才适用，这种薄片称为超薄切片。常用的超薄切片厚度是50～70nm。

在透射电镜的样品制备方法中，超薄切片技术是最基本、最常用的制备技术。超薄切片的制作过程基本上和石蜡切片相似，需要经过取材、固定、脱水、浸透、包埋聚合、切片及染色等步骤。

### 一、标本制备技术

1. 标本的固定　目的在于凝固或沉淀细胞原生质，以保存细胞微细结构，防止自溶，要求标本要小，且要新鲜，常用固定液为2.5%～3.0%戊二醛或1%锇酸。

2. 石蜡包埋标本的再处理　对病理标本回顾性电镜观察颇为重要。石蜡包埋组织块或原切片经脱蜡后用锇酸固定，然后再经系列脱水包埋制成薄片再做电镜观察，一般可获得较好的效果，但必须掌握最适宜的条件。

3. 快速包埋方法的改进　在常规电镜标本制作过程中，探索快速包埋，缩短制片时间至数小时，为电镜应用于临床诊断创造了条件。

### 二、取材的基本要求

组织从生物活体取下以后，如果不立即进行固定，会由于细胞内部各种酶的作用，出现细胞自溶现象。此外，还可能由于污染，微生物在组织内繁殖使细胞的微细结构遭受破坏。因此，为了使细胞结构尽可能保持生活时的状态，最好是在血流未断之前进行，取材时必须要做到快、小、冷、准等四大要点。

快：即取材动作迅速，组织从活体取下后应在最短时间内（在1min内）投入2.5%戊二醛固定液。

小：所取组织的体积要小，一般不超过1mm×1mm×1mm。也可将组织修成1mm×1mm×2mm大小长条形。因为固定剂的渗透能力较弱，组织块如果太大，其内部将不能得到良好的固定，从而影响细胞超微结构的保存。

冷：所用的固定液、操作工具要预先冷藏，操作时环境温度最好在低温（0～4℃）下进行，以降低酶的活性，防止细胞自溶。

准：取材部位要准确，即各组实验动物必须取材在同一脏器的同一位置，这样才能有较可信的比较。

此外，还要避免机械损伤，解剖器械应锋利，在修小块的时候最好用崭新的剃须刀片，操作宜轻，避免牵拉、挫伤与挤压，最好采用“双刀拉锯法”，具体操作如下：将取出的组织放在洁净的蜡板上（蜡板可以用病理切片石蜡融化在培养皿中冷却后即可使用），滴几滴预冷的固定液，用两片新的、锋利的刀片成“拉锯式”将组织切下并修小，然后用牙签或镊子轻轻地将组织块移至盛有冷的固定液的小瓶中。如果组织带有较多的血液和组织液，应先用固定液洗几遍，然后再切成小块固定。

## 三、固定

固定的目的是尽可能使细胞中的各种细胞器以及大分子结构保持生活状态，并且牢固地固定在它们原来所在的位置上。固定的方法有物理的和化学的两大类。物理的方法是采用冰冻、干燥、微波等手段来保持细胞结构；化学的方法是用一定的化学试剂来固定细胞结构。现通常使用化学方法进行固定，有时用物理-化学双固定。

常用固定剂：

1. 四氧化锇　是一种强氧化剂，与氮原子有较强的亲和力，因而对于细胞结构中的蛋白质成分有良好的固定作用。它还能与不饱和脂肪酸反应使脂肪得以固定。此外，四氧化锇还能固定脂蛋白，使生物膜结构的主要成分磷脂蛋白稳定。它还能与变性 DNA 以及核蛋白反应，但不能固定天然 DNA、RNA 及糖原。四氧化锇固定剂有强烈的电子染色作用，用它固定的样品图像反差较好。锇固定的时间一般为 1~2h。

2. 戊二醛　戊二醛的优点是对糖原、糖蛋白、微管、内质网和细胞基质等有较好的固定作用，对组织和细胞的穿透力比四氧化锇强，还能保存某些酶的活力，长时间的固定（几周甚至 1~2 个月）不会使组织变脆。缺点是不能保存脂肪，没有电子染色作用，对细胞膜的显示较差。

组织块固定常规采用戊二醛-锇酸双重固定法。分预固定和后固定，中间用磷酸缓冲液漂洗。前固定用 2.5% 戊二醛固定 2h 以上、后固定用 1% 锇酸固定液固定 1~2h，pH7.2~7.4。固定完毕，用缓冲液漂洗 30min 后进行脱水。

## 四、脱水

为了保证包埋介质完全渗入组织内部，必须事先将组织内的水分驱除干净，即用一种和水及包剂均能相混溶的液体来取代水，常用的脱水剂是乙醇和丙酮。急骤的脱水会引起细胞的收缩，因此，脱水应按梯度进行：70% 丙酮 15min，80% 丙酮 15min，90% 丙酮 15min，100% 丙酮 20min（分两次进行）。游离细胞可适当缩短脱水时间。过度脱水不仅引起更多物质的抽提，而且会使细胞皱缩变形、超微结构破坏、同时引起样品发脆，造成切片困难或无法切片。

## 五、浸透和包埋

1. 浸透　浸透就是利用包埋剂渗入到组织内部取代脱水剂，这种包埋剂在单体状态时（聚合前）为液体，能够渗入组织内，当加入某些催化剂，并经加温后，能聚合成固体，以便进行超薄切片。目前常用的包埋剂是环氧树脂（epoxy resin）。环氧树脂是一类高分子聚合物，它的分子中含有两种反应基团，即环氧基和羟基。当加入酸酐类时，树脂分子中的羟基能与酸酐结合，形成分子间的横桥连接，这种起横桥式连接作用的交联剂叫做硬化剂，它们参与交联反应，并被吸收到树脂链中。常用的硬化剂有十二烷基琥珀酸酐（或叫十二碳烯基丁二酸酐，简称 DDSA）、甲基内次甲基邻苯二甲酸酐（或叫六甲酸酐，简称 MNA）及顺丁烯二酸酐等。当加入胺类时，就引起末端环氧基相连，形成首尾相接的长链状聚合物。这种促进末端相接的交联剂叫做催化剂或加速剂。常用的加速剂有 2，4，6-二甲氨基甲基苯酚（简称 DMP-30）、二乙基苯胺及乙二胺等。为了改善包埋块的切割性能，某些环氧树脂包埋剂配方中还加有增塑剂，使包埋块具有适当的韧性。常用的增塑剂为邻苯二甲酸二丁酯（简称 DBP）。

2. 包埋操作　常规将组织块包埋在多孔橡胶包埋模板中；然后置烤箱烘干，在 45℃（12h）、60℃（36h 或更长）烤箱内加温，即可聚合硬化，形成包埋块。包埋操作中应注意以下几点：①所有试剂要防潮，最好存放在干燥器中。②所用器皿应烘干。③配包埋剂时，每加入一种试剂要搅拌均匀。④包埋时动作要轻巧，防止产生气泡。⑤皮肤尽量不要接触包埋剂，以免引起皮炎。⑥盛放过包埋剂的容器要及时用丙酮清洗干净。⑦操作过程最好在通风柜中进行。

（耿　菲）

## 第三节　超薄切片

### 一、超薄切片前的准备工作

1. 修块　一般用手工对包埋块进行修整。将包埋块夹在特制的夹持器上，放在立体显微镜下，用锋利的刀片先削去表面的包埋剂，露出组织，然后在组织的四周以和水平面成 45°的角度削去包埋剂，修成锥体形。

2. 半薄切片定位　利用超薄切片机切厚度为 1 ~ 3μm 的切片，称半薄切片。将切下的片子用镊子转移到干净的事先滴有蒸馏水的载玻片上，加温，使切片展平，干燥后经 HE 或甲苯胺蓝染色，光学显微镜观察定位。如果半薄切片做得好，比一般石蜡切片更能观察到细微结构，效果比石蜡切片要好一些。

半薄切片进行光学显微镜观察的目的：①定位：通过光学显微镜观察，确定所要观察的范围，然后保留要用电镜观察的部分，修去其余部分。②便于对同一组织的同一部位进行光学显微镜和电镜的对比观察。半薄切片定位以后，要对包埋块做进一步的修整。通常将块的顶端修成金字塔形，顶面修成梯形或长方形（最好是梯形），每边的长度为 0.2 ~ 0.3mm。

3. 制刀　超薄切片使用的刀有两种：一种是玻璃刀，另一种是钻石刀。由于玻璃刀价格便宜，使用者较多。制刀用的玻璃为硬质玻璃，厚度为 5.0 ~ 6.5mm。玻璃刀用专用制刀机制作。制好玻璃刀后，要围绕刀口制作一只水槽，以便使超薄切片漂浮在水面上。水槽有树胶水槽和胶布水槽两种。树胶水槽有固定的形状，可反复使用。胶布水槽是临时用胶布或专用塑料条制作的。装好水槽后，用熔化的石蜡封固接口，防止漏水。

4. 载网和支持膜

（1）载网：电镜中使用的载网有铜网、不锈钢网、镍网等，一般常用铜网。载网为圆形，直径 3mm。网孔的形状有圆形、方形、单孔形等。网孔的数目不等，有 100 目、200 目、300 目等多种规格，可根据需要进行选择。

（2）支持膜的制备：挑选并清洗好载网之后，要在载网上覆盖一层薄膜，这层薄膜称支持膜，厚度为 10 ~ 20nm。对支持膜的要求是透明无结构，并能承受电子束的轰击。常用的支持膜有火棉胶膜及聚乙烯醇缩甲醛膜，一般采用后者。

## 二、超薄切片

超薄切片需用超薄切片机进行。根据推进原理不同，将超薄切片机分为两大类：一类是机械推进式切片机，用微动螺旋和微动杠杆来提供微小推进；另一类是热胀冷缩式切片机，利用金属杆热胀或冷缩时产生的微小长度变化来提供推进。

超薄切片的步骤包括：①安装包埋块。②安装玻璃刀。③调节刀与组织块的距离。④调节水槽液面高度与灯光位置。⑤调节加热电流及切片速度，切片。⑥将切片捞在有支持膜的载网上。

## 三、超薄切片的染色

未经染色的超薄切片，反差很弱。因此，要进行染色处理，以增强样品的反差。一般是用重金属盐与组织细胞中某些成分结合或被组织吸附来达到染色的目的。重金属的原子对电子束形成散射，从而提高图像的反差。常用的染色剂有醋酸铀和柠檬酸铅。染色方法有两种：

1. 组织块染色　在脱水至70%乙醇或丙酮时，将组织块放在用70%乙醇或丙酮配制的饱和醋酸铀溶液中，染色时间2h以上，或在冰箱中过夜。

2. 切片染色　预先取一个清洁的培养皿，将石蜡溶解制作成蜡板，然后滴数滴染液于蜡板上，用镊子夹住载网的边缘，把贴有切片的一面朝下，使载网浮在液滴上，盖上培养皿，染色10～20min。载网从染液中取出后，必须尽快用蒸馏水清洗干净。在染色过程中，铅染液容易与空气中的二氧化碳结合形成碳酸铅颗粒，而污染切片。因此，在保存和使用染液时，要尽量减少与空气的接触。为防止铅沉淀污染，可在培养皿内放置少许氢氧化钠，以吸收空气中的二氧化碳。

（耿　菲）

# 第四节　超薄切片技术常见问题与解决方法

超薄切片过程中引起切片缺陷的原因错综复杂，相互关联。经常出现的缺陷有：

1. 破碎　是由于脱水不彻底或有气泡使包埋剂渗透不全造成的。消除方法是组织要充分脱水，包埋剂中不能有水分或气泡。

2. 颤痕　颤痕是指切片中出现与刀刃平行的波行。它的形成主要是由于组织块过软，在夹持器上伸出太长，或切速太快，刀太钝等原因引起的。消除方法是调整刀的间隙角和切速，更换新刀，调整包埋块伸出的长度及包埋配方等。

3. 刀痕　主要是由于刀口上有锯齿状缺口或刀刃上有污物及组织中有硬质的材料引起的。只要更换好的刀口或修去硬质的材料就可解决。

4. 空洞　是由于包埋剂中有气泡造成渗透不好的缘故。消除的方法是除去包埋剂中的气泡，使渗透完全。

5. 厚度不一　主要是由于刀刃各部分锋利程度不同，包埋块各部分聚合不均及切片时有震动等原因造成的。消除的方法是换刀，同时包埋剂搅拌要均匀，消除振动。

6. 切片不成带　主要是组织块切面不整齐，上下边不平行，或刀刃两端锋利程度不同所致。消除方法是重新修块或更换新刀。

（耿 菲）

# 参考文献


[1] 李玉林. 病理学. 第7版 [M]. 北京：人民卫生出版社，2013：21－37.

[2] 王德田，董建强. 实用现代病理学技术 [M]. 北京：中国协和医科大学出版社，2012.

[3] 梁英杰，凌启波，张威. 临床病理学技术 [M]. 北京：人民卫生出版社，2011.

[4] 陈杰. 病理学. 第3版 [M]. 北京：人民卫生出版社，2015.

[5] 黄玉芳. 病理学 [M]. 北京：中国中医药出版社，2012.

[6] 来茂德. 病理学高级教程 [M]. 北京：人民军医出版社，2015.

# 第六章

# 呼吸系统疾病

呼吸系统包括鼻、咽、喉、气管、支气管和肺。以喉环状软骨为界将呼吸道分为上、下两部分。由于呼吸道与外界直接相通，外界的各种病原微生物、有害气体、粉尘等均可随空气进入呼吸系统引起病变。但正常呼吸系统具有自净和免疫功能，只有在这种功能降低或遭受破坏时，疾病才容易发生。

## 第一节　肺炎

肺炎（pneumonia）通常是指肺的急性渗出性炎性疾病，是呼吸系统的常见病、多发病。它可以是原发的独立性疾病，也可以是其他疾病的并发症。由于病因和机体的免疫状态不同，肺炎病变的性质与累及范围也常各不相同，从而形成各种不同的肺炎。由各种生物因子引起的肺炎，可分为细菌性肺炎、病毒性肺炎、支原体肺炎、真菌性肺炎和寄生虫性肺炎等；由理化因子引起的肺炎，可分为放射性肺炎、类脂性肺炎和吸入性肺炎或过敏性肺炎等；根据炎症发生部位，分为肺泡性肺炎、间质性肺炎；根据病变累及的范，分为大叶性肺炎、小叶性肺炎和节段性肺炎（图6－1）；按炎症性质可分为浆液性、纤维素性、化脓性、出血性、干酪性及肉芽肿性肺炎等。

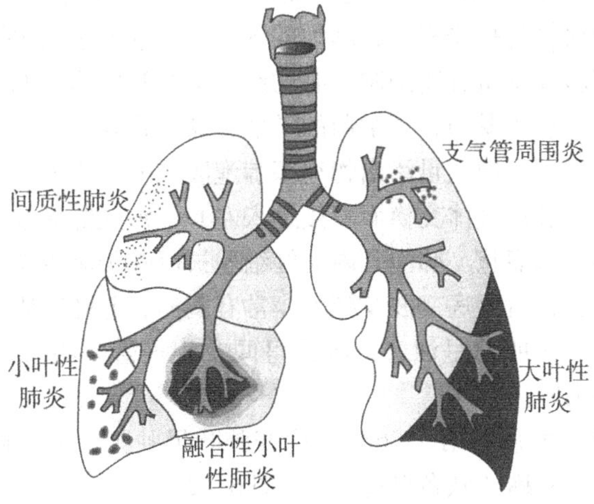


**图6－1　按肺炎累及的范围分类**

## 一、细菌性肺炎

### （一）大叶性肺炎

大叶性肺炎（lobar pneumonia）是主要由肺炎链球菌引起的以肺泡内纤维素渗出为主的炎症性疾病，病变常累及肺大叶的全部或大部分。临床起病急骤，常以寒战、高热开始，继而出现胸痛、咳嗽、咳铁锈色痰、呼吸困难，并常伴有肺实变体征及外周血白细胞增多等。一般病程为5～10d，退热后，症状和体征消退。多见于青壮年，冬春季节多见。

1. 病因和发病机制　本病90%以上由肺炎链球菌引起，以1、3、7和2型多见，以3型毒力最强。少数由肺炎杆菌、金黄色葡萄球菌、流感嗜血杆菌及溶血性链球菌等引起。本病主要经呼吸道感染，传染源为患者及健康带菌者。当感冒、受寒、醉酒、疲劳和麻醉时呼吸道防御功能减弱，机体抵抗力降低，易致细菌侵入肺泡而发病。进入肺泡的病原菌迅速繁殖并引发肺组织的超敏反应，使肺泡－毛细血管膜发生炎症反应与微循环障碍，出现肺泡间隔毛细血管扩张，通透性升高，浆液和纤维蛋白原大量渗出。细菌和炎性渗出物沿肺泡间孔或呼吸性细支气管向邻近肺组织蔓延，从而波及整个大叶或部分大叶的肺组织。

2. 病理变化和临床病理联系　大叶性肺炎的主要病理变化是肺泡腔内的纤维素性炎。常见于单侧肺，以左肺或右肺下叶多见，也可同时或先后发生于两个或多个肺叶。典型的自然发展过程大致可分为四期。

（1）充血水肿期（发病第1～2d）：病变肺叶肿胀，重量增加，呈暗红色，切面湿润并可挤出多量血性浆液。

镜下见肺泡间隔内毛细血管扩张充血，肺泡腔内有较多浆液渗出及少量红细胞、中性粒细胞和巨噬细胞。渗出物中可检出肺炎链球菌。

临床有因毒血症而引起的寒战、高热、外周血液中白细胞升高等。由于肺泡腔内有渗出液，听诊可闻及湿啰音。X线检查显示肺纹理增多和淡薄而均匀的片块状阴影。

（2）红色肝样变期（发病后第3～4d）：病变肺叶肿胀，重量增加，色暗红，质地变实如肝，故称为“红色肝样变”。相应部位之胸膜面有纤维素渗出物覆盖（纤维素性胸膜炎）。

镜下见肺泡壁毛细血管仍扩张充血，肺泡腔内充满大量连接呈网状的纤维素和红细胞，并有一定数量中性粒细胞和少量吞噬细胞。有的纤维素穿过肺泡孔与相邻肺泡中的纤维素网相连接。纤维素网的大量形成既防止了细菌的扩散和减少毒素的吸收，又为巨噬细胞提供了更多表面，促进了吞噬作用。但大量渗出物充塞肺泡腔，使肺泡发生实变，换气和通气功能障碍，并致肺动脉血不能进行气体交换而直接进入左心，形成静脉血掺杂，造成动脉血氧分压降低，并出现发绀等缺氧症状。肺泡腔内的红细胞被巨噬细胞吞噬，崩解后形成含铁血黄素，使咳出的痰呈铁锈色；由于病变波及胸膜，常有胸痛，并随呼吸和咳嗽而加重；由于病变肺组织发生实变，病变区叩诊呈浊音，听诊可闻及支气管呼吸音。X线可见大片致密阴影，常波及一个肺段或大叶。

（3）灰色肝样变期（发病后第5～6d）：病变肺叶仍肿胀，但充血消退，病变区由暗红转为灰白色，质实如肝，故称“灰色肝样变”（图6－2）。

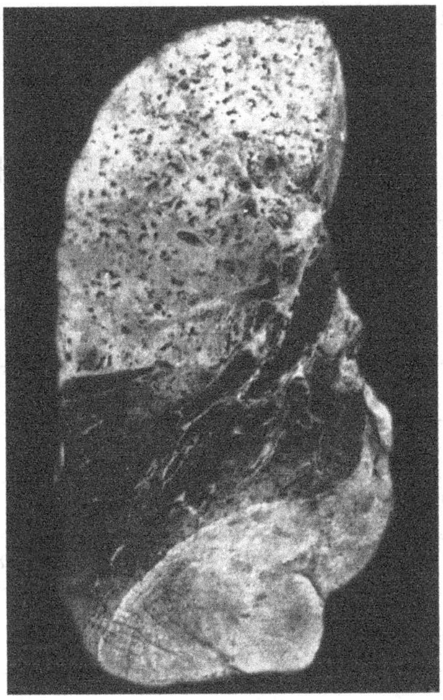

**图 6-2　大叶性肺炎灰色肝样变期**

右肺上叶实变，呈灰白色

镜下见，肺泡腔内纤维素渗出继续增多，红细胞逐渐被巨噬细胞吞噬而消失，但仍充满纤维素和大量中性粒细胞。纤维素通过肺泡间孔相连接的现象更明显。胸膜扩张充血，表面仍有纤维素渗出。此期机体特异性抗体已形成，渗出物中肺炎链球菌大多数已被消灭，故不易检出细菌（图 6-3）。

临床上病变区叩诊呈浊音，听诊可闻及支气管呼吸音。X 线可见大片致密阴影，患者咳出的痰液由铁锈色逐渐转变成黏液脓性痰。此期虽然病变区肺泡仍无气体，但因流经该部的血流大为减少，静脉血掺杂现象也因此而减少，缺氧状况得以改善。

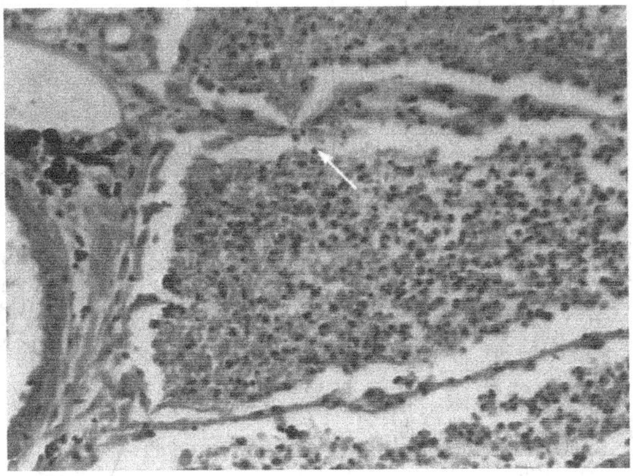

**图 6-3　大叶性肺炎灰色肝样变期**

肺泡腔内充满大量纤维素和中性粒细胞，纤维素穿过肺泡孔（箭头所示）

（4）溶解消散期（发病后第 7d 进入此期）：此时机体防御功能显著增强。病变肺组织质地变软，切面颗粒状外观逐渐消失，加压时有脓样浑浊液体流出。

镜下见，肺泡腔内中性粒细胞大多变性崩解，并释放大量蛋白水解酶将渗出物中的纤维素溶解，由淋巴管吸收或经呼吸道咳出，肺内实变病灶消失，肺组织逐渐恢复正常的结构和功能。胸膜渗出物亦被吸收或机化。患者体温下降，临床症状和体征逐渐减轻、消失，X线检查显示病变区阴影密度逐渐降低，透光度增加，恢复正常。

上述各期病变的发展是连续的，彼此之间并无绝对界限，同一肺叶的不同部位可出现不同阶段病变，尤其是病变早期使用抗生素后，常干预疾病的自然经过，故临床已很少见到典型四期病变过程，常表现为节段性肺炎，病程也明显缩短（图6－4，图6－5）。

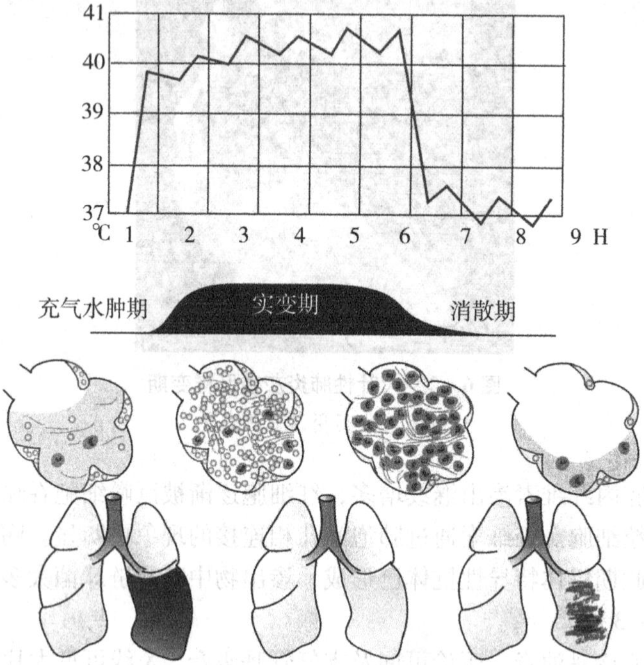


图6－4　典型的大叶性肺炎

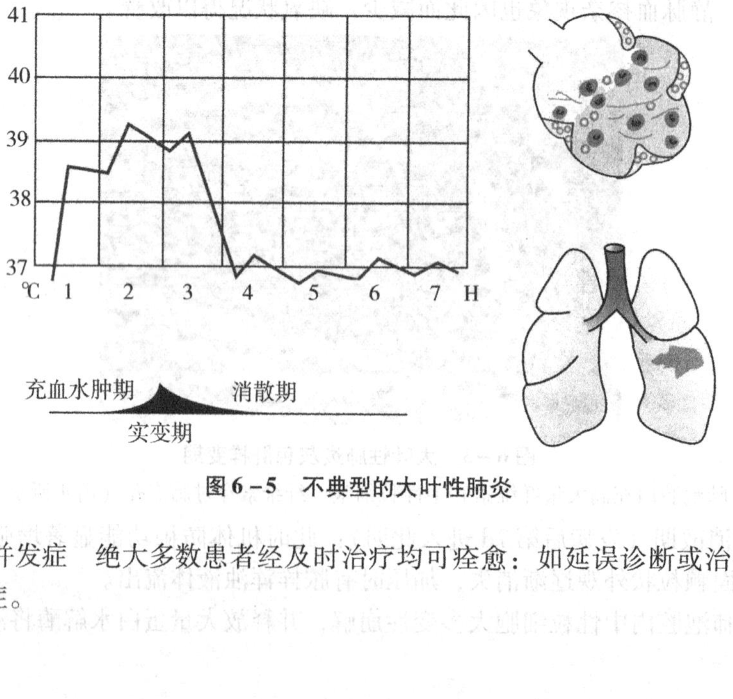


图6－5　不典型的大叶性肺炎

3. 结局和并发症　绝大多数患者经及时治疗均可痊愈：如延误诊断或治疗不及时则可发生以下并发症。

（1）中毒性休克：见于重症病例，是最危重的并发症。可引起严重全身中毒症状和微循环衰竭，故称中毒性或休克性肺炎，临床较易见到，死亡率较高。

（2）肺脓肿及脓胸：见于病原菌毒力强或机体抵抗力低下时。由金黄葡萄球菌和肺炎链球菌混合感染者，易并发肺脓肿，并常伴有脓胸。

（3）肺肉质变：也称机化性肺炎。由于肺内渗出中性粒细胞过少，释放的蛋白酶不足，致肺泡内纤维素性渗出物不能完全溶解吸收而由肉芽组织取代并机化，病变肺组织呈褐色肉样外观，故称肺肉质变。

（4）胸膜增厚和粘连：大多数大叶性肺炎伴有纤维素性胸膜炎，但一般均随肺炎病变的消散而消散，若胸膜及胸腔内纤维素不能被完全溶解吸收，则可发生机化，并导致胸膜增厚或粘连。

（5）败血症或脓毒败血症：少见，发生在严重感染时，细菌侵入血液大量繁殖并产生毒素所致，如发生全身迁徙性感染，则称脓毒败血症。

### （二）小叶性肺炎

小叶性肺炎（lobular pneumonia）是以肺小叶为病变单位的急性渗出性炎症，其中绝大多数为化脓性炎症。由于病变是以细支气管为中心向周围肺组织扩展，故也称支气管肺炎。临床上有发热、咳嗽、咳痰等症状，肺部听诊可闻及散在湿性啰音。多见于小儿、老年体弱或久病卧床的患者。

1. 病因和发病机制　小叶性肺炎大多由细菌感染引起。常见的致病菌为致病力较弱的4、6、10型肺炎链球菌、葡萄球菌、嗜血流感杆菌、肺炎克雷伯杆菌、链球菌、铜绿假单胞菌及大肠杆菌等。这些病原菌多是正常人口腔及上呼吸道内的常驻菌，当患传染病（如麻疹、百日咳、流感、白喉等）或营养不良、受寒、醉酒、麻醉、昏迷、恶病质和手术后等状况下，由于机体抵抗力降低，呼吸系统防御功能受损，上述呼吸道常驻细菌就可侵入细支气管与末梢肺组织生长繁殖，引起小叶性肺炎。因此，小叶性肺炎常是某些疾病的并发症。故临床上根据继发原因把某些小叶性肺炎又称为麻疹后肺炎、吸入性肺炎、坠积性肺炎等。

2. 病理变化　小叶性肺炎的病变特征是以细支气管为中心的肺组织化脓性炎症。

肉眼观：双肺表面和切面可见散在分布之灰黄色或暗红色实性病灶，以下叶背侧多见，病灶大小不一，直径多在0.5～1.0cm（相当于1个小叶范围），形态不规则，病灶中央常可见细支气管的横断面，挤压时有脓性液体溢出。严重病例，病灶可互相融合，甚或累及整个大叶，称融合性小叶性肺炎（图6－6）。一般胸膜不受累及。

镜下见，病灶中央或周边常有一些病变的细支气管，管壁充血、水肿并有大量中性粒细胞浸润，管腔内充满中性粒细胞及脱落崩解的黏膜上皮，病变细支气管周围肺泡腔内也充满中性粒细胞、少量红细胞和脱落肺泡上皮细胞。病灶周围肺组织充血，有浆液渗出，部分肺泡过度扩张（代偿性气肿）（图6－7）。由于病变发展阶段不同，各病灶的病变程度不一，严重的病例可引起支气管和肺组织结构破坏。

3. 临床病理联系　由于小叶性肺炎常为其他疾病的并发症，其临床症状常被原发疾病所掩盖，但发热、咳嗽、咳痰症状仍是通常最常见的症状。支气管黏膜由于炎性渗出物刺激及黏液分泌增多可引起咳嗽、咳痰，痰液往往为黏液脓性或脓性。由于病变细支气管及肺泡腔内有炎性渗出物，听诊可闻及湿性啰音。由于病灶呈散在小灶分布，一般无实变体征，但融合性病变范围达到3~5cm时，也可出现实变。X线检查可见散在不规则小片状或斑点状阴影。

4. 结局及并发症　本病大多数经及时有效治疗可以痊愈。但幼儿、老人，特别是并发其他严重疾病者，预后较差。小叶性肺炎的并发症较严重，甚至可危及生命，常见的有呼吸功能不全、心功能不全、脓毒败血症、肺脓肿和脓胸等。

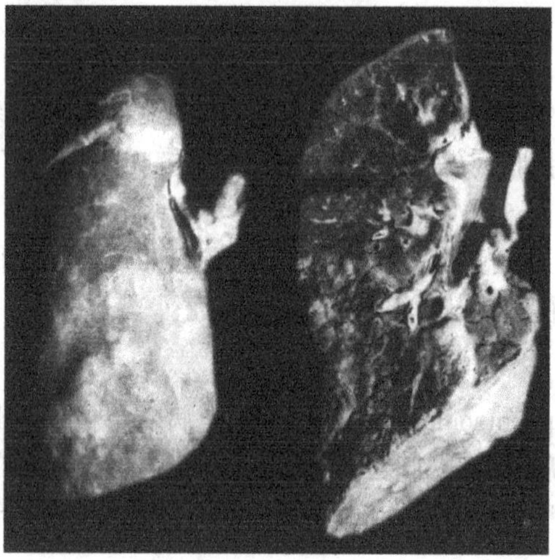

**图6-6　小叶性肺炎（1）**

肺表面和切面可见散在分布的小的实变病灶

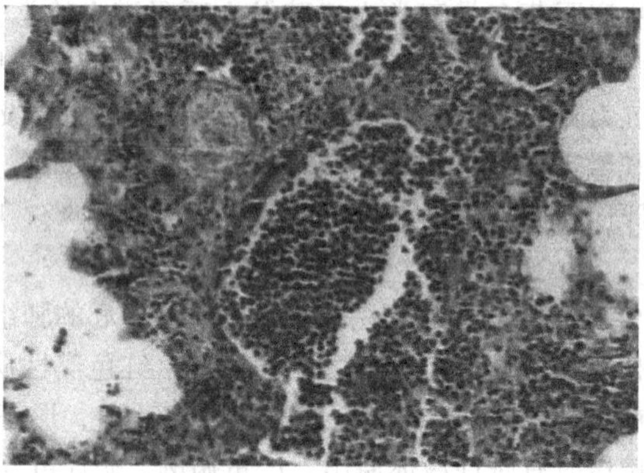

**图6-7　小叶性肺炎（2）**

以支气管为中心周围肺泡脓性渗出物，最外边肺泡代偿性肺气肿

## 二、病毒性肺炎

病毒性肺炎（virus pneumonia）常是上呼吸道病毒感染向下蔓延所致。常见的病毒是流感病毒，其次为呼吸道合胞病毒、腺病毒、副流感病毒、麻疹病毒、单纯疱疹病毒及巨细胞病毒等。除流感病毒、副流感病毒外，其余的病毒性肺炎多见于儿童。此类肺炎的发病可由一种病毒感染，也可由多种病毒混合感染或继发于细菌感染引起。临床症状、病变特点及其严重程度可因病毒类型和患者状态而异，但一般除有发热和全身中毒症状外，主要表现为剧烈咳嗽、气急和发绀等缺氧症状。

病理变化：病变主要表现为间质性肺炎，炎症从支气管、细支气管开始沿间质伸展。肉眼观，肺组织因充血水肿而轻度肿大，无明显实变。镜下常表现为肺泡间隔明显增宽，其内血管扩张充血，间质水肿，淋巴细胞和单核细胞浸润，肺泡腔内一般无渗出物或仅有少量浆液（图6－8）。

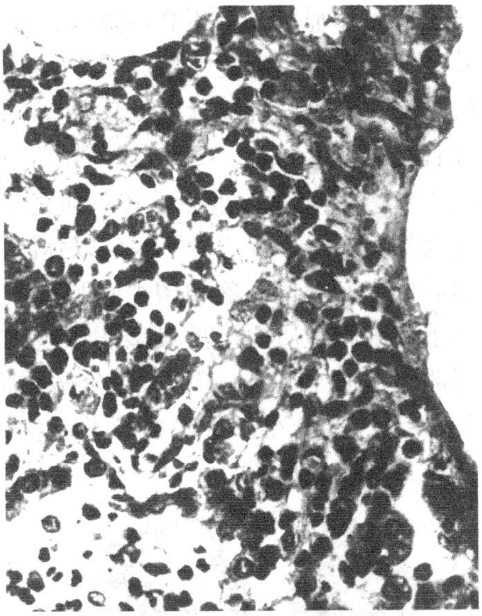

**图6－8　间质性肺炎**

肺泡间隔增宽，血管充血，间质水肿，伴淋巴细胞和单核细胞浸润

严重病例，肺泡腔内有巨噬细胞和多少不等浆液与红细胞渗出，甚至出现肺组织坏死。由流感病毒、麻疹病毒和腺病毒引起的肺炎，其肺泡腔内渗出的浆液性渗出物常可浓缩成一薄层膜样物贴附在肺泡内表面，即透明膜形成。此外，细支气管和肺泡上皮可明显增生并形成多核巨细胞。如麻疹性肺炎时出现的巨细胞就较多，故又称巨细胞肺炎。在增生的支气管和肺泡上皮细胞内可见病毒包涵体。病毒包涵体呈圆形或卵圆形、约红细胞大小、嗜酸或嗜碱，周围有薄而不均匀的透明晕，其在细胞内的位置可因病毒不同而异，腺病毒、单纯疱疹病毒和巨细胞病毒感染时，病毒包涵体出现在上皮细胞核内并呈嗜碱性；呼吸道合胞病毒感染时，出现在胞质呈嗜酸性；麻疹病毒感染时，胞质和胞核均可见到。检出病毒包涵体是诊断病毒性肺炎的重要依据。

病毒性肺炎若为两种病毒并发感染或继发细菌感染，则病变将更严重和复杂。如麻疹肺炎并发腺病毒感染时病灶可呈小叶性、节段性和大叶性分布，且支气管和肺组织可出现坏死、出血（坏死性支气管炎和坏死性支气管肺炎）。继发细菌感染时，常混杂有化脓性病变，可掩盖病毒性肺炎的病变特征。

## 三、严重急性呼吸综合征

严重急性呼吸综合征（severe acute respiratory syndrome，SARS）是新近由世界卫生组织命名的以呼吸道传播为主的急性传染病。曾称“非典型性肺炎”。本病有极强传染性，自2002年11月我国广东第一个病例发现起，数月内在国内一些省市及港台地区就发生了暴发流行，而且同时波及世界30余个国家及地区。现已确定本病的病原体是一种新型冠状病毒。

SARS病毒以近距离空气飞沫传播为主，直接接触患者血液、尿液及粪便也可被感染，故医务人员为高发人群，发病有家庭和医院聚集现象。发病机制尚未阐明，可能与病毒直接损伤呼吸系统和免疫器官有关。SARS起病急，常以发热为首发症状，体温一般高于38℃，偶有畏寒，可伴有头痛、关节和肌肉酸痛、乏力、腹泻，干咳、少痰、偶有血丝痰，严重者出现呼吸困难，气促，进而呼吸衰竭。外周血白细胞不高或降低，常有淋巴细胞计数减少。X线检查，两肺呈大片云絮状、片状阴影，但密度比一般间质性肺炎要高，病变分布也更广泛。

病理变化：部分SARS死亡病例尸检报告显示病变主要集中在肺和免疫系统；心、肝、肾、肾上腺等实质器官有不同程度累及。

1. 肺部病变　肉眼观双肺呈斑块状实变，重症患者双肺完全性水肿实变；表面暗红色，切面可见肺出血灶及出血性梗死灶（图6-9）。镜下病变以弥漫性肺泡损伤为主，肺组织重度充血、出血和肺水肿。肺泡腔内充满大量脱落和增生的肺泡上皮细胞及渗出的单核细胞、淋巴细胞和浆细胞。部分肺泡上皮细胞胞质内可见典型病毒包涵体，电镜证实是病毒颗粒。大部分肺泡腔及肺泡管内有透明膜形成（图6-10）。部分病例肺泡腔内渗出物出现机化呈肾小球样机化性肺炎改变（图6-11）。肺小血管呈血管炎改变，部分管壁可见纤维素样坏死伴血栓形成，微血管内有纤维素性血栓形成。

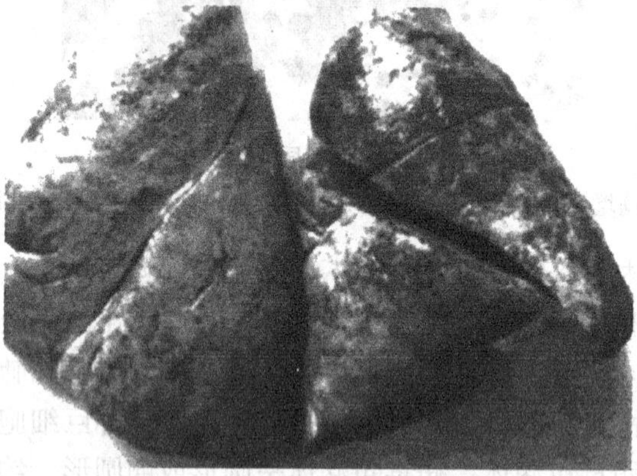

**图6-9　SARS肺脏大体病变**

外观呈苍白色，肺脏明显膨胀，体积增大，重量明显增加，肺表面有散在出血灶

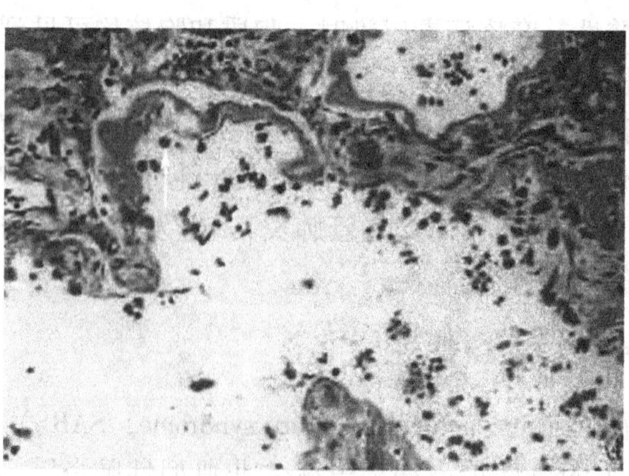

**图6-10　SARS肺组织病变（1）**

大部分肺泡腔及肺泡管内透明膜（↑）形成

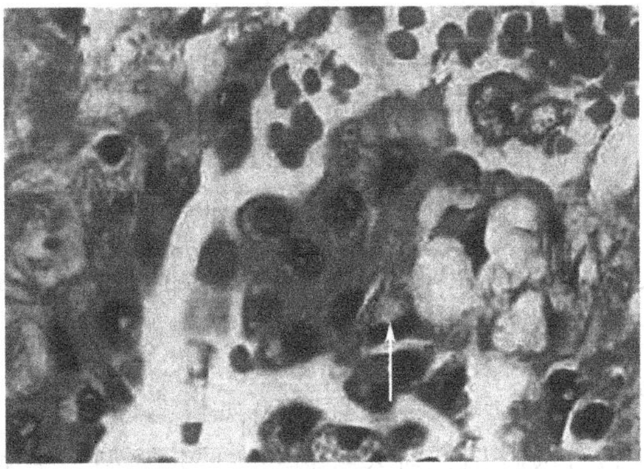

**图 6－11　SARS 肺组织病变（2）**

立方形的Ⅱ型上皮细胞增生，部分呈腺样结构（假性肾小球样病变）（↑）
少数区域呈乳头状增生

2. 脾和淋巴结病变　脾体积略有缩小，质软。镜下，脾小体明显萎缩，脾中央动脉周围淋巴鞘内淋巴细胞减少，红髓内淋巴细胞稀疏。白髓和被膜下淋巴组织大片或灶性出血坏死。肺门及腹腔淋巴结皮髓质分界不清，皮质区淋巴细胞数明显减少，并常出现淋巴组织灶性坏死。

3. 心、肝、肾、肾上腺等器官　除小血管炎症病变外，均有不同程度变性、坏死和出血。

本病过程凶险，但如能及时发现并积极有效治疗，大多数可以治愈；有 5% 左右严重病例可死于呼吸衰竭。

## 四、支原体肺炎

支原体肺炎（mycoplasmal pneumonia）是由肺炎支原体引起的一种间质性肺炎。在未发现肺炎支原体前曾称为原发性非典型肺炎。支原体种类很多，但仅有肺炎支原体对人体呼吸道致病。多见于青少年，主要经飞沫感染，常为散发，偶见流行。临床上起病较急，多有发热、头痛、咽喉痛和咳嗽、气促与胸痛，咳痰常不显著。肺部可闻及干、湿性啰音，X 线显示节段性纹理增强及网状或片状阴影。外周血白细胞计数轻度增多，淋巴细胞和单核细胞增多。本病在临床上不易与病毒性肺炎相鉴别，可通过对患者痰、鼻分泌物和喉拭培养检出肺炎支原体确诊。本病一般预后良好，死亡率在 1% 以下。

病理变化：病变可以波及整个呼吸道，引起气管炎、支气管炎和肺炎。常累及一叶肺组织，呈节段性分布，下叶多见，也偶尔波及双肺。病变主要发生在肺间质，故实变不明显，可伴有急性支气管炎和细支气管炎。肉眼观呈暗红色，切面有少量红色泡沫液体溢出，支气管和细支气管腔内有黏液性渗出物，胸膜一般不累及。镜下见病变区肺泡间隔明显增宽，血管扩张、充血，并有大量淋巴细胞、浆细胞和单核细胞浸润。肺泡腔内无渗出物或仅有少量浆液与单核细胞。小细支气管壁及其周围组织间质充血水肿，并有淋巴细胞和单核细胞浸润，如伴细菌感染时可有中性粒细胞浸润。严重病例支气管黏膜上皮和肺组织可发生明显坏死、出血。

（耿　菲）

# 第二节 结核病

## 一、概论

结核病（tuberculosis）是由结核分枝杆菌引起的一种慢性肉芽肿性疾病。以肺结核最常见，但可见于全身各器官。典型病变为结核结节形成伴有不同程度干酪样坏死。

### （一）病因和发病机制

结核病的病原菌是结核分枝杆菌，对人致病的主要是人型、牛型。结核菌主要经呼吸道传染，少数可因进食带菌食物或含菌牛奶而经消化道感染，偶见经皮肤伤口感染。

呼吸道传播是通过肺结核（主要是空洞型肺结核）患者在谈话、咳嗽和喷嚏时，从呼吸道排出大量带菌微滴，每个微滴可有1～20个细菌，带菌微滴直径小于5μm即可被吸入并到达肺泡引起感染。到达肺泡的结核杆菌趋化和吸引巨噬细胞，并为巨噬细胞吞噬。在有效细胞免疫建立以前，巨噬细胞对结核杆菌的杀伤能力很有限，结核杆菌可以在细胞内繁殖，一方面引起局部炎症，另一方面可发生全身性血源性播散，成为今后肺外结核病发生的根源。机体对结核杆菌产生特异性细胞免疫一般需30～50d时间。这种特异的细胞免疫在临床上表现为皮肤结核菌素试验阳性。

结核病的抗感染免疫反应和超敏反应常同时发生和相伴出现，贯穿在结核病过程中。抗感染免疫反应的出现提示机体已获得免疫力，对病原菌有杀伤作用和抵抗力。而超敏反应常引起干酪样坏死，引起局部组织结构的破坏。已经致敏的个体动员机体产生防御反应较未致敏的个体快，但组织的坏死也更明显。故机体对结核杆菌感染所做出的临床表现决定于不同的机体免疫状态。如机体状态是以抗感染免疫反应为主，则病灶局限，结核菌可被杀灭；如机体状态是以超敏反应为主，则病变将以急性渗出和组织结构破坏为主。结核病基本病变与机体的免疫状态有关（表6－1）。

**表6－1　结核病基本病变与机体的免疫状态**

| 病变 | 机体状态 | | 结核杆菌 | | 病理特征 |
|---|---|---|---|---|---|
| | 免疫力 | 超敏反应 | 菌量 | 毒力 | |
| 渗出为主 | 低 | 较强 | 多 | 强 | 浆液性或浆液纤维素性炎 |
| 增生为主 | 较强 | 较弱 | 少 | 较低 | 结核结节 |
| 坏死为主 | 低 | 强 | 多 | 强 | 干酪样坏死 |

### （二）结核病的基本病理变化

结核病是一种特殊性炎症。其基本病变也具有变质、渗出和增生。由于机体的免疫反应、超敏反应和细菌数量、毒力以及病变组织的特性不同，可表现三种不同的病变类型。

1. 渗出为主的病变　见于病变早期或机体免疫力下降、细菌数量多、毒力强或超敏反应较强时。好发于肺、浆膜、滑膜及脑膜等处。表现为浆液性或浆液纤维素性炎。早期有中性粒细胞浸润，但很快为巨噬细胞所取代。在渗出液和巨噬细胞内即可查见结核杆菌，当机体免疫力超强时，可完全吸收不留痕迹，或转变为增生为主的病变，如机体抵抗力低、超敏反应剧烈或细菌数量多、毒力强时，渗出性病变可迅速发生坏死，转变为以变质为主的病变。

2. 增生为主的病变　见于机体免疫力较强、细菌数量较少、毒力较低时。由于机体对结核杆菌已有一定的免疫力，病变常以增生为主，形成具有一定形态特征的结核样结节，结核结节是在细胞免疫反应的基础上形成的。由上皮样细胞、浪汉斯巨细胞（Langhans grant cell）以及外周局部聚集的淋巴细胞和少量反应性增生的成纤维细胞构成。典型的结核结节中央有干酪样坏死，巨噬细胞吞噬结核杆菌后细胞胞体可增大逐渐转变为上皮细胞。上皮样细胞体积变大，呈梭性或多角形，胞质丰富，淡伊红染，境界不清，细胞间常有胞质突起互相联络，核呈圆形或卵圆形，染色质少，可呈空泡状，核内有1～2个核仁，上皮样细胞的活性增加，有利于吞噬和杀灭结核杆菌，浪汉斯巨细胞是一种多核巨细胞，细胞体积大，直径可达300μm，胞质丰富，淡伊红染，胞质突起常和上皮样细胞的胞质突起相连接，核与上皮样细胞相似，核数由十几个到几十个不等。核排列在胞质周围呈花环状、马蹄形或密集在胞体一端，单个结核结节肉眼和X线片不易查见，3～4个结节融合呈较大结节时才能看到，约栗粒大小，灰白色，半透明，境界分明，有干酪样坏死时略带黄色，可隆起于脏器表面。

3. 坏死（变质）为主的病变　常见于结核杆菌数量大、毒力强、机体抵抗力低或超敏反应剧烈时。上述渗出性和增生性病变也可发生于干酪样坏死，也有极少数病变一开始就发生干酪样坏死。

### （三）结核病基本病理变化的转化规律

结核病的发展和结局主要取决于机体抵抗力和结核杆菌致病力之间的斗争。当机体抵抗力增强时，病变可向好的方向转化，即吸收、消散或纤维化、钙化；反之，则向坏的方向转化，即浸润进展或溶解播散。

1. 转向愈合　如下所述。

（1）吸收、消散：是渗出性病变的主要愈合方式。当机体抵抗力增强或经治疗有效时，渗出物可通过淋巴道吸收而使病灶缩小或完全吸收、消散。X线检查时可见边缘模糊、密度不均匀的云絮状阴影逐渐缩小或完全消失。临床上称为吸收好转期。

（2）纤维化、纤维包裹、钙化：增生性病变、未被完全吸收的渗出性病变以及较小的干酪样坏死灶，可被逐渐纤维化形成瘢痕而愈合。较大的干酪样坏死灶难以纤维化，病灶周围的纤维组织可增生，将干酪样坏死包裹，中央逐渐干燥浓缩，并经钙盐沉着而发生钙化。钙化亦为临床痊愈一种指标，但钙化灶内常残留少量细菌，在一定条件下可以引起复发。病灶纤维化后，一般已无结核杆菌存活，可认为是完全愈合。X线检查可见纤维化病灶边缘清晰，密度增大，钙化病灶密度更高。临床上称硬结钙化期。

2. 转向恶化　如下所述。

（1）浸润进展：当机体抵抗力低下，又未能得到及时治疗时，在原有病灶周围可出现渗出性病变，范围不断扩大，并继发干酪样坏死。X线检查，原病灶周围出现云絮状阴影，边缘模糊。临床上称为浸润进展期。

（2）溶解播散：是机体抵抗力进一步下降，病变不断恶化的结果。干酪样坏死发生溶解、液化后，可经体内的自然管道（如支气管、输尿管）排出，致局部形成空洞。液化的干酪样坏死物中含有大量结核杆菌，播散至其他部位后，可形成新的渗出、变质病灶。X线检查，可见病灶阴影密度深浅不一，出现透亮区及大小不等之新播散病灶阴影。临床上称为溶解播散期。此外，结核杆菌还可经淋巴道播散到淋巴结，引起结核性淋巴结炎，经血道播散到全身各处，引起全身粟粒性结核。

## 二、肺结核病

结核杆菌主要经呼吸道侵入人体，故肺是发生结核病最常见器官。由于初次感染和再次感染结核杆菌时机体的反应性不同，肺部病变的发生和发展亦各有其特点，故肺结核病（pulmonary tuberculosis）可分为原发性和继发性两大类。

### （一）原发性肺结核病

原发性肺结核病（primary pulmonary tuberculosis）是指机体第一次受结核杆菌感染后所发生的肺结核病。多见于儿童，故又称儿童型肺结核病。偶见于从未感染过结核杆菌的青少年或成年人。由于初次感染，机体尚未形成对结核杆菌的免疫力，病变有向全身各部位播散的趋向。

1. 病变特点　结核杆菌经支气管到达肺组织，最先引起的病灶称原发病灶。原发病灶通常只有一个，多见于通气较好的部位，即上叶下部或下叶上部靠近胸膜处，以右肺多见。病灶直径多在1.0～1.5cm，呈灰白或灰黄色。病变开始为渗出性变化，继而中央发生干酪样坏死，周围则有结核性肉芽组织形成。由于是初次感染，机体缺乏对结核杆菌的免疫力，病变局部巨噬细胞虽能吞噬结核杆菌，但不能杀灭，结核杆菌在巨噬细胞内仍继续生存，并侵入淋巴管循淋巴流到达肺门淋巴结，引起结核性淋巴管炎和肺门干酪性淋巴结结核。肺部原发病灶、结核性淋巴管炎和肺门淋巴结结核，三者合称原发综合征（primary complex），是原发性肺结核的特征性病变。X线检查，可见肺内原发病灶和肺门淋巴结阴影，两者间有结核性淋巴管炎的条索状阴影相连，形成哑铃状阴影。

2. 发展和结局　绝大多数（约95%）原发性肺结核，由于机体免疫力逐渐增强而自然愈合。小的病灶可完全吸收或纤维化，较大的病灶可纤维包裹和钙化。这些病变常无任何自觉症状而不治自愈，但结核菌素试验阳性。有时肺内原发病灶已愈合，而肺门淋巴结结核病变仍存在，甚至继续发展蔓延到肺门附近淋巴结，引起支气管淋巴结结核。X线检查，可见病侧肺门出现明显的淋巴结肿大阴影。经过适当治疗，此病灶可被包裹、钙化或纤维化。

少数病例因营养不良或患其他传染病（如麻疹、流感、百日咳等），使机体抵抗力下降，肺部原发病灶及肺门淋巴结结核病灶继续扩大，病灶中干酪样坏死可液化并进入血管、淋巴管和支气管引起播散。

1）支气管播散：原发病灶不断扩大，干酪样坏死物液化，侵及连接的支气管，病灶内液化坏死物可通过支气管排出而形成空洞，含菌的干酪样坏死物可沿支气管向同侧或对侧肺叶播散，引起多数小叶性干酪样肺炎。此外，肺门淋巴结干酪样坏死也可因淋巴结破溃而进入支气管，引起上述同样播散。但原发性肺结核经支气管播散较少见，可能儿童的支气管发育不完全、口径较小、易受压而阻塞有关。

（2）淋巴道播散：肺门淋巴结病灶内的结核杆菌，可沿引流淋巴管到达支气管分叉处、气管旁、纵隔及锁骨上、下淋巴结。如淋巴管被阻塞，也可逆流到达腹膜后、腋下和腹股沟淋巴结，引起多处淋巴结结核。颈部淋巴结常可受累而肿大，中医称“瘰疬”。病变轻者，经适当治疗可逐渐纤维化或钙化而愈合；重者可破溃穿破皮肤，形成经久不愈的窦管（俗称“老鼠疮”)。

(3) 血道播散：在机体免疫力低下的情况下，肺内或淋巴结内的干酪样坏死灶可侵蚀血管壁，结核菌直接进入血液或经淋巴管由胸导管入血，引起血行播散性结核病。若进入血流的菌量较少，而机体的免疫力很强，则往往不发生明显病变。

### (二) 继发性肺结核病

继发性肺结核病（secondary pulmonary tuberculosis）是指机体再次感染结核杆菌后所发生的肺结核病。多见于成年人，故称成人型肺结核病。其感染来源有二：①外源性再感染：结核杆菌由外界再次侵入机体引起。②内源性再感染：结核杆菌来自已呈静止状态的原发综合征病灶，当机体抵抗力降低时，潜伏的病灶可重新活动而发展成为继发性肺结核病。

1. 病变特点　由于继发性肺结核病患者对结核杆菌已有一定免疫力和敏感性，故其病变与原发性肺结核相比较，有以下不同特点。

(1) 早期病变多位于肺尖部，且以右肺多见：其机制尚未完全阐明，可能是由于直立体位时该处动脉压较低，且右肺动脉又较细长，局部血液循环较差，加之通气不畅，以致局部组织抵抗力较低，结核杆菌易于在该处繁殖有关。

(2) 由于超敏反应，病变易发生干酪样坏死：且液化溶解形成空洞的机会多于原发性肺结核。同时由于机体已有一定免疫力，局部炎症反应又常以增生为主，病变容易局限化。且由于结核杆菌的繁殖被抑制，不易发生淋巴道、血道播散，故肺门淋巴结病变，全身粟粒性结核病患者较少见。

(3) 病程长：随着机体免疫反应和超敏反应的相互消长，病情时好时坏，常呈波浪式起伏，有时以增生为主，有时以渗出、变质为主。肺内病变呈现新旧交杂、轻重不一，远较原发性肺结核病复杂多样。

(4) 因机体已有一定免疫力，病变在肺内蔓延主要通过受累的支气管播散。

2. 类型及病变　继发性肺结核的病理变化和临床表现比较复杂。根据病变特点和临床经过，可分为以下几种主要类型。

(1) 局灶型肺结核：是继发性肺结核的早期病变，多位于肺尖部，右侧多见，病灶常为一个或数个，一般0.5～1.0cm大小。病变多数以增生为主，也可有渗出性病变和干酪样坏死，临床症状和体征常不明显。病灶常发生纤维化或钙化而愈合。X线检查，肺尖部有单个或多个结节状阴影，境界清楚。如患者抵抗力降低时，病变可恶化发展为浸润性肺结核。

(2) 浸润型肺结核：是继发性肺结核最常见的临床类型，属活动性肺结核病。多数由局灶型肺结核发展而来。病灶多位于右肺锁骨下区，故临床上又称锁骨下浸润。病变常以渗出为主，中央有干酪样坏死，周围有直径在2～3cm渗出性病变（即病灶周围炎）。镜下，病灶中央为干酪样坏死，病灶周围肺泡腔内充满浆液、单核细胞、淋巴细胞和少量中性粒细胞。X线检查在锁骨下区可见边缘模糊的云雾状阴影。患者常有低热、盗汗、食欲不振、乏力等中毒症状和咳嗽、咯血。如能得到及时恰当治疗，渗出病变可在半年左右完全或部分吸收（吸收好转期）；中央干酪样坏死灶可通过纤维化、纤维包裹和钙化而愈合（硬结钙化期）。如病变继续发展，干酪样坏死病灶可扩大（浸润进展期）；如干酪样坏死液化溶解，液化坏死物可经支气管排出而形成急性薄壁空洞，空洞壁坏死层含有大量结核杆菌，坏死物经支气管播散可引起干酪样肺炎（溶解播散期）。急性空洞一般易愈合，适当治疗后洞壁肉芽组织增生，空洞腔可逐渐缩小、闭合，最后形成瘢痕而愈合（图6－12）。如空洞经久不愈，则可发展为慢性纤维空洞型肺结核。

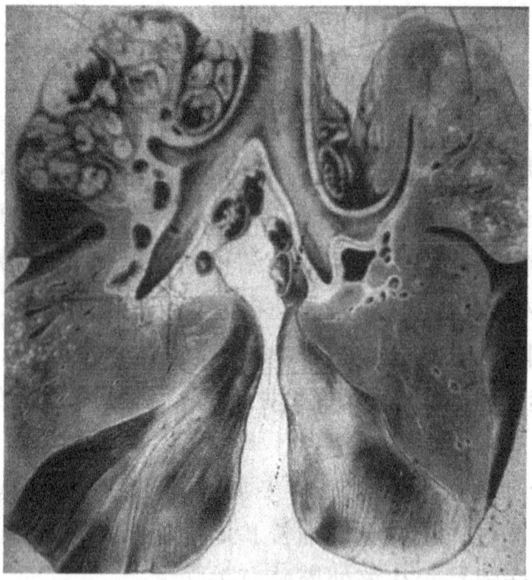

**图6-12　继发性肺结核**

左肺上叶有干酪样坏死，右肺上叶及左肺下叶有散在性结核，肺门淋巴结病变不明显

（3）慢性纤维空洞型肺结核：为成人慢性肺结核病常见类型，多在浸润型肺结核形成急性空洞的基础上发展而来。此型病变的特点为：①肺内有一个或多个形态不规则、大小不一的厚壁空洞，多位于肺上叶。厚壁空洞最厚处达1cm以上（图6-13）。镜下见，空洞壁由三层结构组成：内层为干酪样坏死物，中层为结核性肉芽组织，外层为纤维组织。此外，空洞内还常可见有残存之梁柱状组织，多为有血栓形成并机化而闭塞的血管。②在同侧或对侧肺内常有经支气管播散引起的很多新旧不一、大小不等、病变类型不同的病灶。病变发展常自上而下，一般肺上部病变旧而重、下部病变新而较轻。③由于病程长，病变常时好时坏，反复发作，最后导致肺组织的严重破坏和广泛纤维化，胸膜增厚并与胸壁粘连，肺体积缩小、变形、变硬，称为硬化性肺结核，严重影响肺功能，甚至功能丧失。此时，由于病变处毛细血管床减少，肺循环阻力增加，肺动脉压增高，导致右心负担加重，进而引起肺源性心脏病。

此外，由于空洞和支气管相通，空洞内大量结核杆菌可随痰咳出而成为本病的传染源（开放性肺结核）；若大血管被侵蚀可引起咯血；如空洞穿破肺膜，可造成气胸和脓气胸；如咽下含菌痰液，可引起肠结核。

（4）干酪样肺炎：常发生在机体抵抗力极差和对结核杆菌敏感性过高的患者。是由于大量结核杆菌经支气管播散引起，在肺内可形成广泛渗出性病变，并很快发生干酪样坏死。按病变范围可分为大叶性和小叶性干酪样肺炎。受累肺叶肿大、实变、干燥，切面淡黄色、干酪样；有时干酪样坏死液化，可形成多数边缘不整齐的急性空洞，并进一步引起肺内播散。镜下见，肺泡腔内有浆液、纤维素性渗出物，内含以巨噬细胞为主的炎细胞，并可见广泛红染无结构的干酪样坏死。临床有高热、咳嗽、呼吸困难等严重全身中毒症状，如不及时抢救，可迅速死亡（称为“奔马痨”）。

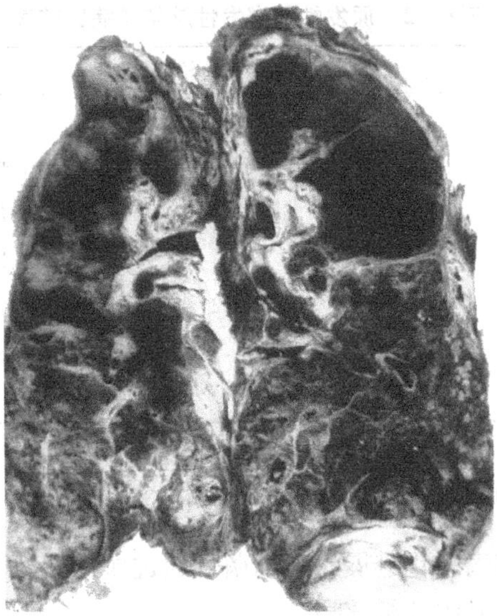

**图 6－13　慢性纤维空洞型肺结核**

右上肺有大空洞，空洞壁有纤维组织，下叶有散在的干酪样结核

（5）结核球：结核球又称结核瘤（tuberculoma），是一种直径 2 ~ 5cm 孤立的纤维包裹性球形干酪样坏死灶。多数为单个，偶见多个，常位于肺上叶。可以由浸润型肺结核的干酪样坏死灶纤维包裹形成；也可因空洞的引流支气管被阻塞，空洞腔由于干酪样坏死物填满而形成；有时亦可由多个结核病灶融合而成。结核球是一种相对静止的病灶，临床上常无症状，可保持多年而无进展；但当机体抵抗力降低时，可恶化进展，在肺内重新播散。由于结核球有较厚的纤维膜，药物一般不易渗入发挥作用。X 片有时需与肺癌鉴别，故临床常采用手术切除。

6）结核性胸膜炎：在原发性和继发性肺结核的各个时期均可发生。按其病变性质，可分为湿性和干性两种，以湿性多见。

（1）湿性胸膜炎：又称渗出性胸膜炎。较多见，常见于 20 ~ 30 岁的青年人。大多为肺内原发病灶的结核菌播散到胸膜引起，或为结核杆菌菌体蛋白发生的超敏反应。病变为浆液纤维素性炎。渗出物中有浆液、纤维素和淋巴细胞，有时有较多红细胞。浆液渗出多时可引起胸腔积水或血性胸腔积液。临床上有胸痛及胸膜摩擦音，叩诊呈浊音，呼吸音减弱。积液过多时可压迫心脏。或致纵隔移位。一般经适当治疗1 ~ 2个月后可吸收。有时渗出物中纤维素较多，表现为纤维素性胸膜炎，则不易吸收而发生机化与粘连。

2）干性胸膜炎：又称增生性胸膜炎。是由肺膜下结核病灶直接蔓延至胸膜所致。常发生于肺尖部，多为局限性，病变以增生性病变为主，很少有胸腔积液。痊愈后常致局部胸膜增厚、粘连。

综上所述，原发性肺结核与继发性肺结核在多方面有不同的特征，其区别见表 6－2。

表 6-2 原发性和继发性肺结核病比较表

| | 原发性肺结核病 | 继发性肺结核病 |
|---|---|---|
| 结核杆菌感染 | 初染 | 再染或静止病灶复发 |
| 发病人群 | 儿童 | 成人 |
| 对结核杆菌的免疫力或过敏性 | 无 | 有 |
| 病理特征 | 原发综合征 | 病变多样，新旧病灶并存，较局限 |
| 起始病灶 | 上叶下部、下叶上部近胸膜处 | 肺尖部 |
| 主要播散途径 | 淋巴道或血道 | 支气管 |
| 病程 | 短，大多自愈 | 长，需治疗 |

## 三、肺结核病引起血源播散性肺结核病

原发性和继发性肺结核病恶化进展时，细菌可通过血道播散引起血源性结核病。除肺结核外，肺外结核病也可引起血源性结核病。

由于肺内原发病灶、再感染病灶或肺门干酪样坏死灶，以及肺外结核病灶内的结核杆菌侵入血流或经淋巴管由胸导管入血，可引起血源播散性结核病。分以下类型：

1. 急性全身粟粒性结核病　结核杆菌在短时间内一次或多次大量侵入肺静脉分支，经左心至体循环，播散至全身各器官（如肺、肝、脾、肾、腹膜和脑膜等），引起粟粒性结核，称为急性全身粟粒性结核病。病情凶险，临床有高热、寒战、盗汗、衰竭、烦躁不安，甚至神志不清等中毒症状，肝脾肿大，并常有脑膜刺激征。各器官均可见均匀密布、大小一致、灰白或灰黄色、圆形、粟粒大小的结核病灶。镜下见，病灶常为增生性病变，有结核结节形成，偶尔出现渗出、变质为主的病变。X线检查双肺可见密度均匀、大小一致的细点状阴影。若能及时治疗，仍可愈后复发，少数病例可死于结核性脑膜炎。若抵抗力极差，或应用大量激素、免疫抑制药物或细胞毒药物后，可发生严重的结核性败血症，患者常迅速死亡。尸检时各器官内出现无数小坏死灶，灶内含大量结核杆菌，灶周无明显细胞反应，故有"无反应性结核病"之称。此种患者可出现类似白血病的血常规，称类白血病反应。

2. 慢性全身粟粒性结核病　如急性期不能及时控制而病程迁延3周以上，或病菌在较长时间内以少量反复多次进入血液，则形成慢性粟粒性结核病。病变的性质和大小均不一致，同时可见增生、坏死及渗出性病变，病程长，成人多见。

3. 急性粟粒性肺结核　常是全身粟粒性结核病的一部分，有时仅局限于肺。由于肺门、纵隔、支气管旁的淋巴结干酪样坏死破入邻近大静脉（如无名静脉、颈内静脉、上腔静脉），或因含菌的淋巴液由胸导管回流，经静脉入右心，沿肺动脉播散于两肺，引起两肺急性粟粒性结核病（图6-14）。临床上多起病急骤，有较严重结核中毒症状。X线见两肺有散在分布、密度均匀、粟粒大小的细点阴影。

4. 慢性肺粟粒性结核病　多见于成人。患者原发灶已痊愈，由肺外某器官的结核病灶内的细菌在较长时间内间歇性地入血而致病。病程较长，病变新旧、大小不一。小的如粟粒大，大的直径可达数厘米以上。病变以增生为主。

5. 肺外结核　也称肺外器官结核病，多由原发性肺结核病经血道播散所致。在原发综合征期间，如有少量细菌经原发灶侵入血液，在肺外一些脏器内可形成潜伏病灶，当机体抵

抗力下降时，恶化进展为肺外结核病。

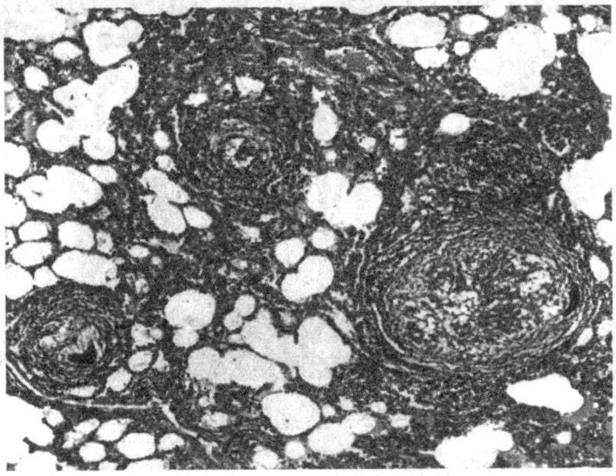

**图6-14 急性粟粒性肺结核**

肺内有大小一致，分布均匀的结核结节

## 四、肺外结核

### （一）肠结核病

肠结核病（intestinal tuberculosis）可分为原发性和继发性。原发性肠结核病很少见，常发生于小儿，一般由饮用未经消毒、带结核杆菌的牛奶或乳制品而感染。细菌侵入肠壁，在肠黏膜形成原发性结核病灶，结核杆菌沿淋巴管到达肠系膜淋巴结，形成与原发性肺结核相似的肠原发综合征（肠原发性结核性溃疡、结核性淋巴管炎和肠系膜淋巴结结核）。绝大多数肠结核继发于活动性空洞型肺结核病，常由于咽下含大量结核杆菌的痰引起。

继发性肠结核病85%发生在回盲部，其次为升结肠。病变多见于回盲部的原因，可能是由于该段淋巴组织特别丰富，结核菌易通过淋巴组织侵入肠壁，加之肠内容物通过回盲瓣处，滞留于回肠末端时间较长，增加与结核菌接触的机会。

根据病理形态特点，肠结核病可分为两型：①溃疡型：较多见。结核菌首先侵入肠壁淋巴组织，形成结核结节，结节融并发发生干酪样坏死，黏膜破坏脱落形成溃疡。病变沿肠壁淋巴管向周围扩展，使溃疡逐渐扩大，由于肠壁淋巴管沿肠壁呈环形分布，故溃疡多呈半环状，其长径与肠长轴垂直。溃疡一般较浅，边缘不整齐，如鼠咬状，底部不平坦，附有干酪样坏死物，偶见溃疡深达肌层及浆膜层（图6-15），但很少引起穿孔或大出血，与溃疡相对应的肠浆膜面常见纤维素渗出和结核结节形成。结核结节呈灰白色连接成串，是结核性淋巴管炎所致。临床上有慢性腹痛、腹泻、营养障碍等症状。溃疡愈合后，由于瘢痕组织收缩，可引起肠腔狭窄。一般很少发生肠出血和穿孔。②增生型：较少见。病变以增生为主，在肠壁内有大量结核性肉芽组织和纤维组织增生，使病变处肠壁增厚、变硬，肠腔狭窄，黏膜可有浅在溃疡和息肉形成，故也称息肉型肠结核（图6-16）。临床上表现为慢性不完全低位肠梗阻。右下腹可触及包块，易误诊为结肠癌。

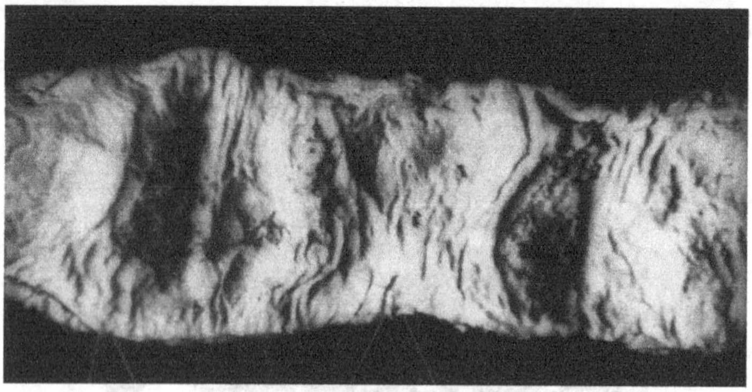

**图 6-15　溃疡型肠结核**

回肠呈环状性溃疡，溃疡长轴与肠道呈垂直状

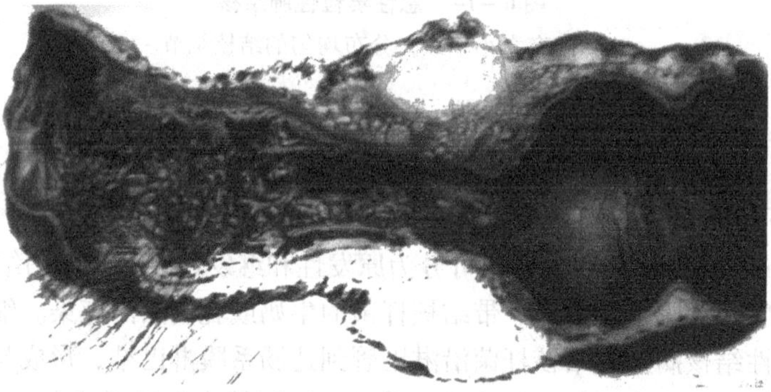

**图 6-16　增生型肠结核**

回肠肠壁增厚，形成干酪样肿块，肠黏膜有多发性息肉形成

### （二）结核性腹膜炎

结核性腹膜炎（tuberculous peritonitis）多见于青少年。大多继发于溃疡型肠结核、肠系膜淋巴结结核或结核性输卵管炎，少数可因血行播散引起。本病可分为湿、干两型，但通常以混合型多见。湿型的特点是腹腔内有大量浆液纤维素性渗出液，外观草黄色，浑浊或带血性，肠壁浆膜及腹膜上密布无数粟粒大小结核结节，一般无粘连。临床常有腹胀、腹痛、腹泻及中毒症状。干型较常见，其特点是腹膜除有结核结节外，尚有大量纤维素性渗出物，机化后可引起腹腔脏器特别是肠管间、大网膜、肠系膜广泛粘连，甚至引起慢性肠梗阻。腹上部可触及横行块状物，为收缩及粘连之大网膜。由于腹膜有炎性增厚，触诊时有柔韧感或橡皮样抗力。坏死严重者病灶液化可形成局限性结核性脓肿，甚至侵蚀肠壁、阴道、腹壁、形成瘘管。

### （三）结核性脑膜炎

结核性脑膜炎（tuberculous meningitis）多见于儿童。常由原发综合征血道播散引起，故常是全身粟粒性结核病的一部分。成人的肺及肺外结核晚期亦可引起血源播散导致本病。病变以脑底部最明显，在视交叉、脚间池、脑桥等处，可见多量灰黄色胶冻样浑浊的渗出物积聚，偶见灰白色粟粒大结核结节。镜下见：蛛网膜下隙内有炎性渗出物，主要为浆液、纤维素、单核细胞、淋巴细胞，也可有少量中性粒细胞。部分区域可发生干酪样坏死，偶见典型的结核结节病变，严重者可累及脑皮质，引起脑膜脑炎。病程较长者常并发闭塞性血管内膜炎，从而导致循环障碍而引起多发性脑软化灶。若病程迁延，可因渗出物机化粘连而致脑积水，出现颅内压增高症状和体征，如头痛、呕吐、眼底视盘水肿和不同程度意识障碍甚至脑疝形成。

（四）泌尿生殖系统结核病

1. 肾结核病 最常见于20～40岁男性，以单侧多见。多由原发性肺结核血行播散引起。病变常起始于皮髓质交界处或肾乳头。病变初为局灶性，继而发生干酪样坏死破坏肾乳头而破溃入肾盂，形成结核性空洞。随着病变在肾内继续扩大蔓延，可形成多个结核性空洞，肾组织大部分或全部被干酪样坏死物取代，仅留一空壳。由于液化的干酪样坏死物随尿下行，输尿管、膀胱可相继感染受累。临床上引起尿频、尿急、尿痛及血尿、脓尿等症状。膀胱受累后可因纤维化而容积缩小（膀胱挛缩）；如病变导致输尿管口狭窄，可引起肾盂积水，或逆行感染对侧肾脏。如两侧肾脏严重受损，可导致肾功能不全。

2. 生殖系统结核病 男性泌尿系统结核病常波及前列腺、精囊和附睾，以附睾结核多见，病变器官有结核结节形成和干酪样坏死。临床上附睾结核表现为附睾肿大、疼痛，与阴囊粘连，破溃后可形成经久不愈的窦管。女性以输卵管和子宫内膜结核病多见。主要经血道或淋巴道播散，亦可由邻近器官结核病直接蔓延引起。临床可引起不孕症。

（五）骨与关节结核病

骨与关节结核病多见于儿童及青少年，因骨发育旺盛时期骨内血管丰富，感染机会较多。主要由原发综合征血源播散引起。骨结核多见脊椎骨、指骨及长骨骨骺（股骨下端和胫骨上端）。关节结核以髋、膝、踝、肘等关节多见。外伤常为本病的诱因。

1. 骨结核 病变起始于松质骨内的小结核病灶，病变可有两种表现：①干酪样坏死型：病变部出现大量干酪样坏死和死骨形成，周围软组织发生干酪样坏死和结核性“脓肿”，由于局部无红、肿、热、痛，故有寒性脓肿（冷脓肿）之称。病灶若穿破皮肤，可形成经久不愈之窦管。此型比较多见。②增生型：骨组织中形成大量结核性肉芽组织，病灶内的骨小梁渐被侵蚀、吸收和消失。但无明显干酪样坏死和死骨形成。此型较少见。

脊椎结核（tubeculosis of the spine）是骨结核中最常见者，多见于第10胸椎至第2腰椎。病变始于椎体中央，常发生干酪样坏死，可破坏椎间盘及邻近椎体。由于病变椎体不能负重，可发生塌陷而被压缩成楔形，造成脊柱后凸畸形（驼背），甚至压迫脊髓，引起截瘫。液化的干酪样坏死物可穿破骨皮质，侵犯周围软组织，在局部形成结核性“脓肿”。还可沿筋膜间隙向下流注，在远隔部位形成“冷脓肿”。如腰椎结核可在腰大肌鞘膜下、腹股沟韧带下以及大腿部形成“冷脓肿”；胸椎结核时脓肿可沿肋骨出现于皮下；颈椎结核时可于咽后壁出现“冷脓肿”。如穿破皮肤可形成经久不愈的窦管。

2. 关节结核 多继发于骨结核，常见于髋、膝、踝、肘等关节。如膝关节结核，常由于胫骨上端或股骨下端之骨骺或干骺端先有病变，当干酪样坏死侵及关节软骨和滑膜时，则形成膝关节结核。关节结核时关节滑膜上有结核性肉芽组织形成，关节腔内有浆液、纤维素渗出。游离纤维素凝块长期互相撞击，可形成白色圆形或卵圆形小体，称为关节鼠。由于软组织水肿和慢性炎症，关节常明显肿胀。若病变累及软组织和皮肤，可穿破皮肤形成窦管。关节结核愈合后，关节腔内渗出物机化可造成关节强直而失去运动功能。

（六）淋巴结结核病

淋巴结结核病（tuberculosis of the lymph node）常由肺门淋巴结结核沿淋巴道播散，也可来自口腔、咽喉部结核感染灶。临床上以颈部淋巴结（中医称瘰疬）最常见，其次为支气管和肠系膜淋巴结结核。病变淋巴结常成群受累，有结核结节形成和干酪样坏死。淋巴结逐渐肿大，当病变累及淋巴结周围组织时，淋巴结可互相粘连，形成包块。淋巴结结核干酪样坏死物液化后可穿破皮肤，形成多处经久不愈的窦管。

（耿　菲）

## 第三节　肺硅沉着症

肺硅沉着症，又称矽肺病，是由于长期吸入大量含有游离二氧化硅粉尘所引起，以肺部广泛的结节性纤维化为主的疾病（图6－17）。严重者可影响肺功能，丧失劳动能力，甚至发展为肺心病、心力衰竭及呼吸衰竭。

此病多见于矿工，尤其是掘进工人，以及有大量石英、陶瓷和耐火材料等粉尘接触史者，发病一般较为缓慢，一般为5～10年，长者可达20年。

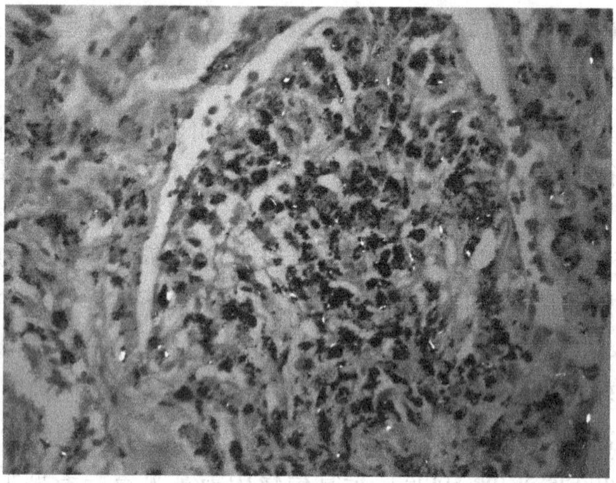

图6－17　纤维化结节偏光镜下为二氧化硅

### 一、病因

一般说来，含游离二氧化硅80%以上的粉尘，往往在肺部引起典型的以结节为主的弥漫性胶原纤维改变，病情进展较快，且易发生融合。游离二氧化硅低于80%时，病变不太典型，病情进展较慢。低于10%时，则主要引起间质纤维改变，发展更慢，并列为其他尘肺。

采矿、开山采石、挖掘隧道时，从事凿岩、爆破等作业的工人，接触粉尘机会多；轧石、粉碎、制造玻璃、搪瓷和耐火材料时的拌料，铸造业中的碾砂、拌砂、造型、砌炉、喷砂和清砂等工种，均有接触二氧化硅粉尘（俗称矽尘）的机会。通常以石英代表游离二氧化硅。接触石英是否发病取决于很多因素，除本身的理化特性外，粉尘中游离二氧化硅含量、空气中粉尘浓度、粉尘颗粒大小、接触时间以及机体的防御功能，都影响矽肺的发生及其严重程度。大量含游离二氧化硅很高的粉尘吸入肺内，往往无法由呼吸道及时和完全清除。有时虽未出现矽肺征象，但在脱离工作后经若干年再出现矽肺，常称为“晚发性矽肺”；早期矽肺患者即使脱离粉尘工作，病情也会继续发展，如无并发症，患者可存活较长时间，但常丧失劳动能力。因此，为了保护工人健康，我国规定了车间空气中含10%以上游离二氧化硅粉尘的最高容许浓度为$2mg/m^3$；超过80%时，为$1mg/m^3$。凡能达到这一要求，矽肺将不会发生。此外，呼吸系统有慢性病变，如慢性鼻炎、慢性支气管炎、肺气肿、肺结核等，患者的防御功能较差，气道黏液－纤毛的活动较弱，在同一环境中较健康者更易发病。

## 二、大体特点

肺体积增大，黑色、重量增加、质硬，胸膜增厚。切面双肺遍布大小不等的硅结节，触之有砂粒感，晚期硅结节融合。间质纤维化。

## 三、病理特点

矽肺的基本病变是形成矽结节和肺间质广泛纤维化，其发展过程如下。

### （一）矽结节的形成

典型的矽结节是同心圆排列的胶原纤维，酷似洋葱的切面（图6－18）。胶原纤维中间可有矽尘，矽尘可随组织液流向他处形成新结节。由于矽尘作用缓慢，所以脱离矽尘作业后，矽肺病变仍可以继续进展。矽结节呈灰白色，直径约0.3～0.8mm。多个小结节可融合成大结节，或形成大的团块，多见于两上肺。直径超过1mm者，可在X线胸片上显示圆形或类圆形阴影。矽结节往往包绕血管而形成，因此血管被挤压，血供不良，使胶原纤维坏死并玻璃样变（图6－19）。坏死组织经支气管排出，形成空洞。矽肺空洞一般体积小，较少见。多出现于融合病变最严重的部位。

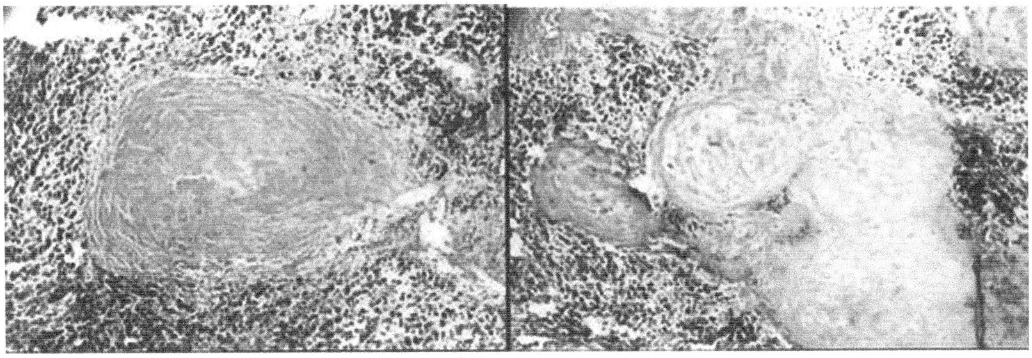

图6－18　肺矽结节电镜表现

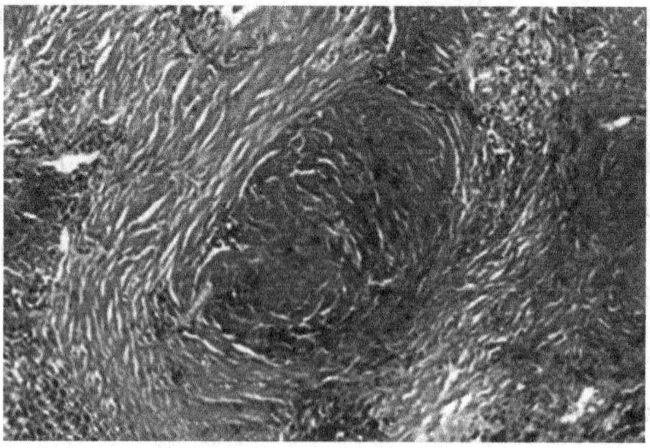

图 6－19　矽肺纤维化结节

### （二）肺间质改变

肺泡间隔和血管、支气管周围大量粉尘沉着以及尘细胞聚集，致使肺泡间隔增厚。以后纤维组织增生，肺弹性减退。小结节融合和增大，使结节间肺泡萎陷。在纤维团块周围可出现代偿性肺气肿，甚至形成肺大泡。血管周围纤维组织增生以及矽结节包绕血管，血管扭曲、变形。同时由于血管壁本身纤维化，管腔缩小乃至闭塞（图 6－20）。小动脉的损害更为明显。肺毛细血管床减少，促使血流阻力增高，加重右心负担。若肺部病变继续发展，缺氧和肺小动脉痉挛，可导致肺动脉高压以至肺原性心脏病。

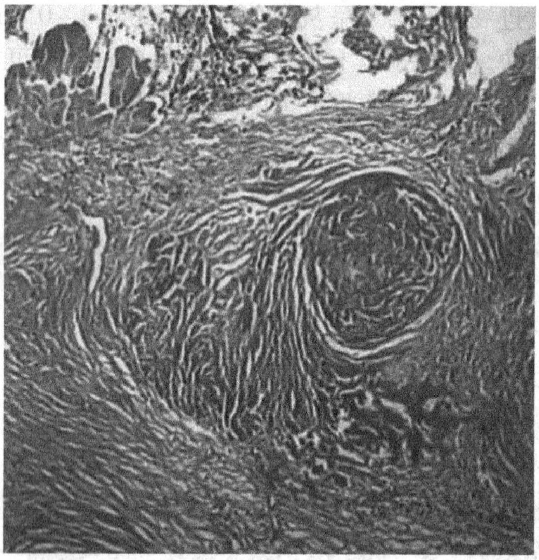

图 6－20　矽肺纤维化结节病理切片

由于各级支气管周围结节性纤维化，或因团块纤维收缩，支气管受压，扭曲变形，管腔狭窄，造成活塞样通气障碍，导致所属的肺泡过度充气，进而肺泡破裂，形成肺气肿。在大块纤维化的周围是全小叶型肺气肿，在呼吸性细支气管周围是小叶中央型肺气肿。肺气肿多分布于两肺中下叶。有时管腔完全闭塞，使所属的肺泡萎陷或小叶不张。细支气管可发生不同程度的扩张。

（三）肺的淋巴系统改变

尘细胞借其阿米巴样运动，进入淋巴系统，造成淋巴结纤维组织增生，特别是肺门淋巴结出现肿大、硬化。随之而来的是淋巴逆流，尘细胞随淋巴液从肺门向周围聚积，并到达胸膜。

（四）胸膜改变

胸膜上尘细胞和矽尘淤滞，也可引起纤维化和形成矽结节；胸膜增厚、粘连。在重症病例，膈胸膜的肺大泡破裂时，因胸膜粘连，自发性气胸往往是局限性的。

## 四、并发症

（一）肺结核

肺结核是矽肺常见的并发症，在20% ~50%之间。尸检较生前X线片上发现的更多，为36% ~75%。随矽肺病情加重，合并率增加。并发肺结核常促使矽肺患者死亡。据国内外报道，矽肺患者死于并发结核者占46.3% ~50.8%。矽肺患者所以容易并发结核，可能与下列因素有关：①矽肺患者抵抗力降低，易受结核菌感染；②肺间质广泛纤维化，造成血液淋巴循环障碍，降低肺组织对结核菌的防御功能；③矽尘对巨噬细胞有一定毒性，削弱巨噬细胞吞噬和灭菌能力，促使结核菌在组织中生长及播散。实验室检查有红细胞沉降率加速，痰中可找到结核杆菌。结核空洞常较大，形态不规则，多为偏心，内壁有乳头状凸起，形如岩洞。结核病变周围胸膜增厚。因两肺广泛纤维化，影响血供，抗结核药物疗效很差。

（二）慢性阻塞性肺病和肺源性心脏病

由于机体抵抗力降低以及两肺弥漫性纤维化，使支气管狭窄，引流不畅，易继发细菌和病毒感染，并发慢性支气管炎和肺气肿，肺功能减退，导致严重缺氧和二氧化碳潴留，发生呼吸衰竭。重度矽肺可伴有肺动脉高压，导致肺源性心脏病。严重感染可引起右侧心力衰竭。

（三）自发性气胸

用力憋气或剧咳后，肺大泡破裂，造成张力性自发性气胸。因胸膜粘连，气胸多为局限性，并常被原有呼吸困难症状所掩盖，有时经X线检查，才被发现。气胸可反复发生或两侧交替出现。因肺组织和胸膜纤维化，破口常难以愈合，气体吸收缓慢。

## 五、预防

要控制矽肺病，关键在预防。我国各地厂矿采用了湿式作业，密闭尘源，通风除尘，设备维护检修等综合性防尘措施，加上个人防护，定期监测空气中粉尘浓度和加强宣传教育，使矽肺病的发生率大大减少，发病工龄延长，病变进展延缓。各厂矿对于新参加粉尘作业的工人要做好就业前体格检查，包括X线胸片。凡有活动性肺内外结核、各种呼吸道疾患（慢性鼻炎、哮喘、支气管扩张、慢性支气管炎、肺气肿等）者，都不宜参加矽尘工作。在厂（矿）工人应做定期体格检查，包括X线胸片，检查间隔时间根据接触二氧化硅含量和空气中粉尘浓度而定，一年至二、三年一次。如发现有疑似矽肺，应重点密切观察和定期复查；如确诊矽肺，应即调离矽尘作业，根据劳动能力鉴定，安排适当工作，并做综合治疗。有矽尘的厂矿要做好预防结核工作，以降低矽肺并发结核的发病。

（耿　菲）

# 参考文献


[1] 魏中秋，孙月，程华，等. AcSDKP 对矽肺大鼠 TGF－β 受体介导的 P38MAPK 信号转导途径调节与作用［J］. 中华劳动卫生职业病杂志，2014，32（5）：340－347.

[2] 李红垒，徐丁杰，郭地利，等. Ac－SDKP 通过调节 HDAC6 和 HSP90 抑制矽肺纤维化的机制研究［J］. 中国现代医学杂志，2018，28（2）：1－7.

[3] 魏中秋，杨方，田景瑞，等. N－乙酰基－丝氨酰－天门冬酰－赖氨酰－脯氨酸对矽肺大鼠肺内 P38 信号转导通路蛋白表达的调节［J］. 中国职业医学，2010，37（1）：8－12.

[4] 魏中秋，于婉莹，冯海利，等. N－乙酰基－丝氨酰－天门冬酰－赖氨酰－脯氨酸对大鼠矽肺 c－Jun 氨基末端激酶通路活化的调节作用［J］. 中华劳动卫生职业病杂志，2013，31（5）：335－340.

[5] 陈杰. 病理学. 第3版［M］. 北京：人民卫生出版社，2015.

[6] 黄玉芳. 病理学［M］. 北京：中国中医药出版社，2012.

# 第七章

# 循环系统疾病

## 第一节　心肌炎

心肌炎是指心肌的局限性或弥漫性急性或慢性炎症病变，可分为感染性和非感染性两大类。前者因细菌、病毒、螺旋体、立克次体、真菌、原虫、蠕虫等感染所致，后者包括过敏或变态反应等免疫性心肌炎，如风湿病以及理化因素或药物所致的反应性心肌炎等。由病毒感染所致的心肌炎，病程在 3 个月以内者称为急性病毒性心肌炎。

### 一、病毒性心肌炎

大多数已知病毒，如脊髓灰质炎病毒、流感病毒、腺病毒、水痘病毒、流行性腮腺炎病毒、传染性单核细胞增多症病毒、巨细胞病毒、麻疹病毒、风疹病毒、传染性肝炎病毒、淋巴细胞脉络丛脑膜炎病毒、流行性脑炎病毒以及艾滋病病毒等都能引起不同程度的心肌间质炎，但主要是柯萨奇 B 病毒和埃可病毒。

病毒性心肌炎有的只是病毒感染损伤的一部分，有的则定位于心脏。成年人病毒性心肌炎的临床表现大多较新生儿和儿童病毒性心肌炎轻，急性期死亡率低，大部分病例预后良好。

重症病毒性心肌炎的病理表现为间质性心肌炎。急性期有心脏扩大，心壁苍白、柔软，间质水肿，间质和小血管周围有以淋巴细胞、单核细胞为主的炎细胞浸润，伴有心肌细胞变性、坏死。慢性期表现为间质纤维化，主要集中在肌束间和小血管周围，并有延伸至心内膜，也可有散在的小瘢痕。

病毒性心肌炎无论临床表现，还是病理形态均没有特异性，因此确定诊断比较困难。临床上血清病毒滴度升高 4 倍以上有重要的诊断价值，心肌活检虽可认定病变性质，但用活检标本分离病毒的阳性率不高。近年来有用原位核酸杂交（PCR）或聚合酶链反应－单链构象多态性分析（single strand conformation polymorphism analysis of polymerase chain reaction products，PCR－SSCP）检测 DNA 或 RNA 的，有较高的阳性率。

### 二、细菌性心肌炎

一般是其他部位细菌感染的并发症状，如急性咽峡炎、扁桃体炎、白喉、肺炎流行性脑脊髓膜炎、细菌性心内膜炎等都能引起心肌炎。细菌性心肌炎也是间质性心肌炎（图 7－1），心肌间质、血管周围均可有成片或灶状炎细胞浸润。炎细胞的类型和浸润的广泛程度随感染细菌种类而异，有的甚至形成小脓肿，一般类型的炎细胞以单核细胞和淋巴细胞为主。并发于急性咽峡炎的等重症者，常有明显的心肌细胞变性、坏死和间质水肿。白喉性心肌炎的心肌细胞脂肪性变较突出，分布弥漫，脂滴粗大，坏死心肌细胞形成粗大颗粒或团块，周围有巨噬细胞、单核细胞浸润。结核性心肌炎一般是血液播散或结核性心包炎、心外膜炎的直接扩散，病损部有特征性的结核结节。细菌性心肌炎的愈合一般都经肉芽形成瘢痕。

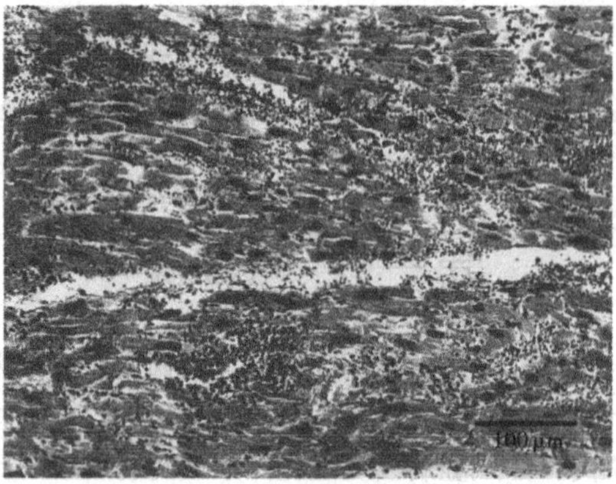

**图 7－1　细菌性心肌炎**

质内有大量炎细胞浸润，心肌细胞被分割成粗细不等的条束，并有肿胀和变性

## 三、真菌性心肌炎

这种心肌炎一般是真菌感染累及心肌的结果，原发于心肌的极少。多见于长期使用抗生素、肾上腺皮质激素以及免疫抑制剂者。早期炎症病灶也散在分布于心肌间，进而可扩展和融合。菌种的不同，炎症灶的表现可有差别，有的出血、坏死突出，而炎症反应较轻，有的表现为以中性多形核白细胞为主的浸润，伴有组织坏死、脓肿形成。急性期病灶一般较易找到菌丝（图 7－2），菌种以念珠菌、曲菌、毛霉菌等较多见。慢性期有巨噬细胞反应和肉芽肿形成，甚至出现多核巨细胞，呈结核结节样形态，但其坏死不如结核彻底，也找不到结核菌，这是主要鉴别点。

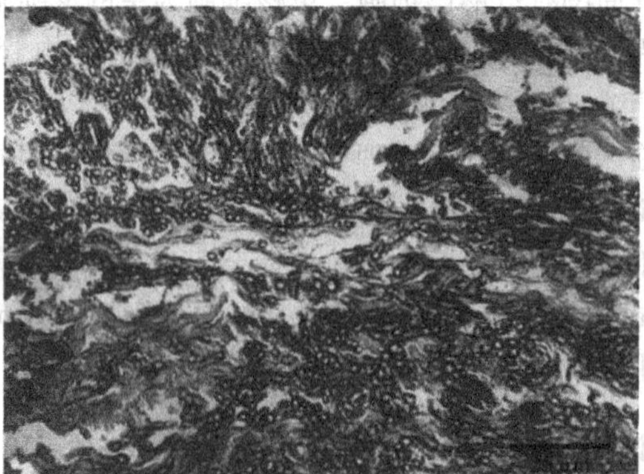

**图 7－2　真菌性心肌炎**

心肌炎的肌间脓肿，内有大量菌丝和孢子。一般用 PAS 染色能较清晰地

## 四、药物和毒物性心肌炎

多种药物能对心肌造成损伤。基本有两种形式，一是药物或毒物对心肌的直接毒害作用，二是心肌对药物过敏引起的损伤。药物对心肌的直接毒害作用有明显累加和剂量依赖效应关系，可称为中毒性心肌炎。心肌对药物过敏引起的损伤在用药物后迅速发生，呈过敏性表现，故称为过敏性心肌炎。

中毒性心肌炎的心肌炎症是药物毒害造成心肌坏死的反应，而不是对药物本身的反应。心肌坏死一般呈灶性，有时只有1~2个细胞，但在病损区有坏死心肌、炎症肉芽到纤维化的愈合瘢痕同时并存。炎细胞以多形核细胞为主，也可有巨噬细胞，但嗜酸性粒细胞较少见。锑、砷、吐根碱、氟尿嘧啶、锂以及吩噻嗪等制剂能引起心肌大片坏死。此外，白喉毒素、嗜铬细胞瘤分泌的儿茶酚胺长期作用，或口服苯异丙胺也能引起心肌坏死，出现炎症。

过敏性心肌炎也是间质性心肌炎，表现为心肌间和小血管周围有嗜酸性粒细胞、淋巴细胞和浆细胞浸润，尤其以嗜酸性粒细胞较突出，但心肌细胞变性、坏死较轻，停药后炎症可自行消退，甚至不留明显纤维化。过敏性心肌炎常出现血管炎和血管周围炎，但病变细胞纤维素样坏死较少见。

能致心肌损伤的常见化学物品简述如下：

（1）一氧化碳：一氧化碳与血红蛋白结合所形成的碳氧血红蛋白，使丧失运输氧能力，导致组织严重缺氧。心肌对缺氧十分敏感，中毒早期有心肌细胞变性和间质出血、水肿；晚期则常引起心内膜下乳头肌灶性坏死。此外，心外膜和心内膜下多见斑片状出血。

（2）氧：氧是保证心脏高效能工作所必需，环境中氧含量随海拔增高而降低。在海拔5 000~5 500米处的氧分压约为海平面地区的1/2。急性缺氧所致的心肌损伤主要表现为心肌细胞坏死；慢性缺氧所致的心肌损伤主要表现为心肌细胞变性、萎缩、代偿性肥大和间质纤维化。然而血氧含量过高也会引起心脏输出量和心肌收缩力的降低，造成氧中毒。氧过量可发生在高空飞行、深水潜水和医疗等所有使用供氧呼吸器的场合。氧中毒会导致肺动脉高压和肺源性心脏病，出现右心室肥厚和心力衰竭，原因是过量的氧既能直接抑制心肌功能，减少冠脉血流，又能使肺因氧中毒而致弥漫性肺泡损伤和肺纤维化，肺动脉和体循环高压。氧中毒同样可造成心肌坏死。

（3）酒精：长期大量饮酒可致心脏肥大、心肌脂肪变和纤维化，此病称为酒精中毒性心肌病，或酒精性心肌病。其发病机制尚不甚清楚。电镜下可见心肌细胞线粒体肿胀，嵴破坏，脂褐素增多，胞浆内脂滴明显增多。

（4）二硫化碳：二硫化碳引起的心血管系统损伤多见于长期低浓度接触者（50mg/$m^3$左右）。主要病损为动脉硬化，其形态改变类似于动脉粥样硬化。二硫化碳引起动脉硬化的原因，有人认为与它能引起高胆固醇血症有关；也有研究表明它能与胰岛素结合形成复合物而降低其活性，产生化学性糖尿病有关。最常见的病损部位为脑动脉、肾动脉和心血管系。主要表现为视网膜血管硬化，且易出血和发生小动脉瘤；肾脏病变为动脉毛细血管的透明性变，其病理形态类似于Kimmelstiel - Wilson型肾小球硬化症。心脏方面经流行病学研究，表明长期接触低浓度二硫化碳者，冠心病死亡率高于非接触者。病损可发生在一个部位或多个部位，同一患者不同部位的病损程度亦不相同。

（5）铅：慢性铅中毒可使人过早发生动脉粥样硬化，也能引起血压升高和心肌肥大，有的甚至引起冠状动脉痉挛，发生“铅性心绞痛”。在临床上表现为心绞痛、心力衰竭、心电图T波和S－T段异常。形态上有心肌细胞坏死，肌原纤维分离，肌浆网扩张和线粒体肿胀等。

（6）硒：硒的缺乏可使家畜发生白肌病，我国东北和西北地区也有这种以骨骼肌和心肌变性坏死为主的地方性缺硒病。心肌病变主要为凝固性坏死，或溶解性坏死，呈灶状或大片分布在心内膜下区。硒是谷胱甘肽过氧化物酶的组成部分，它是一种自由基清除剂。一些研究表明克山病的发病与缺硒有一定的关系。此外，硒对机体的影响也受一些地球化学因素的制约，如摄入过多的硫酸盐可降低动物对硒的利用；铜和锌的过量也能促进动物缺硒病的发生等。但硒的过量也可致病，硒中毒的心脏病变为心内膜和外膜下出血，心肌坏死，炎细胞浸润，心肌纤维化和瘢痕形成等。

（7）钴：钴是维生素$B_{12}$的组成成分，是一种必需的微量元素。钴缺乏可引起小红细胞性贫血。1965—1966年间，加拿大魁北克等地在长期大量饮用啤酒的人中爆发一种心肌病，认为与钴中毒有关。其主要表现为呼吸困难、发绀、心跳加快，并有严重心力衰竭、心脏增大，部分病例心腔有附壁血栓。镜下见心肌呈弥漫性变性，间质水肿和灶性纤维化。钴对心肌损伤的机制不十分清楚。一些研究表明，病因可能是多因素的，除钴的作用外，如食物中缺乏蛋白质、硫胺素、镁等必需营养物质的缺少可能有关。过多摄入酒精也可与钴起协同作用。

（8）真菌毒素：蒽环类抗生素（anthracyclines）如柔毛霉素（daunorubicin）和多柔比星（阿霉素，adriamycin），是一类用于治疗癌症的抗生素，常能引起扩张型心肌病。用药后数分钟即可产生心肌细胞核仁崩解。多柔比星的急性作用包括低血压、心动过速和心律失常；慢性病变包括心脏扩大、心肌细胞变性和萎缩，伴有间质水肿和纤维化。另外，霉烂玉米等的串珠镰刀菌毒素（Fusadummon moniliforme）也可损害心肌，急性期表现为心肌水样变性、灶性肌溶解和坏死，进而出现心肌纤维化。

## 五、原虫性心肌炎

引起本病的主要有枯氏锥虫病（Chagas病）和弓形虫病。

Chagas病是全身性疾病，但主要侵犯心脏，急性期锥虫在心肌细胞内繁殖，形成包囊，细胞膜完整。锥虫的虫体圆形或卵圆形，直径约1.5nm，核卵圆。当包囊破裂，心肌坏死后出现灶性或弥漫性淋巴细胞、浆细胞和嗜酸性粒细胞浸润，但这时已找不到锥虫。慢性期表现为心脏扩张、心尖部变薄，形成室壁瘤，有灶性或弥漫性间质纤维化。少部分病例有肉芽肿形成，并出现多核巨细胞。

弓形虫病也常累及心肌，急性期弓形虫在心肌细胞内繁殖，破坏心肌细胞，并出现淋巴细胞、单核细胞、浆细胞和嗜酸性粒细胞浸润。弓形虫呈卵圆形或新月形，长3.4～4.3μm，宽1.3～1.7μm，其核径几乎等于虫体的宽度。慢性期也表现为灶性或弥漫性间质纤维化、心肌细胞肥大、心腔扩张，但此时已不易找到弓形虫，类似扩张型心肌病的外形。在器官移植、AIDS晚期和用免疫抑制者可再现活动性心肌炎。

## 六、肉芽肿性心肌炎

本型心肌炎以心肌的炎症区内出现巨细胞，并有肉芽肿形成为特征，有肉样瘤病（结节病）和巨细胞型心肌炎两种类型。

肉样瘤病是一累及全身的肉芽肿性疾病，在心脏的表现是小动脉和小血管周围散在由淋巴细胞、单核细胞、类上皮细胞和朗汉斯巨细胞组成的结核样结节，心肌间质纤维化明显，有的坏死灶内可见星状体（asteroid body）或绍曼小体（schaumann body）。星状体呈嗜酸性，中心有一小而色深，呈放射状排列的芒刺状体。绍曼小体呈球形，表现为同心圆层状排列的钙化小体。肉样瘤病虽常见星状体，但非特有，星状体有时也可见于巨细胞型心肌炎。与结核不同的是结节病无干酪坏死，也找不到结核杆菌，但单纯的形态学手段有时也难以鉴别，而用 PCR 技术检测结核杆菌 DNA 会有较大帮助。

巨细胞型心肌炎是一类心肌间质炎症中有巨细胞，并形成肉芽肿的心肌炎，病灶直径约 2mm 或更大，散在或弥漫分布于左室壁和室间隔。肉眼可见呈灰黄色或暗红色小点，镜下见病灶内有淋巴细胞、巨噬细胞、浆细胞和嗜酸性粒细胞等，中心有坏死，但不是典型的干酪性坏死，巨细胞在坏死的周围，有呈典型的朗汉斯巨细胞形态，有具多核巨细胞形状，也有肌源性巨细胞的某些迹象（图 7－3）。

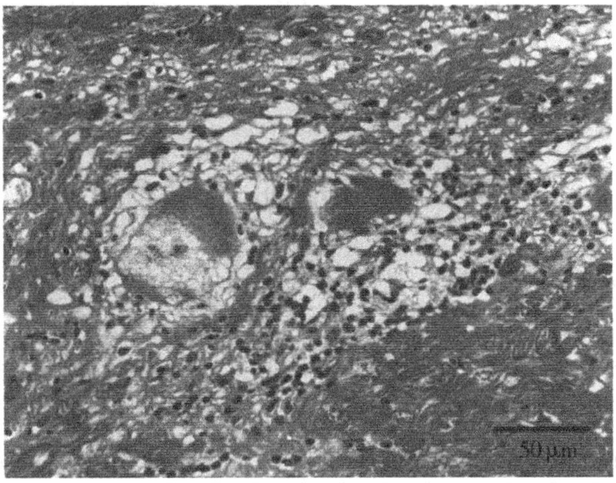


**图 7－3 巨细胞型心肌炎**

心肌间质增多，并有炎细胞浸润，形成肉芽肿，其间散在多核巨细胞

## 七、心肌炎的鉴别诊断

不同类型的心肌炎虽各有不同的病理形态表现，但它们的形态差异主要表现在急性阶段，在慢性期病损修复后均呈纤维瘢痕，因此心肌炎的病理形态学鉴别诊断主要依据急性期的表现。

（1）严格地说心肌炎和心肌的炎症性反应是两类性质不同的病理现象，例如心肌变性、心肌梗死的坏死心肌清除过程中会有炎症反应，尤其小灶性梗死时难与呈大灶性表现的心肌炎区别，但小灶性梗死毕竟呈与冠状动脉相关的区域性分布。

（2）全身性白细胞增多的一些疾病，心肌间质或心脏的小血管，尤其毛细血管内常有白细胞增多，如寄生虫感染的嗜酸性粒细胞增多，白血病等都可以在心肌间质有散在或小灶性集聚，但这种浸润一般不伴有心肌坏死。另外，心肌间质内的散在个别炎细胞，尤其淋巴细胞可见于心脏，不一定是病理性表现。

除外了全身性白细胞增多疾病和心肌炎症性反应，也就肯定了心肌炎症病变是真正的心肌炎了，至于是哪一种心肌炎，还要根据心肌炎症病灶的病理形态特征加以鉴别（表7－1）。

**表7－1 心肌炎和心肌炎症性反应与炎细胞的关系**

| 中性粒细胞 | 淋巴细胞 | 嗜酸性细胞 | 巨细胞 |
|---|---|---|---|
| 早期病毒性心肌炎 | 病毒性心肌炎 | 寄生虫感染 | 结节病 |
| 细菌感染 | 立克次体感染 | 嗜酸性细胞增多症 | 过敏 |
| 细菌毒素损伤 | 原虫感染 | 药物过敏 | Wegener 肉芽肿 |
| 真菌感染 | 血管胶原病 | Wegener 肉芽肿 | 血管胶原病 |
| 梗死心肌的清除 | 药物反应 | 原因不明 | 风湿性炎 |
| | 结节病 | | 类风湿性炎 |
| | 移植排斥反应 | | 感染性肉芽肿 |
| | 原因不明 | | 原因不明 |

（3）细菌性心肌炎和真菌性心肌炎的急性期坏死病灶内一般都可以找到病原微生物，这有助于诊断的确立。

（耿　菲）

## 第二节　心脏瓣膜病

不同地区、不同时期心脏瓣膜病的病谱有所不同。先前心脏瓣膜病以风湿性和感染性瓣膜炎较多，但随着生活环境的改善、抗生素的应用以及人口年龄结构等的改变，近年来瓣膜的变性和老化性病损等有所增多，然而现阶段风湿性心脏瓣膜病仍是我国的常见病之一。

心脏瓣膜及其周围组织病变累及瓣膜的结构或功能者均属瓣膜病。主、肺动脉瓣的瓣上和瓣下狭窄虽不是瓣膜本身结构的病变，但其临床征象酷似瓣膜病，所以也归入心瓣膜病范畴来讨论。

### 一、心脏瓣膜病的病理诊断要素

相同病因心脏瓣膜病的好发部位和病理形态等方面的表现不全相同，因此心脏瓣膜病的病理诊断至少要考虑病损部位、病因以及瓣功能损伤的类别和严重程度等。

1. 病变部位　心脏有四组瓣膜，分别介于心房与心室和心室与大动脉之间，前者称为房室瓣（包括二尖瓣和三尖瓣），后者称为主、肺动脉瓣（包括主动脉瓣和肺动脉瓣）。病变只损害单独一个瓣膜者称为单瓣膜病，同时损害两个或两个以上瓣膜者称为联合瓣膜病或多瓣膜病。主动脉和肺动脉瓣由纤维结缔组织的瓣环和瓣叶组成，主要承受心脏舒张时的主、肺动脉内压力；房室瓣的组成除瓣环和瓣叶外，还有腱索及乳头肌，主要承受心脏收缩时的心室内压力。心瓣膜的受压不同，瓣膜的易损性亦不同，二尖瓣和主动脉瓣最易受损。在结构上主动脉瓣环和二尖瓣环的基部有直接的连接共同组成部分，这部分两瓣共用，故有些如变性、感染性病损常同时累及两瓣或从一瓣延伸至另一瓣。

2. 病变的性质　起始于心瓣膜本身的为原发病变，由其他部位的病损累及瓣膜者为继发病变。瓣膜发育异常、理化因子、生物因子、外伤性伤害以及肿瘤等都可成为瓣膜病的病因。因心脏或一些瓣膜的病变导致另一些瓣膜的血流动力学性或湍流性损伤是最常见的瓣膜继发病。一般，瓣膜的继发病变都以瓣缘的增厚和卷曲为特征，有的还伴有相应部位心壁的喷射（冲击）性心内膜增厚。

瓣膜病按病因和病变性质分类有多种，一般先把心瓣膜病分成风湿性和非风湿性两大类，然后再细分；也有先分成先天性和获得性两大类，然后再细分的。

3. 瓣膜的功能障碍类别　心瓣膜是保证心脏收缩时血液定向流动的阀门。瓣口的狭窄，使血流不畅；关闭时瓣叶不能完全对合，可致关闭不全血液反流。这是心瓣膜功能障碍的两种主要类型。瓣膜变形所致的血流动力学改变，对心脏和肺的影响取决于病变的部位、性质和程度等。瓣口狭窄的结果是心脏排血受阻，致使狭窄口远端供血不足，出现晕厥、心绞痛或呼吸困难等临床表现；而狭窄口的近端有血流淤滞，造成肺瘀血或肝、脾瘀血等。瓣口狭窄时心脏的代偿表现为等容型功能增高，心脏能适应的最大负荷取决于心肌可发展的最大张力，心脏功能不全仅发生在心肌的功能储备完全动用以后。瓣膜关闭不全的结果是舒张时血流从瓣口反流，使进入心腔的血量增加，其代偿以等张型功能增高为主，它以心脏收缩功能相对轻微增加为特征，心脏可能适应的最大负荷并不取决于心脏的膨胀性，而取决于心肌张力的发展，故心力衰竭发生在心肌储备力完全动用以前，是心肌储备无力动用的结果。

据上述影响心脏瓣膜病的诸因素分析，可知心瓣膜病的诊断最好要综合病损部位、病因以及瓣功能损伤的类别和严重程度等来确定。有些瓣膜病，在某些阶段，单纯根据病损组织的病理形态较难确定病因，尤其一些外检病例，单从病理形态很难确定病因，只能给出像慢性瓣膜炎、瓣组织黏液性变之类的纯形态学诊断时，更要参考详细的临床材料才能做出接近实际的病因分析。有鉴于此，瓣膜病的病理诊断一定要密切结合临床表现、大体和显微镜形态等来综合确定。

## 二、不同病因心脏瓣膜病的病理特征

心脏瓣膜病的病因，有的已经确定，有的至今仍不明确。对病因尚不明确的，目前还暂时统称其为原发性或特发性心瓣膜病，已知病因的有以下几大类。

1. 发育异常　这是心脏发育过程中，心内膜垫发育不完善或畸变造成的瓣膜病。瓣膜缺陷或畸形程度不一，有的比较单一，有的累及一个以上瓣膜，甚至并发房、室间隔缺损或大动脉的畸形。伴有瓣膜畸形的心脏病有的组成不同的综合征，如法洛四联征、卢滕巴赫综合征等。

2. 外源性理化和生物因子　外源性理化因子主要是环境因素，它对心血管系统的作用是多方面的，不同的因素对心脏的影响随种类、强度和个体差异的不同而异，表现形式亦不同。当前，特别值得重视的是地球化学因素、环境物理因素和环境化学因素、毒物以及药物等。这些因素一般不单独地作用于心瓣膜，而大多是毒害心肌或全身，再影响心瓣膜。细菌、病毒以及真菌等生物因子对心瓣膜的作用一般以感染性心内膜炎形式伤害心脏，但也有比较集中伤害瓣膜的。感染性心内膜炎对瓣膜结构的破坏较为突出，受病损瓣被腐蚀，常有瓣叶穿孔、腱索断裂等。

3. 代谢障碍和组织变性　心脏、大血管的代谢障碍和组织变性或心瓣膜的代谢障碍和组织变性均可造成瓣膜病损。代谢障碍和组织变性可以是只限于瓣膜的，也可以全心性的，甚至是全身性的。主要限于瓣膜的代谢障碍和组织变性的有瓣膜的钙化性硬化、黏液瘤样变性等；主要损害源于心脏的有心肌病、心肌的缺血性损伤等。瓣叶和腱索本身虽不是依靠血管来提供营养，但缺血性损伤能伤害乳头肌，从而再影响瓣功能，而像系统性红斑狼疮等全身性疾病，瓣膜病变只是全身表现的一部分。

4. 外伤　外伤造成的瓣膜损伤多见于心脏的穿透性损伤和车祸等。车祸时，心腔或大血管腔内血压突然增高，在“水锤”作用下使瓣叶撕裂、穿孔或腱索断裂。如瓣叶或腱索原有变性基础，更易损伤。

5. 肿瘤和肿瘤样病变　心脏的原发肿瘤很少，原发于瓣膜的肿瘤更少。肿瘤对瓣膜的影响，主要使瓣口狭窄和关闭不全。除肿瘤外，像无菌性内膜炎的赘生物，有肿瘤病变相似的功能表现。这些病变的病理形态鉴别虽不难，但临床鉴别有时较难。

从上述各类已知病因的瓣膜病中，瓣膜发育异常的都归属于先天性瓣膜病，其他归属于获得性瓣膜病。

### （一）先天性心瓣膜病

从心内膜垫和其他瓣膜始基组织演化成瓣膜的过程中，任一阶段发育障碍造成的瓣膜结构变异，导致瓣膜功能异常的均可成为先天性心瓣膜病。常见的类型有：

1. 分叶变异　主动脉瓣和肺动脉的瓣叶均由三个半月瓣组成，在分隔形成阶段，如对合点发生向左或向右偏移，就可造成分叶变异，出现二叶化或四叶化的主动脉瓣和肺动脉瓣。瓣叶大小可基本相似，也有较大差别。单个瓣叶可仍为半月状，亦可伴有其他畸变。初生时瓣叶厚度可与正常无异，但其后可增厚，瓣叶变硬甚至钙化。如瓣叶分隔不全，可出现单叶瓣，甚至呈中间有孔的膜状间隔，瓣孔可偏心，如孔在中心，瓣呈穹窿状。瓣膜的分叶不全，在形态上要与瓣叶间的融合或粘连相区别，分叶不全者瓣间只有单瓣组织的嵴状分隔，而融合或粘连则是相邻两瓣间组织的结构性合一，这有时要用组织切片来区别。后者形成的二叶化瓣称为假性二叶化。二尖瓣或三尖瓣的分叶变异多数伴随于乳头肌或心内膜垫组织的其他发育异常，如二尖瓣的分叶不全，且其腱索都集中于单一的乳头肌上，就形成“降落伞型二尖瓣”，如并发房、室间隔缺损可伴有乳头肌和腱束骑跨等变异。瓣的分叶不全常致狭窄，过多分叶常致关闭不全。

2. 融合变异　心内膜垫和其他瓣膜始基组织的融合不全常致瓣叶出现裂隙或孔隙。瓣叶的裂隙位于瓣缘，就其深度如超过瓣叶的关闭线，会有关闭不全表现，如裂口深达基部，就成为完全性瓣叶裂；出现在主、肺动脉瓣叶联合附近关闭线以上的孔隙，一般不会有关闭不全表现，但随年龄的增长，瓣叶会因纤维增多、变硬而使关闭线上移时，使原来不显临床表现的轻度瓣叶裂或孔出现关闭不全。

3. 生长过度　瓣叶或瓣环组织的生长过度较为少见，其表现都为瓣的关闭不全。在主动脉瓣，瓣叶缘的总长度因远大于主动脉的周径，瓣叶下垂，三个瓣叶的下垂程度不一定相同，一般其瓣叶缘因长期受血流冲击而变厚。瓣环的过大，会使瓣的关闭重合面减少，瓣叶和腱索的张力加大，久而久之可使瓣关闭不全。先天性的瓣叶或瓣环的生长过度要与瓣的变性导致的瓣环扩张、瓣叶增大相区别，前者一般不伴有变性，尤其黏液性变。

4. 瓣膜装置间各结构间的匹配异常　健全的瓣膜功能除有赖于瓣膜装置各结构成分的正常外，还有赖于瓣膜装置各结构成分间的合理搭配，如各结构间的配合失调，便可引起关闭不全。对二尖瓣而言，两组乳头肌上的主腱索分别连接前、后联合，其余分别分布到相邻居的瓣叶。如这种分布关系的失常或腱索分布不均，便可造成牵拉力方向改变，引起关闭不全。它的临床表现有的起初关闭不全表现可能不突出，但随年龄的增长，临床表现明显起来。这样的病例，经病理证实的阜外心血管病医院已有过 3 例。

### （二）获得性瓣膜病

1. 风湿性瓣膜病　急性风湿性瓣膜病与慢性风湿性瓣膜病的临床和病理表现不同。在病理方面急性风湿性瓣膜病最具特征性，风湿性瓣膜炎只是心内膜炎的一部分，其表现先是瓣叶肿胀增厚，透明性丧失；继而沿瓣叶的关闭线出现呈串珠状排列，直径 1 ~ 2mm 的小结节状赘生物，排列整齐、密集，附着牢固；结节内除纤维素物外，还有单核细胞、阿绍夫细胞、淋巴细胞等，基部有小血管，一般可见阿绍夫小体，但无细菌菌落。赘生物多位于房室瓣的心房面、半月瓣的心室面。急性风湿性瓣膜炎，最后以炎症病灶的纤维化为结局。较轻的病变愈合后，可能只有瓣膜的轻度增厚（尤以瓣膜关闭线处较明显）和腱索的轻度增粗，一般无瓣膜变形。

急性期，除瓣膜炎外或多或少伴有心内膜炎和心肌炎，使心肌细胞肿胀、间质水肿，此时心脏的伤害不全是瓣膜病本身，更主要的是心肌的非特异性改变。

如病变反复进行，瓣叶会因纤维增生而增厚，使瓣叶变硬，瓣膜联合部瓣叶间粘连，瓣叶因纤维收缩而变形，进而纤维化组织可发生钙化，演变成慢性风湿性瓣膜病。钙化和纤维化组织表面如有溃破，还可有纤维素沉着。瓣膜炎时腱索、乳头肌常同时累及，纤维化时瓣叶与腱索常融合成一体，称为“腱索瓣叶化”，较重的甚至有瓣叶与乳头肌直接相连接（图 7 - 4）。慢性期本身虽无特征性病变，但由于急性风湿病变的反复出现，因此在未静止时，同一病例可见新老不一的不同阶段病变，这可作为病理诊断的重要参考。

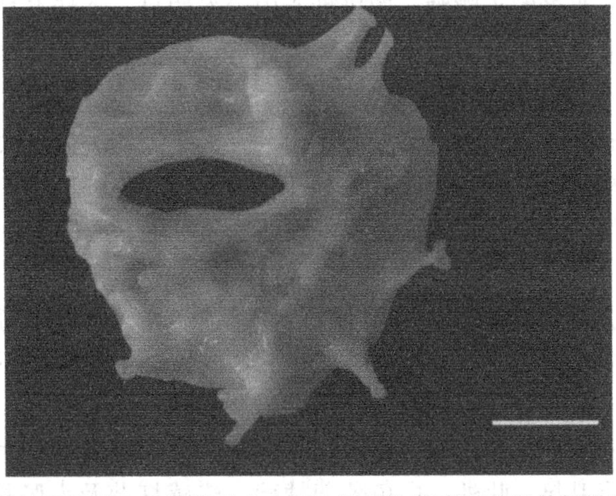

**图 7 - 4　慢性风湿性二尖瓣炎的心室面，瓣叶和腱索呈弥漫性纤维增生，并相互融合，瓣口狭窄，乳头肌与瓣叶相接**

慢性风湿性瓣膜病的叶间粘连，瓣叶硬化收缩，造成狭窄，但重度硬化使关闭时瓣叶不能完全对合，则可在狭窄的基础上伴有关闭不全；慢性风湿性瓣膜病也有叶间无明显粘连，而以瓣叶硬化表现为主的关闭不全者。至于慢性风湿性瓣膜病为什么有的病损以狭窄为主，有的以关闭不全为主，有研究认为与急性瓣膜炎阶段伴随心肌炎的严重程度有关，如心肌炎较明显，心脏扩张，转为慢性后，瓣膜病易表现为以关闭不全为主。

风湿性瓣膜病损最多见于二尖瓣，其次为二尖瓣并发主动脉瓣。三尖瓣和肺动脉瓣本身很少单独受累。据北京协和医院的 107 例风湿性心脏病的尸检材料，单独二尖瓣的病损率为

46.73%；两个瓣并存（二尖瓣并发主动脉瓣或二尖瓣并发三尖瓣）的病损率为39.25%；三个瓣并存（二尖瓣、三尖瓣、主动脉瓣或二尖瓣、主动脉瓣、肺动脉瓣）的病损率为14.02%。主动脉瓣的病损率为8.6%，其中无一例主动脉瓣单独病损者。阜外心血管病医院123例风湿性心脏病的尸检材料中，单独二尖瓣的病损率为36.29%，两个瓣膜并存的病损率为41.46%，三个瓣膜并存的病损率为20.33%，四个瓣膜并存的病损率为1.63%，亦无单独主动脉瓣病损者。主动脉瓣单独病损者，文献上虽有报道，但为数较少，多数与二尖瓣病损并存。慢性风湿性炎的病损瓣膜除有纤维性增厚外，还可并发钙化和血栓形成等。

2. 感染性心内膜炎　感染性心内膜炎是由某种致病菌感染所致的心内膜炎的统称。由于致病菌的毒力及患者的抗病能力不同，病程长短不一，其临床和病理表现可以不同。因感染导致的心瓣膜病中最常见的有细菌引起的细菌性心内膜炎、真菌引起的真菌性心内膜炎。感染性心内膜炎最易累及瓣膜，病变虽不只限于瓣膜，但瓣膜病变对心脏功能的影响极大。已有病损的瓣膜和人工瓣的易感性远大于完全正常的瓣膜，如先天性瓣膜病、慢性风湿性瓣膜病较易并发感染性心内膜炎。解剖学研究表明，心内膜炎患者只有15%感染前心瓣膜是正常的，而有41%并发于慢性风湿性心脏病，29%并发于先天性心脏病。其他异常，依次为二叶化瓣、主动脉瓣关闭不全、室间隔缺损、马方综合征和主动脉瓣分叶不全等。瓣膜的感染性病变对瓣膜结构的破坏作用远大于其他任何一类心瓣膜病，病变对瓣叶的腐蚀可引起穿孔，对腱索可引起断裂，也有腐蚀瓣叶先生成瓣膜膨胀瘤再穿孔的。瓣膜上的赘生物，体积远大于风湿性赘生物，形状不规则，赘生物内有细菌菌落，赘生物质脆，极易脱落，发生脏器的败血性栓塞和心肌多发小脓肿。感染性心内膜炎的另一个特点是病损易向瓣膜附近组织扩展，如主动脉瓣上的病变可直接蔓延到二尖瓣等。病损的慢性化和愈合后瓣膜出现纤维性增厚和瘢痕化。

感染性心瓣膜病的临床主要表现为关闭不全，究其原因，一为巨大赘生物和瓣叶膨胀瘤的形成，使瓣不能严密关闭；另一为瓣叶的穿孔；少部分因心脏过度扩张引起。但也有因瓣膜的巨大赘生物或膨胀瘤的形成，使血流不畅而造成狭窄的，瓣膜炎后的狭窄多半是瓣膜瘢痕化的结果。

心血管系统感染引起的瓣膜病，除病原菌的直接损伤外，还有像梅毒螺旋体导致的主动脉伤害，尤其根部的损害，因滋养动脉炎，使动脉壁变性，主动脉瓣环扩张，瓣叶分离，造成关闭不全。

细菌性心内膜炎是最常见的感染性心内膜炎，国内报道常由溶血性链球菌、金黄色葡萄球菌、脑膜炎双球菌等引起。此外，白色葡萄球菌、流感杆菌及大肠杆菌致病者偶有发现。至于亚急性细菌性心内膜炎的致病菌，据上海和北京的分析，以草绿链球菌占首位，白色葡萄球菌和金黄色葡萄球菌也很常见，其他为产碱杆菌等。

细菌性心内膜炎急性者称为急性细菌性心内膜炎，如病变已出现修复反应，则称为亚急性细菌性心内膜炎。由于抗生素的广泛应用，急性细菌性心内膜炎已较前少见。不同病原微生物引起的感染性心内膜炎的鉴别，对急性期病损一般不难，在赘生物内找病原微生物是关键。值得注意的是有些心瓣膜炎的急性期临床症状较轻或未被诊出，就诊时已是瓣膜穿孔表现等，这时的病理鉴别也较困难，在除外先天性瓣叶残留孔后再与其他炎症性瓣膜病鉴别。下列瓣膜病虽较少见，但有不同的特征，有重要的鉴别参考价值。

布氏杆菌病性心内膜炎较为少见，因布氏杆菌毒力不强，病变与结核和其他肉芽肿相似，慢性病损多见于主动脉瓣，表现为瓣膜硬化。

大动脉炎是一种原因不明的慢性进行性全动脉炎，病损动脉壁有慢性炎细胞浸润、弹力纤维断裂和纤维组织增生，它的肉芽肿内可见上皮样细胞和朗格汉斯巨细胞，但无结核菌。据阜外心血管病医院290例大动脉炎的研究，14.5%有主动脉瓣的关闭不全，8.3%有二尖瓣反流，肺动脉和三尖瓣的反流率分别为3.1%和4.5%，其中主动脉瓣是大动脉炎的直接损害，其他瓣膜可能是继发损害。

肉样瘤病（sarcoidosis）是一全身性慢性病，基本病变是心肌间质内非干酪样上皮样细胞肉芽肿。肉样瘤病的上皮样细胞肉芽肿与结核性肉芽肿十分相似，只是不发生干酪样坏死。病变愈合后成纤维瘢痕。与其他器官相比，伤害心脏是较少的，它对心脏的伤害可引起传导阻滞和心律失常，肉样瘤肉芽肿广泛替代心肌，可引起心力衰竭和功能性二尖瓣关闭不全。在左心室的乳头肌和室间隔上部肉眼可见大片白色坚硬的结节，愈合后的心脏肉样瘤在形态上很像陈旧性心肌梗死，甚至连心电图的表现也相似。肉样瘤病不常累及心内膜，由此引起瓣膜功能失调的极少。

有一种称为“无菌性心内膜炎”的病变，是纤维素和血小板构成的血栓附着在瓣膜，形似瓣膜赘生物，但不是细菌感染的表现。有认为这类赘生物的形成多见于肿瘤（尤常多见于黏液癌）患者的濒死期，一般不引起显著的临床症状。

自心脏瓣膜置换术开展以来，人工瓣膜的感染已成为人们瞩目的问题。置换瓣膜有猪主动脉瓣、牛心包等生物材料制成的生物瓣、金属材料制成的机械瓣。人工瓣的感染除瓣膜也有赘生物形成，生物瓣材料虽无生命，但亦可被破坏，病损亦可延及瓣周，造成瓣周漏等。

3. 变性及代谢障碍性瓣膜病　瓣膜的变性有年龄性和病理性两种。随着年龄增长，在压力和血流的作用下，瓣膜的胶原和弹力纤维均会增加，瓣叶的关闭缘增厚，也可有脂质沉着，这些都是年龄性改变，但瓣膜过度增厚和钙化，便成为病理性的老年性瓣膜钙化病。病理性变性可见于任何年龄，最常见的是瓣的黏液瘤样变性和钙化。

黏液瘤样变性多见于二尖瓣，名称尚未统一，有称其为黏液变性、黏液样变性，也有称其为黏液瘤样变性，其本质是一种胶原纤维变性和酸性黏多糖沉积，变性不仅累及瓣叶，瓣环和腱索也常同时变性，只是程度不同。病变瓣膜常呈乳白色，在心房面有大小不一的瘤样隆起，故常被叫作黏液瘤样变性。黏液瘤样变性可使二尖瓣环和瓣叶松弛，腱索的伸展可造成二尖瓣前、后叶关闭时不能对合，在临床出现的关闭不全，称为二尖瓣脱垂综合征。能引起二尖瓣脱垂的另一种疾病是马方综合征，两者瓣膜的组织形态很难区分，故有人认为两者可能有相同的发病机制。瓣膜的黏液瘤样变性与瘢痕组织的黏液性变不同，前者的结构层次完整，而瘢痕组织的纤维排列紊乱，这是两者间的主要鉴别点。

二尖瓣环钙化是较常见的一种老年性瓣膜环变性和钙化的病征，女性多于男性，瓣环的变性使环扩大，环的钙化则使瓣环变硬，所以临床上有的出现收缩期杂音，而有的出现舒张期杂音。此后见于年轻人的二尖瓣环钙化多并发于慢性肾功能衰竭、有二尖瓣脱垂的马方综合征或胡尔勒（Hurler）综合征。

主动脉瓣钙化病多见于65岁以上的老年人，瓣叶因纤维增多而变厚、钙化而变硬，造成主动脉瓣口狭窄，多数并发二尖瓣环的钙化。钙化结节都分布在瓣叶的主动脉面，瓣膜联合无粘连，这些都有别于风湿性瓣膜炎。

纯合子型家族高脂蛋白血症（Ⅱ型高脂蛋白血症）能引起主动脉瓣或主动脉瓣上狭窄。

这型高脂蛋白血症对的损害重于降主动脉，它的纤维粥样斑块能造成主动脉瓣上狭窄；瓣膜的细胞内脂质和胆固醇堆积以及瓣的纤维化可引起狭窄。

糖原沉积病和Ⅱ型庞贝（Pompe）病造成的心壁肥厚，尤其是左室前庭区域的堆积会引起主动脉瓣下狭窄。但糖原沉积本身不损害瓣膜。

淀粉样物是一种多成分的复合蛋白，淀粉样物沉积病有原发和继发之分。心肌细胞间的淀粉样物沉积可使心肌细胞萎缩，产生充血性心力衰竭或限制性心肌病。淀粉样物好在乳头肌部沉积，常引起房室瓣功能失调，造成关闭不全。瓣叶上较少有淀粉样物沉积，且少量沉积也不足于造成瓣膜的功能失调。

痛风是尿酸盐在组织内沉积引起的关节或其他组织的炎症性病变。因沉积在瓣膜造成瓣功能失调的病例虽有报道，但为数极少。

升主动脉夹层可由主动脉中层黏液变性等原因引起主动脉中层裂开，出现裂隙（较大的常称为黏液湖），并与动脉腔相通，如不及时处理，中层裂隙可能极度扩大。夹层波及主动脉瓣，便可造成关闭不全。

4. 结缔组织病和自身免疫性疾病　是一类较少见的心瓣膜病，瓣膜的病损常常是全身病变组成部分。不同病损对瓣膜的损害机制和程度不全相同。

系统性红斑狼疮（systemic lupus erythematosus）为一全身性、非感染性，并与遗传因素有关的自身免疫性疾病，能侵犯皮肤、关节、心、肝、肾、神经系统、浆膜和血管。多见于青年妇女，对心脏主要引起心包炎、心内膜炎和心肌炎。系统性红斑狼疮的心包炎为渗出性，能完全吸收。心瓣膜炎的病变呈小结节状分布在瓣叶上，有称其为“非典型性疣状心内膜炎”，是急性红斑狼疮的表现。它不同于风湿性瓣膜炎的是病损不完全沿瓣膜关闭线分布，瓣膜的心房、心室面以及腱索均有分布，不一定伴有心肌病变。疣状物内可见嗜苏木素小体。系统性红斑狼疮的冠状动脉炎有内膜增厚，管腔狭窄，造成弥漫小灶性心肌坏死，可有心肌梗死和心脏扩张表现。

类风湿关节炎（rheumatoid arthritis）的瓣膜损害表现在瓣的基部纤维性增厚，并可见类风湿性肉芽肿。瓣膜病变多半只是类风湿关节炎一种并发损害。

强直性脊柱炎（ankylosing spondylitis）、巨细胞性主动脉炎、白塞病（Behcet disease）、复发性多软骨炎（relapsing polychondritis）、莱特尔（Reiter）综合征等并发瓣膜病损，尤其主动脉瓣的关闭不全均有报道，但为数极少。

5. 瓣膜装置的缺血性损伤　心脏瓣膜装置中除乳头肌外各部都无丰富的血液供应，因此，瓣膜装置的缺血性损伤主要是由心壁或乳头肌的缺血造成的，心脏缺血多在左心室，因此瓣膜装置的缺血性损伤以二尖瓣为主，其他心瓣膜极为少见。缺血在心壁或乳头肌的不同，造成二尖瓣损伤的机制不同，全心性缺血时，多因心脏扩张造成关闭不全，其中有“拱石”机制的参与；区域性缺血，都因乳头肌和乳头肌基部心肌收缩功能减弱引起。急性心肌梗死或因此引起的左室乳头肌断裂均可造成急性二尖瓣脱垂；慢性左室乳头肌缺血可造成乳头肌硬化；乳头肌起始部及其附近心壁的急性心肌梗死或慢性缺血均可造成局部心肌收缩力减弱，尤其该部室壁瘤的形成，或因二尖瓣牵拉力的方向发生改变，或因心壁矛盾运动牵拉二尖瓣而出现关闭不全。乳头肌断裂造成的二尖瓣脱垂与腱索断裂造成的二尖瓣脱垂在临床表现方面有相似之处，但后者很少由缺血引起，而都由变性或腐蚀引起。乳头肌断裂处修复后表面会有内皮覆盖而变得光滑，但这种病例只见于部分乳头肌断裂者。乳头肌的顶端与腱索相连接处，心肌细胞间的纤维组织较多，有别于心肌纤维化，诊断时要注意区别。

6. 肿瘤　与其他器官相比，心脏的原发和继发肿瘤都是很少见的，由于缺乏很特征的临床表现，多数要靠影像学检查，而肿瘤的定型诊断仍有赖于病理组织学检查。肿瘤发生在瓣膜上的更少。阜外心血管病医院自1956年建院以来的54年间，已检出经病理证实的原发心包、心脏肿瘤865例，其中心腔和心壁肿瘤821例（其中黏液瘤691例，非黏液性肿瘤130例），心包肿瘤44例，是国内心脏原发性肿瘤检出最多的医院。现在看来心脏原发性肿瘤并不十分罕见。长在瓣叶上的只有5例，其中4例在二尖瓣上，其中包括海绵状血管瘤2例，黏液瘤和纤维弹力瘤各1例，另一例为肺动脉瓣的海绵状血管瘤，可见长在瓣膜上的肿瘤十分稀少。

心脏的黏液瘤长在瓣叶上的不多，绝大多数长在左心房内，以蒂附着在心房壁，瘤体能随心跳而活动，肿瘤靠近二尖瓣口时能产生酷似二尖瓣狭窄的临床表现。另外，黏液瘤组织稀疏且易变性、坏死，极易脱落，造成体动脉和肺动脉系的栓塞。黏液瘤嵌顿在瓣膜口时，还可造成猝死。

心脏瓣膜上的纤维弹力瘤根据形态分为两类，一类生长在瓣膜的表面，呈乳头状，常称作瓣膜的乳头状纤维弹力瘤（papillary fibroelastoma），较老的文献上称其为Lambl赘生物（Lambl excrescence）或Lambl赘瘤。该瘤可长于任一心瓣膜，一般多在超声或尸检等时被偶然发现。乳头状纤维弹力瘤形如海葵，瘤的显微形态是乳头中心为胶原纤维，间有弹力纤维，外围黏液瘤样基质，表面有内皮细胞被覆。这种瘤有脱落引起栓塞的，故有认为它的行为不太良性。另一种纤维弹力瘤长在瓣环附近的心壁内，形态和行为方面都不同于乳头状纤维弹力瘤，是一种以胶原纤维为主，伴有弹力纤维的混合性肿瘤，肿瘤不太大，一般不影响瓣膜的功能。阜外心血管病医院曾见一纤维弹力瘤位于右心室壁，并与三尖瓣环相连。此外，瓣叶和心内膜有时还可见一种乳头状纤维弹力瘤样增生物的病变，它与乳头状纤维弹力瘤有相似的显微形态表现，而其乳头的数量较少。

## 三、不同部位瓣膜病的常见类型

心脏的四个瓣膜不仅部位和结构不同，功能亦不全相同，各瓣的好发病种和同一病种在不同瓣膜部位的发生概率也不一样。

1. 二尖瓣　由瓣环、前后瓣叶、百余根腱索以及前后两组乳头肌组成，瓣位于左心房、室间，乳头肌附着在心室壁，因此左心房、室的功能对二尖瓣的病损亦有很大影响。按瓣膜病损的功能类型可区分为二尖瓣狭窄和二尖瓣关闭不全两大类。

二尖瓣狭窄在我国的年轻人群中较为常见，且大多数由慢性风湿性瓣膜炎和先天性二尖瓣发育异常造成。随着生活和医疗条件的改善，近年来风湿病的病例虽有减少，但风湿性瓣膜病仍居首位。

二尖瓣的狭窄主要因瓣膜炎过程中的瓣叶间粘连以及炎症修复后的瓣叶和腱索的纤维组织增生、收缩及钙化等使瓣变硬，失去弹性。根据病损程度和形态，我国一般把二尖瓣的狭窄病变分成隔膜型和漏斗型。

隔膜型的瓣膜主体基本正常或病变较轻，瓣膜仍能活动。按其病损不同又分以下亚型：

（1）边缘粘连型：瓣膜缘粘连，瓣口狭窄，一般无关闭不全。

（2）瓣膜增厚型：除上型病损外，瓣膜有不同程度增厚，活动部分受限，可伴有轻度关闭不全。

(3) 隔膜漏斗型：后瓣及其腱索显著纤维化，僵硬；前瓣略有增厚，但仍可活动，腱索粘连、缩短，瓣膜边缘与后瓣形成漏斗状，可伴有较显著的关闭不全。

漏斗型的前瓣和后瓣均有弥漫性纤维化，极度增厚，瓣的活动能力几乎消失。腱索和乳头肌间的距离显著缩短，甚至消失。整个瓣膜形如一个强直的漏斗，瓣口常呈新月形或鱼口状，常伴有显著的关闭不全。

先天发育异常造成的二尖瓣狭窄病例数远少于风湿性者。发育异常可以是瓣环、瓣叶以及腱素、乳头肌的发育不良或降落伞型二尖瓣一类异常。

二尖瓣狭窄伴有房间隔缺损者称为卢滕巴赫综合征。

除此以外，心内膜纤维弹力增生症、左心房黏液瘤脱入二尖瓣口等均可造成狭窄，但较少见。二尖瓣关闭不全可由多种病损引起，具体病种见表7－2。

**表7－2 二尖瓣关闭不全的常见原因**

| |
|---|
| 二尖瓣环病损类 |
| 瓣环扩大：扩张型心肌病 |
| 瓣环钙化：环的原发性钙化或变性 |
| 左心室压力增高：高血压、主动脉瓣狭窄、肥厚型心肌病 |
| 糖尿病 |
| 马方综合征 |
| 慢性肾功能衰竭和高钙血症 |
| 二尖瓣瓣叶病损类 |
| 风湿性心脏病 |
| 二尖瓣脱垂：黏液瘤样变性 |
| 感染性心内膜炎 |
| 系统性红斑狼疮（Libman－Sacks病损） |
| 创伤（包括经皮二尖瓣球囊扩张术） |
| 急性风湿热 |
| 心房黏液瘤的影响 |
| 先天性瓣叶裂 |
| 二尖瓣腱索病损类 |
| 原发性腱索断裂 |
| 黏液瘤样变性和马方综合征 |
| 感染性心内膜炎 |
| 急性心肌梗死 |
| 急性风湿热 |
| 创伤（包括经皮二尖瓣球囊扩张术） |
| 急性左心室扩张 |
| 乳头肌病损类 |
| 冠心病：急性可复性缺血、急性心肌梗死 |
| 其他少见原因：肉样瘤病、淀粉样物沉积病和肿瘤等浸润性疾病 |
| 降落伞型二尖瓣等先天畸形 |
| 高血压、心肌炎以及心肌病引起的 |
| 乳头肌局灶性纤维化 |
| 创伤 |

当前我国的二尖瓣关闭不全主要由感染性心内膜炎和瓣膜组织的变性造成。前者多见于年轻患者，后者较多见于老年患者。其他病损引起的二尖瓣关闭不全虽有报道，但例数不多。

感染性心内膜炎对瓣叶和腱索的侵蚀性很大，它导致的瓣叶穿孔、腱索断裂以及瓣膜膨胀瘤的形成均可使二尖瓣关闭不全。在二尖瓣上的感染性心内膜炎病变还可延及主动脉瓣。

瓣膜组织变性类中最多见的是黏液瘤样变性，病变可遍及瓣环、瓣叶和腱索，瓣膜组织的黏液瘤样变性使组织稀疏、脆弱，是造成二尖瓣脱垂的主要原因，病损还可致腱索断裂。

二尖瓣关闭不全另一个原因是心肌供血不足引起的乳头肌纤维化、功能不全甚至梗死和乳头肌断裂等。

2. 主动脉瓣　由瓣环和三个半月瓣构成，主动脉瓣和二尖瓣间不但瓣环有共用，主动脉的左冠瓣与二尖瓣的基部间还直接相连，因此一些像变性和感染性病变常累及两瓣。主动脉瓣病以风湿性瓣膜炎、感染性心内膜炎、先天性发育异常以及瓣膜的变性疾病最为常见，据阜外心血管病医院1956—1986年的125例主动脉瓣病的尸检材料，风湿性占57.6%，非风湿性中以先天性瓣膜畸形和感染性心内膜炎最多。据1986年后的换瓣病例材料，风湿性瓣膜病的比例进一步减少，非风湿性瓣膜病则有增加。

主动脉瓣狭窄多数由风湿性瓣膜炎、老年性钙化症以及先天性主动脉瓣二叶化引起。

风湿性瓣膜炎所致主动脉瓣狭窄已如前述，它以三个半月瓣的联合部粘连为特征。单独累及主动脉瓣的风湿性瓣膜炎虽有报道，但绝大多数病例与二尖瓣的风湿性病变同时存在。只有主动脉瓣病变，而没有二尖瓣病变时，需要小心鉴别。当瓣膜粘连不均时，可造成假性二叶畸形，这时要与先天性二叶瓣畸形相鉴别。

先天性二叶瓣畸形的两个瓣叶的大小不一定均一。由于瓣孔狭小，血流受阻，瓣叶因受血流冲击引起纤维性增厚甚至钙化。患者多数在中、青年时出现症状，但也有年龄高达70岁而无明显症状的病例。二叶瓣的较大瓣叶内有的可有不完全的纤维嵴状分隔，但只要组织结构损伤不明显，组织学上仍然可以和由三叶瓣融合而成的假性二叶化相区别。

老年性钙化症的瓣膜、瓣叶以纤维化和钙化为主。钙化结节常在瓣叶的窦侧，它与风湿性瓣膜的硬化和钙化的区别，其一是前者多见于60～70岁或以上的老年人，另一是前者瓣膜联合部的粘连一般不明显。

主动脉瓣关闭不全可由瓣环和瓣叶的多种病损引起，具体病种见表7－3。

**表7－3　主动脉瓣关闭不全的常见原因**

主动脉瓣变形类
- 风湿性心脏病
- 感染性心内膜炎
- 先天性主动脉瓣畸形（分叶不全、二叶瓣等）、室间隔缺损、瓣叶穿孔等
- 胸部严重创伤和主动脉瓣球囊扩张术等
- 系统性红斑狼疮和类风湿关节炎等结缔组织疾病

主动脉根部病变类
- 主动脉根部扩张
  - 原发性主动脉根部扩张
  - 继发于系统性高血压、黏液瘤样变性、结缔组织病和梅毒性主动脉炎
  - 马方综合征、先天性结缔组织发育不良（Ehlers－Danlos综合征）和成骨不良等的黏液瘤样变性

续 表

| |
|---|
| 强直性脊柱炎、类风湿关节炎、莱特尔（Reiter）综合征、有 HLA－B27 的肉样瘤病和巨细胞性主动脉炎等结缔组织病 |
| 创伤、高血压、马方综合征等引起的夹层动脉瘤 |
| 主动脉窦瘤破裂 |

主动脉瓣瓣叶损伤中以感染性瓣膜炎瓣叶穿孔、瓣叶脱垂和风湿性瓣膜病的瓣叶硬化最为常见；主动脉根部扩张中以梅毒性主动脉炎、主动脉根部动脉瘤、主动脉窦瘤（图 7－5）以及黏液瘤样变性最为常见。

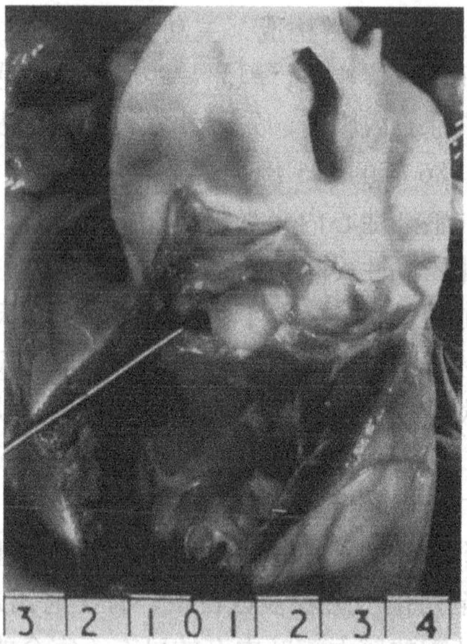

**图 7－5　主动脉窦部的扩大，形成瘤样膨出称为窦瘤或膨胀瘤，瘤的位置不同，破裂后可穿入心包、心房或心室，本例为主动脉窦瘤破入右心室的标本**

高位室间隔缺损患者的主动脉瓣关闭不全，可因主动脉瓣基部失去支持，瓣叶下垂引起。

各类主动脉瓣关闭不全的病理形态鉴别，有时比较困难。除临床特征外，主要根据瓣叶的病变、瓣膜联合部是否有粘连、瓣环的扩张与否以及升主动脉根部伴随病变的情况来综合判断。

3. 三尖瓣　三尖瓣的病损率远低于二尖瓣和主动脉瓣。病因多数是风湿性或先天性，但也有感染性心内膜炎或如类癌综合征等引起。

近几十年来，据国外报道，三尖瓣的感染性心内膜炎有增加趋势，患者多见于毒品成瘾人群，也有因安装起搏器、介入治疗、导管检查等引起的，致病菌以真菌和革兰阴性菌感染为多。

三尖瓣狭窄多见于风湿性瓣膜炎，其病理形态与二尖瓣的病变相似，但一般瓣膜增厚程度不很明显，瓣叶可有融合，腱索病变也较轻，瓣环病变不明显。三尖瓣先天性闭锁病例比较少见。

三尖瓣关闭不全较狭窄常见，多数是功能性的，且往往是心力衰竭和右心室扩张的结果。器质性的关闭不全可由风湿性瓣膜炎、瓣叶破裂和腱索断裂等引起。类癌综合征时，有时也出现器质性关闭不全。

三尖瓣的先天性发育异常引起的关闭不全主要是三尖瓣下移征（Ebstein 畸形）。它的病理改变是右心房室环位置正常，部分或全部三尖瓣叶下移附着于右心室的内壁。常见的多为隔叶及后叶的下移，而前叶一般仍在正常位置。下移的瓣叶常有变形、部分缺损或粘连等改变，也有伴乳头肌和腱索的发育异常。下移瓣叶附着部分以上的心室壁变薄，且心房化使右心房扩大，而其余部分发生代偿性肥厚。下移后的三尖瓣功能主要由前瓣行使，房化的心室不能与心房同步活动，造成关闭不全和心房压力增高。少数病例并发动脉导管未闭、肺动脉瓣狭窄等畸形。

4. 肺动脉瓣　肺动脉瓣病以先天性发育异常较为多见，风湿性瓣膜炎远远少于二尖瓣和三尖瓣部，而且陈旧性病变远较急性病变少见，有肺动脉瓣急性瓣膜炎的多数伴有二尖瓣和主动脉瓣的陈旧性风湿病变或急性和陈旧性病变同时并存。

肺动脉瓣狭窄最多见的是二叶化和发育不良等先天性异常，有的还并发间隔缺损。类癌综合征常可致肺动脉瓣狭窄。

肺动脉瓣关闭不全通常继发于心力衰竭和右心室扩张，器质性的大部是先天性瓣叶发育缺陷或缺失。

（耿　菲）

# 参考文献


[1] 林彩环，庄丽莉，陈淑敏．病理解剖学实验教学改革探讨［M］．四川生理科学杂志，2015，221－223.

[2] 陈杰．病理学．第3版［M］．北京：人民卫生出版社，2015.

[3] 黄玉芳．病理学［M］．北京：中国中医药出版社，2012.

[4] 来茂德．病理学高级教程［M］．北京：人民军医出版社，2015.

[5] 黄启富，王谦．病理学．第3版［M］．北京：科学出版社，2013.

[6] 宋晓环．病理学［M］．湖北：华中科技大学出版社，2015.

# 第八章

# 消化系统疾病

## 第一节 胃炎

### 一、急性胃炎

（一）病因

急性胃炎的病因常比较明确：感染（败血症、脓毒败血症或胃外伤等）、刺激性食物（烈性酒、过热食物等）、腐蚀性化学毒物（强酸、强碱等）、药物（水杨酸、皮质激素等）。

（二）肉眼改变

胃黏膜红肿，表面被覆厚层黏稠的黏液，可有散在小的出血、糜烂灶，甚至形成急性溃疡。

（三）镜下改变

胃黏膜充血、水肿；大量中性粒细胞浸润，并可侵入腺上皮而进入腺腔；常呈多灶性或弥漫性出血；病变严重时黏膜可坏死脱落，形成糜烂或溃疡。根据病变特点可分为：①急性出血性胃炎：以胃黏膜出血为主要特点。②急性糜烂性胃炎：以胃黏膜多发性浅表性糜烂为主要特点。③急性蜂窝织炎性胃炎：较少见，是机体抵抗力极低下时，化脓菌感染引起的，胃壁全层大量中性粒细胞弥漫浸润。④腐蚀性胃炎：腐蚀性化学物质引发胃黏膜以至胃壁深层广泛性坏死、溶解。

### 二、慢性胃炎

慢性胃炎是指由多种原因引起的局限于胃黏膜的炎症性疾病，其病因目前尚未完全明了，大致可分为以下4类：幽门螺杆菌感染、长期慢性刺激、十二指肠液反流对胃黏膜屏障的破坏、自身免疫性损伤。多见于中、老年人，常见临床症状是胃痛和胃部不适。

（一）慢性浅表性胃炎

1. 肉眼改变　病变胃黏膜充血、水肿，呈深红色；表面覆盖黏液样分泌物；可伴散在出血、糜烂。

2. 镜下改变　黏膜厚度正常，固有腺体无明显萎缩；炎症限于黏膜浅层，即胃小凹以上的固有膜内：固有膜浅层充血、水肿，有较多淋巴细胞、浆细胞及中性粒细胞浸润；黏膜表面和小凹上皮细胞可有不同程度的变性、坏死、脱落和修复、再生。

（二）慢性萎缩性胃炎

1. 临床特点和分类　慢性萎缩性胃炎多见于中、老年人，常胃酸分泌下降，好发于幽门和胃小弯区域，也可发生于胃体、胃底，可与胃、十二指肠溃疡病、胃癌或恶性贫血等并发。按病因、发病部位及临床表现等分为3类：①A型胃炎（又称自身免疫性萎缩性胃炎）：少见；胃液、血清抗内因子、抗壁细胞抗体阳性；胃黏膜功能严重受损，胃酸分泌明显降低，维生素$B_{12}$吸收障碍，常伴恶性贫血；血清胃泌素水平高；主要累及胃体黏膜。②B型胃炎：多见，与幽门螺杆菌感染相关；胃液、血清抗内因子、抗壁细胞抗体均阴性；胃黏膜功能受损轻，胃酸分泌中度降低或正常，很少发生维生素$B_{12}$吸收障碍和恶性贫血；血清胃泌素水平低；主要累及胃窦部。③C型胃炎：较多见，与化学物质［（胆汁反流、乙醇（酒精）、阿司匹林等非固醇类抗炎药等）］损伤相关。

2. 肉眼改变　胃黏膜变薄、平滑或颗粒状，皱襞减少甚至消失，色苍白；黏膜下血管清晰可见；可伴出血、糜烂。

3. 镜下改变

（1）胃黏膜固有腺体（胃体胃底腺、幽门腺和贲门腺）不同程度萎缩，表现为腺体变小、囊性扩张、减少以至消失，仅残存小凹上皮；固有膜间质因而相应增宽；胃黏膜糜烂、溃疡边缘处固有腺体的破坏、减少不列为萎缩。

（2）固有膜弥漫性淋巴细胞和浆细胞浸润，可有淋巴滤泡形成（胃窦部黏膜含少量淋巴滤泡不列为萎缩，胃体部黏膜出现淋巴滤泡时考虑萎缩）；可有数量不等中性粒细胞浸润固有膜间质、腺体，提示为活动性慢性萎缩性胃炎。

（3）肠上皮化生或假幽门腺化生。肠上皮化生多见于胃窦部，胃黏膜固有腺（幽门腺、胃底腺）上皮被肠腺上皮取代，出现吸收上皮细胞、杯状细胞、潘氏细胞，也可出现纤毛细胞和内分泌细胞；假幽门腺化生多见于胃体和胃底腺区，胃黏膜固有腺（胃底腺）上皮（壁细胞和主细胞）被幽门腺样黏液分泌细胞取代。

（4）黏膜肌层增厚，平滑肌纤维可伸入固有膜浅层。

4. 组织学分级　按5种组织学变化（H. pylori、慢性炎症、活动性、萎缩和肠化）进行分级，分为轻度、中度和重度（+、++、+++）。

1）H. pylori：观察胃黏膜黏液层、表面上皮、小凹上皮和腺管上皮表面的H. pylori。①轻度：偶见或者小于标本全长1/3有少数H. pylori。②中度：H. pylori分布超过标本全长1/3而未达2/3或连续性、薄而稀疏地存在于上皮表面。③重度：H. pylori成堆存在，基本分布于标本全长。

2）活动性：慢性炎症背景上有中性粒细胞浸润。

（1）轻度：黏膜固有层有少数中性粒细胞浸润。

（2）中度：中性粒细胞较多存在于黏膜层，可见于表面上皮细胞、小凹上皮细胞和腺管上皮内。

（3）重度：中性粒细胞较密集或除中度所见外还可见小凹脓肿。

3）慢性炎症：根据黏膜层慢性炎症细胞密集程度和浸润深度分级，两种均可以时，以前者为主。

（1）轻度：慢性炎细胞较少并局限于黏膜浅层，不超过黏膜层的1/3。

（2）中度：慢性炎性细胞较密集，不超过黏膜层的2/3。

（3）重度：慢性炎性细胞密集，占据黏膜全层。计算密度程度时要避开淋巴滤泡及其周围的小淋巴细胞区。

4）萎缩：萎缩是指胃黏膜固有腺体减少，分为2种类型。

（1）化生性萎缩：胃黏膜固有腺体被肠化或被假幽门化生腺体所替代。

（2）非化生性萎缩：胃黏膜固有腺体被纤维或纤维肌性组织替代或炎细胞浸润引起固有腺数量减少。

按胃黏膜固有腺体萎缩程度，慢性萎缩性胃炎可分为轻、中、重3级：①轻度：萎缩、消失的固有腺体小于1/3。②中度：萎缩、消失的固有腺体介于1/3～2/3。③重度：萎缩、消失的固有腺体大于2/3。胃萎缩是指胃黏膜固有腺体全部或几近全部萎缩消失，固有膜内不见任何腺体或仅含数量不等的肠型化生腺体，而炎症轻微。

5）肠上皮化生。

（1）轻度：肠化区占腺体和表面上皮总面积1/3以下。

（2）中度：肠化区占腺体和表面上皮总面积的1/3～2/3。

（3）重度：肠化区占腺体和表面上皮总面积的2/3以上。

肠上皮化生可分为：①完全型肠上皮化生（Ⅰ型化生、小肠型化生），化生上皮含有吸收细胞（腔面具有刷状缘或纹状缘）、杯状细胞和潘氏细胞。②不完全型肠上皮化生（Ⅱ型化生、不完全型化生），仅有柱状上皮细胞和杯状细胞，又分为Ⅱa型（胃型）化生，柱状细胞分泌中性黏液（似胃小凹上皮），杯状细胞分泌涎酸黏液；Ⅱb型（结肠型）化生，柱状细胞分泌硫酸黏液（似结肠腺上皮），杯状细胞分泌涎酸黏液。一般认为Ⅱb型化生与胃癌的关系密切。

### （三）慢性肥厚性胃炎

1. 单纯性肥厚性胃炎

（1）肉眼改变：胃黏膜增厚，皱襞加深、变宽，呈脑回状。

（2）镜下改变：黏膜层增厚，黏膜腺体变长，但结构正常。固有膜内弥漫性淋巴细胞、浆细胞浸润。

2. 巨大肥厚性胃炎　巨大肥厚性胃炎又称Menetrier病、胃皱襞巨肥症等。

（1）临床特点：巨大肥厚性胃炎是一种少见的特殊类型的肥厚性胃炎，多见于中年男性。临床特点为消化不良、呕血，低胃酸或无胃酸，低蛋白血症；放射学和胃镜所见易与淋巴瘤和癌混淆。

（2）肉眼改变：胃底胃体部，特别是大弯侧黏膜弥漫性肥厚，形成巨大皱襞而呈脑回状或形成息肉结节状巨块；胃窦部黏膜很少累及；病变黏膜与正常黏膜界限清楚；胃重量［正常（150±25）g］明显增加，可达900～1 200g，甚至2 000g。

（3）镜下改变：胃黏膜全层增厚，呈乳头状；小凹上皮细胞增生致小凹延长加深，形成腺性裂隙，可达腺体基底部，甚至越过黏膜肌层；固有腺体相对减少，壁细胞和主细胞常减少，黏液细胞增多；可见假幽门腺化生，但无肠上皮化生；黏膜深部腺体可囊性扩张；固有层水肿伴淋巴细胞、浆细胞等浸润。

## 三、特殊性胃炎

### （一）淋巴细胞性胃炎

1. 病因 淋巴细胞性胃炎的病因和发病机制尚不清楚，可能代表胃黏膜对于局部抗原（如幽门螺杆菌）的异常免疫反应。

2. 镜下改变 多累及胃窦，也可累及胃体。胃黏膜内大量淋巴细胞浸润，尤其表面上皮和小凹上皮内大量成熟T淋巴细胞浸润，淋巴细胞数目大于正常胃黏膜的5倍以上；黏膜固有腺体常不同程度萎缩；大量淋巴细胞增生、浸润，导致胃黏膜肥厚。

### （二）嗜酸性胃炎

1. 病因和临床特点 病因不明，可能与过敏有关，25%的患者有过敏史，血嗜酸性粒细胞计数和血清IgE均升高。好发于胃远部和十二指肠，甚至累及空肠，常致幽门梗阻；浆膜明显受累及时，可继发嗜酸性腹膜炎和腹腔积液；常伴外周血嗜酸性粒细胞增多和过敏症状。

2. 镜下改变 胃壁有大量嗜酸性粒细胞弥漫浸润，甚至有嗜酸性小脓肿形成，并有多少不等的其他炎细胞浸润及慢性炎症性间质增生；可出现血管炎、坏死性肉芽肿和溃疡。

### （三）肉芽肿性胃炎

1. 病因和病变特点 此型胃炎较少见，病因上可分为感染性肉芽肿性炎（结核病、梅毒和真菌病等）和非感染性或原因未明肉芽肿性炎（Crohn病、结节病等）。其特点是肉眼上形成肿瘤样损害，组织学上有多少不等的肉芽肿形成。

2. 病理改变

（1）胃结核病：病变常位于胃窦或小弯，形成溃疡或炎性肿物，局部淋巴结大，可见干酪样坏死。

（2）胃梅毒：初期为幽门部黏膜糜烂或溃疡，进而黏膜皱襞弥漫性增厚、增宽和弥漫性纤维化，可导致胃壁硬化和胃收缩，X线上形似革囊胃。镜下可见胃壁有大量淋巴细胞和浆细胞浸润及闭塞性动脉内膜炎等改变。

（3）胃真菌病：胃真菌病由念珠菌、曲霉菌、毛霉菌等多种真菌感染引起。真菌性溃疡一般较大，底部覆以较厚而污秽的脓苔；真菌性肉芽肿多有脓肿形成或含大量中性粒细胞的肉芽肿；溃疡底部肉芽组织和肉芽肿内可见相关的真菌菌丝、孢子。

（4）胃病毒感染：胃巨细胞病毒感染见于骨髓移植受体和免疫损害患者，多为全身感染的一部分；可并发穿孔和瘘管形成；需要依靠免疫细胞化学和原位杂交来诊断。

（5）胃血吸虫病：胃血吸虫病多发生于重症血吸虫病患者。幽门部病变明显，主要累及黏膜和黏膜下层，形成含虫卵的肉芽肿和结缔组织增生；部分病例可伴发溃疡病或胃癌。

（6）胃软斑病：胃软斑病为灶性胃黏膜病变；病变处有大量嗜酸性颗粒状胞质的巨噬细胞浸润，胞质内有PAS阳性含铁的钙化小球（Michaelis－Gutmann小体）。

（7）胃Crohn病：胃是少见部位。病变处胃黏膜呈颗粒状，有时也可见鹅卵石样改变。胃壁因水肿和纤维化而增厚、变硬，胃腔变小，严重者如革囊胃；局部淋巴结大；光镜下与小肠Crohn病改变相同。

（8）胃结节病：罕见；需排除胃结核病和胃Crohn病等肉芽肿疾病后，才能结合临床资料考虑结节病的诊断。大体上与胃 Crohn 病和胃结核相似，光镜下显示有非干酪样坏死性肉芽肿形成。

（李　倩）

## 第二节　肝硬化

肝硬化（cirrhosis）是各种原因所致的肝的终末性病变。其特点为：①弥漫性全肝性的小叶结构的破坏。②弥漫的纤维组织增生。③肝细胞再生形成不具有正常结构的假小叶（图 8－1）。纤维组织增生导致肝脏的弥漫纤维化。其形成原因包括肝窦内星状细胞的激活分泌大量胶原，汇管区肌成纤维细胞的激活亦产生大量胶原。此机制可解释为什么大胆管阻塞时可短期内形成肝硬化。肝实质的破坏是肝纤维化的前提。肝实质的破坏主要与血管的阻塞或闭塞有关，包括门静脉系统、肝静脉系统及肝动脉系统。较小的血管主要因炎症而阻塞，而较大血管的阻塞则主要为血栓形成所致。纤维化如能去除病因，在某种程度上可逆转或吸收。血管的重建和改建在肝硬化中是非常重要的。正常肝窦内皮细胞无基底膜，其开窗区占内皮面积的 2%～3%。肝硬化时则开窗区逐渐缩小，肝窦内因胶原的沉积使肝细胞和血浆之间的物质交换困难。很多营养血流通过血管短路而未到达肝窦，加之血管内的血栓形成和闭塞，更加重了肝细胞的损伤。再生的肝细胞结节亦压迫血管系统，进一步造成缺血和肝细胞坏死。肝硬化时，再生结节和残存的肝细胞亦无正常肝的功能分区。谷胱甘肽合成酶亦大大减少。这些被认为是肝性脑病发生的重要原因。

肝硬化尚无统一的分类，传统上按病因分类有：酒精性肝硬化、肝炎后肝硬化、坏死后性肝硬化、胆汁性肝硬化、心源性肝硬化及其他原因所致的肝硬化，如血色病性肝硬化、Wilson 病时的肝硬化、血吸虫性肝硬化等。有些病因不清称为隐源性肝硬化。形态上分为：细结节性肝硬化、粗结节性肝硬化和粗细结节混合型肝硬化。

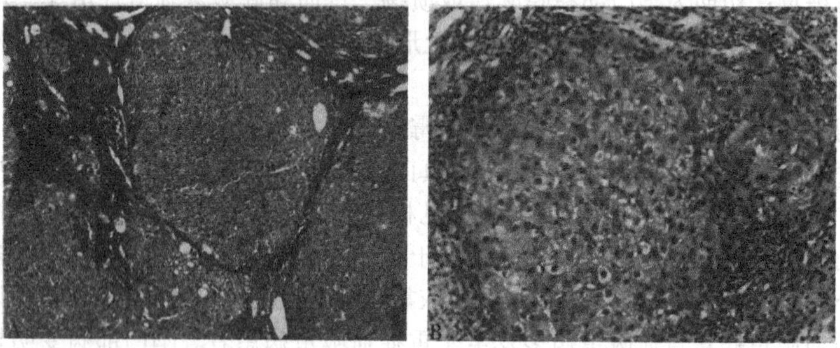

**图 8－1　肝硬化**

A. 病毒性肝炎后肝硬化：明显的界面性肝炎，小叶间出现纤维间隔；B. 自身免疫性肝炎后肝硬化：界板炎细胞中可见较多浆细胞浸润

### 一、细结节性肝硬化

细结节性肝硬化（micronodular cirrhosis）结节直径一般小于 3mm。纤维间隔很细，一般不足 2mm，比较均匀。结节的均一性说明病变经历着一致的病理过程。酒精性肝硬化和

胆汁性肝硬化通常倾向于此型。偶尔结节内可见有汇管区或肝静脉。

### 二、粗结节性肝硬化

粗结节性肝硬化（macronodular cirrhosis）其结节大小不一，多数结节直径在3mm以上，甚至达到2～3cm。纤维间隔粗细不一，有的很细，有的呈粗大的瘢痕。实质结节内可含有汇管区或肝静脉。结节的不规则性说明肝脏损害和实质细胞再生的不规则性。大片肝细胞坏死后或慢性肝炎后多发展成此型。所谓不完全分隔型，实为粗结节性肝硬化的早期改变。此时可见到纤细的纤维间隔从汇管区伸向汇管区，互相连接而分隔肝实质形成较大的结节。有时因穿刺活检取不到足够大的范围而造成诊断困难。

### 三、混合型肝硬化

混合型肝硬化（mixed type cirrhosis）是指粗细结节的含量差不多相等。肝硬化通常不是静止的病变，而是炎症及肝细胞变性、坏死、纤维化和肝细胞再生改建原有结构的动态过程，这些变化常常使细结节性肝硬化变成粗结节性肝硬化。纤维间隔和实质结节交界处的坏死（碎片状坏死）为病变进展的重要指征。有时在肝活检中可见到Mallory小体、毛玻璃样肝细胞、过多的铁或铜、透明的PAS阳性滴状物等可提示原来疾病的线索，以利于进行特异的治疗。

肝硬化应注意同结节状再生性增生（肝结节变）鉴别，后者在大体上和镜下均与细结节性肝硬化相似。病变由分布在整个肝脏的再生肝细胞小结节构成。与肝硬化不同的是，这些再生的肝细胞结节没有纤维间隔包绕，但结节边缘可见到受压的网状纤维。临床表现为门静脉高压，某些患者可伴有风湿性关节炎、Felty综合征和其他脏器的肿瘤。

（李　倩）

## 第三节　胆囊炎

### 一、急性胆囊炎

大多数（90%～95%）急性胆囊炎（acute cholecystitis）均伴有胆囊结石，无结石者可能与败血症、严重外伤、伤寒病和结节性多动脉炎等有关。HIV感染的患者中常见巨细胞病毒感染导致的胆囊炎。另外，化学性胆囊炎可见于心脏手术、骨髓移植及肝动脉化疗后的患者。一般认为，胆石性胆管梗阻可导致胆囊上皮释放磷脂酶及胰液中的胰蛋白酶均可使卵磷脂水解而释放溶血卵磷脂，溶血卵磷脂对上皮细胞具有很强的毒性作用。浓缩的胆汁中的高胆固醇含量对上皮细胞亦具有毒性作用，而细菌感染则为继发于胆管梗阻的结果。临床上，急性胆囊炎以右上腹痛为主，有的有胆绞痛或轻度黄疸，部分病例可扪及肿大的胆囊。

（1）大体：胆囊表面充血并有纤维素性物质渗出，黏膜明显充血、水肿，呈紫红色，胆囊壁增厚。有细菌继发感染者可见有胆囊积脓。腔内常有数量不等的结石，有时胆囊内容物中可有大量胆固醇结晶。

（2）光镜：胆囊壁因水肿、充血、出血而明显增厚。继发细菌感染者则胆囊壁有大量炎细胞浸润，胆囊黏膜可出现多灶性糜烂或溃疡。严重的病例可出现广泛的坏死，称为坏疽性胆囊炎。急性胆囊炎可出现穿孔而导致弥漫性胆汁性腹膜炎，或由网膜包裹而形成胆囊周围脓肿。有时胆囊内容物可侵蚀小肠或大肠，而导致胆囊肠瘘。胆囊上皮可出现明显的反应性增生，应注意不要同异型增生和原位癌混淆。

多数急性胆囊炎的炎症消退后，胆囊壁有一定程度的纤维化。黏膜通过再生修复，但胆囊的浓缩功能均受到一定的损害。胆囊可萎缩，管壁可出现钙化。

## 二、慢性胆囊炎

慢性胆囊炎（chronic cholecystitis）为胆囊最常见的疾病，常与胆石同时存在。慢性胆囊炎可由急性胆囊炎反复发作演变而来，也可能是长期胆石形成的慢性刺激和化学损伤的结果。患者常有非特异的腹痛症状或右肋下疼痛。

（1）大体：胆囊壁增厚、变硬，浆膜面与周围脏器呈纤维性粘连。胆囊腔变小，常含有胆石，约一半患者有继发细菌感染。黏膜萎缩或可见局部溃疡形成。有时胆囊壁可广泛钙化、纤维化而形成葫芦状或花瓶状，称为瓷器胆囊。

（2）光镜：胆囊上皮可正常或萎缩或增生甚至化生。化生可为肠上皮化生和幽门腺化生，前者常有潘氏细胞和内分泌细胞。与胆囊颈的正常腺体不同，化生的腺体含有较多非硫酸化黏液和中性黏液。肠化时 CDX2 阳性。内分泌细胞可为分泌 5 - 羟色胺、生长抑素、CCK、胃泌素和胰腺多肽的细胞。胆囊壁明显纤维性增厚，常有淋巴细胞、浆细胞或组织细胞浸润。胆囊黏膜上皮或腺体常深深穿入胆囊壁肌层内形成 Rokitansky - Aschoff 窦（R - A 窦）（图 8 - 2）。

有时穿入囊壁的 R - A 窦可很多，而形成所谓的腺性胆囊炎。有时伴有平滑肌的增生和肥大而使胆囊壁局灶性增厚，形成所谓的腺肌瘤（局灶性）（图 8 - 3）或腺肌瘤病（弥漫性）。有时因 R - A 窦内胆固醇结晶沉积而诱发异物巨细胞反应，严重时可形成黄色肉芽肿性胆囊炎。此时镜下可见由大量慢性炎细胞、泡沫状组织细胞和增生的纤维母细胞构成的肉芽肿（图 8 - 4），有时可有蜡样质（ceroid）肉芽肿形成。

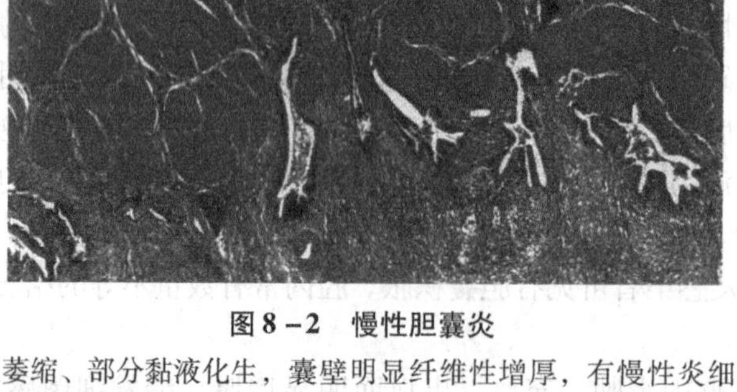

**图 8 - 2　慢性胆囊炎**

胆囊上皮萎缩、部分黏液化生，囊壁明显纤维性增厚，有慢性炎细胞浸润，胆囊黏膜腺体穿入胆囊壁肌层内形成 Rokitansky - Aschoff 窦（R - A 窦）

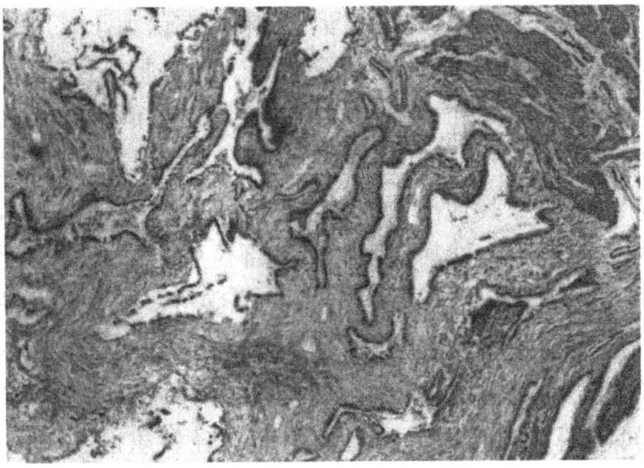

**图 8－3　胆囊肌腺瘤**

可见大量 R－A 窦穿入胆囊壁，伴有平滑肌细胞增生和肥大，胆囊壁局灶性增厚

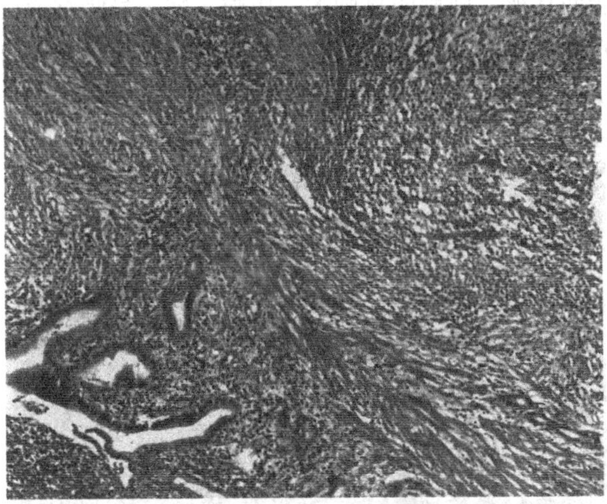

**图 8－4　肉芽肿性胆囊炎**

胆囊壁内可见由大量慢性炎细胞、泡沫状组织细胞和增生的纤维母细胞构成的肉芽肿

（李　倩）

# 第四节　胰腺炎

胰腺炎（pancreatitis）一般是由各种原因导致胰腺酶类的异常激活而出现胰腺自我消化所形成的。根据病程分为急性胰腺炎和慢性胰腺炎。

## 一、急性胰腺炎

急性胰腺炎（acute pancreatitis）根据病理形态和病变严重程度分为急性水肿型（或称间质型）胰腺炎和急性出血坏死性胰腺炎。主要发病因素为胆管疾病，尤其是胆管结石和酗酒。有的原因不清，称为特发性急性胰腺炎。其他因素包括妊娠、高脂血症、药物、各种原因造成的胰管阻塞以及内分泌及免疫异常等。近来研究认为丁基胆碱酯酶、精胺、亚精胺及组织蛋白酶B与胰腺炎的发病有密切关系。一般认为：胆管结石和酗酒可影响瓦特壶腹括约肌的舒缩功能而容易形成胆汁和十二指肠液的反流。酗酒亦可增加胰腺的分泌，使胰管内压升高，小胰管破裂，胰液进入组织间隙。胆汁或十二指肠液反流或肠液进入组织间隙均可激活胰蛋白酶，进而激活胰腺其他酶类，如脂肪酶、弹力蛋白酶、磷脂酶A和血管舒缓素等。脂肪酶的激活可造成胰腺内外甚至身体其他部位脂肪组织的坏死。弹力蛋白酶的激活可造成血管壁的破坏而出现出血，严重的出血可造成腹腔积血。激活的磷脂酶A使卵磷脂转变成溶血卵磷脂，后者对细胞膜具有强烈的破坏作用而引起细胞的坏死。激活的血管舒缓素可影响全身的血管舒缩功能，引起组织水肿，严重时可引起休克等严重并发症。

1. 急性水肿型（间质型）胰腺炎　此型为早期或轻型急性胰腺炎，其特点是间质水肿伴中等量炎细胞浸润，腺泡和导管基本上正常，间质可有轻度纤维化和轻度脂肪坏死。此型可反复发作。

2. 急性出血坏死性胰腺炎　急性出血坏死性胰腺炎亦称急性胰腺出血坏死。因胰腺组织广泛的出血坏死及脂肪坏死，胰腺明显肿大，质脆、软，呈暗红或蓝黑色。切面，小叶结构模糊，暗红和黄色相间。胰腺表面、大网膜和肠系膜均有散在灰白色脂肪坏死斑点。

光镜：胰腺组织中有大片出血坏死，坏死区周围有中性粒细胞及单核细胞浸润。胰腺内外脂肪组织均有脂肪坏死（图8-5）。

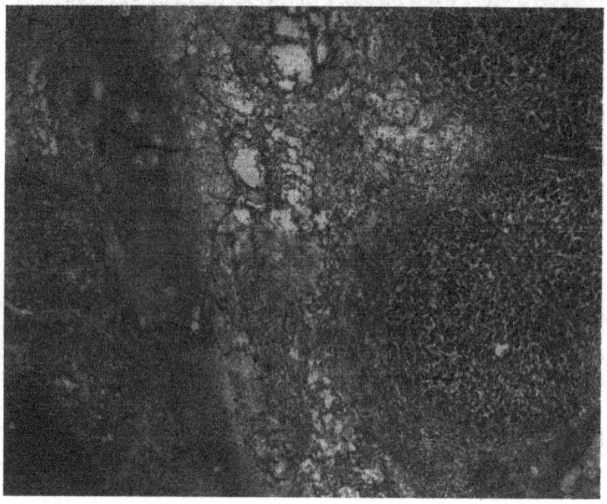

**图8-5　急性胰腺炎**

胰腺组织中有大片出血坏死，中间为脂肪坏死区，周围有炎细胞浸润，可见钙盐沉积

急性出血坏死性胰腺炎常有严重的并发症，死亡率很高。其主要并发症有：

（1）休克和肾功能衰竭：因胰腺广泛坏死和出血，血液和胰液溢入腹腔或邻近组织，加之血管舒缓素的作用，而出现休克。低血压可引起急性肾小管坏死而致急性肾功能衰竭。

（2）脂肪坏死：由于激活的胰腺脂肪酶进入血液，身体各部位的脂肪组织均可出现脂肪坏死，尤以骨髓、皮下等处脂肪坏死常见。皮下脂肪坏死多见于踝、指（趾）、膝和肘部，呈红色压痛结节，与皮肤粘连。有时病灶弥漫像结节性红斑或Weber-Christian病。脂肪坏死区有弥漫性炎细胞浸润。坏死的组织液化后可从皮肤流出，这种液化物中含淀粉酶。骨髓内脂肪坏死临床表现为疼痛性溶骨性病变，慢性期可出现骨髓内钙化。脂肪坏死皂化吸收大量钙，临床上可出现低血钙和低钙性抽搐。

（3）出血：血液可沿组织间隙流至肋骨脊椎角，使腰部呈蓝色（Turner 征）或流至脐周使脐部呈蓝色（Culler 征）。胰头炎可使十二指肠黏膜弥漫出血。有时脾静脉内可有血栓形成，导致胃及食管静脉曲张和出血。

（4）假囊肿形成：胰腺炎时大量的胰液和血液积聚在坏死的胰腺组织内或流入邻近组织和网膜内形成假囊肿。囊壁无上皮，由肉芽组织和纤维组织构成。囊内含坏死物质、炎性渗出物、血液及大量胰酶，呈草黄色、棕色或暗红色。囊肿直径 5～10cm，大者可达 30cm。偶尔假囊肿可见于肠系膜、大网膜或腹膜后。胰头部假囊肿可引起胆总管的阻塞或近端十二指肠的梗阻，大的假囊肿可压迫下腔静脉引起下肢水肿。

（5）脓肿：胰腺坏死区常可发生细菌的继发感染而形成脓肿。

（6）腹腔积液：胰腺炎时常因出血和富含蛋白及脂肪的液体溢入腹腔而形成血性或鸡汤样腹腔积液。腹腔积液可通过横膈淋巴管进入胸腔，引起胸腔积液和肺炎。

（7）其他并发症：包括小肠麻痹、小肠肠系膜脂肪坏死而导致的小肠梗死，胰腺脓肿或假囊肿腐蚀胃或大肠、小肠壁而造成的消化道出血等。

临床上，急性出血坏死性胰腺炎通常表现为严重的腹痛甚至休克，血清和尿中脂肪酶和淀粉酶升高。严重病例可有黄疸、高血糖和糖尿。死因常为休克、继发性腹部化脓性感染或成人呼吸窘迫综合征。急性胰腺炎的死亡率为 10%～20%，当伴发严重出血坏死时可达 50%。

手术后胰腺炎：绝大多数为手术直接损伤的结果，内镜括约肌切开术后的乳头狭窄可导致急性复发性胰腺炎。

胰卒中：尸检时常可见胰腺广泛出血。出血广泛者整个胰腺呈红褐色。镜下，出血主要限于胰腺间质，出血区及周围胰腺组织无炎症反应。这种出血是临终前苦楚期所发生的现象。胰卒中无临床意义，应与急性出血性胰腺炎鉴别。

## 二、慢性胰腺炎

因慢性胰腺炎（chronic pancreatitis）多以反复发作的轻度炎症、胰腺腺泡组织逐渐由纤维组织所取代为特征，故有人亦称为慢性反复发作性胰腺炎。多见于中年男性。临床上以腹痛为主，严重时可出现外分泌和内分泌不足的表现，如消化不良和糖尿病等。发病原因以酗酒和胰腺导管阻塞（癌或结石）为主要因素。一般认为肿瘤和结石造成胰管的阻塞，酒精刺激胰腺分泌蛋白质丰富的胰液，浓缩后造成胰管的阻塞是慢性胰腺炎发病中的重要因素。其他因素包括甲状旁腺功能亢进、遗传因素、结节性多动脉炎、腮腺感染、结节病、结核病、软斑病、原发性硬化性胆管炎累及胰腺、HIV 感染等。高脂血症、血色病与慢性胰腺炎也有一定关系。除此之外，接近半数的患者无明显的发病因素，发病机制尚不完全清楚。在亚非国家中营养不良亦可能是所谓热带胰腺炎的重要原因。慢性胰腺炎与囊性纤维化基因突变的密切关系提示此基因改变与慢性胰腺炎的发病有关。另外，羧基酯脂肪酶基因（CEL）、胰分泌性胰蛋白酶抑制剂基因（SPINKl）的突变均可能与其发病有关，约 50% 的慢性胰腺炎有 K－ras 的突变。在慢性胰腺炎的导管和腺泡中可见较多酸性和碱性 FGF 的表达，提示可能在发病中起一定作用。

形态上慢性胰腺炎分为阻塞性慢性胰腺炎和非阻塞性慢性胰腺炎两型。阻塞性慢性胰腺炎多为主胰管靠近壶腹 2～4cm 处的结石或肿瘤阻塞所致。非阻塞性慢性胰腺炎占慢性胰腺炎的95%左右。

（1）大体：胰腺呈结节状弥漫性变硬变细。灰白色，质硬韧，有时与周围分界不清。病变可局限于胰头，但通常累及全胰。切面分叶不清，大小导管均呈不同程度的扩张，腔内充满嗜酸性物质——蛋白质丰富的分泌物，可有钙化，当钙化较广泛时，亦称为慢性钙化性胰腺炎。胰腺周可有不同程度的纤维化，有时可导致血管、淋巴管、胆管和肠道的狭窄。

（2）光镜：腺泡组织呈不同程度的萎缩，间质弥漫性纤维组织增生和淋巴细胞、浆细胞浸润(图 8－6A)。大小导管均呈不同程度的扩张，内含嗜酸性物质或白色结石。胰管的严重阻塞可形成较大的胰管囊肿。胰管上皮可受压变扁，或有增生或鳞化。内分泌胰腺组织通常不受损害，并常因外分泌胰腺组织的萎缩而呈相对集中的形态，应注意与胰岛增生鉴别。临床上，内分泌胰腺功能可在相当长的时期无失衡现象，严重病例可有胰岛的萎缩，临床上可出现糖尿病。

有时，瘢痕限于胰头和十二指肠之间称为沟部胰腺炎。

慢性胰腺炎的预后与其病因有关。酗酒者若能戒酒则可大大改善，10 年存活率达 80%，如继续酗酒，则 10 年存活率仅为 25%～60%。慢性胰腺炎的并发症为假囊肿和假动脉瘤形成，假动脉瘤形成有时可造成急性出血。脂肪坏死可见于皮下、纵隔、胸膜、心包、骨髓、关节旁和肝等。

## 三、自身免疫性胰腺炎

自身免疫性胰腺炎（autoimmune pancreatitis）为慢性胰腺炎的一种特殊类型。此病临床上男性稍多于女性，发病高峰年龄为 40～60 岁。血清学检查显示 γ－globulin 和 IgG4 升高、出现自身抗体、对激素治疗有效，提示该病的发生与自身免疫有关。自身免疫性胰腺炎可同时并发其他自身免疫性疾病，如干燥综合征、原发性硬化性胆管炎、原发性胆汁性肝硬化、硬化性涎腺炎、腹膜后纤维化。偶尔并发溃疡性结肠炎、Crohn 病、系统性红斑狼疮、糖尿病或肿瘤等。

研究认为自身免疫性胰腺炎为一种 IgG4 相关的系统性疾病，2 型 T 辅助细胞和 T 调节细胞介导了大部分自身免疫性胰腺炎的免疫反应。

（1）大体：胰头部受累为最常见，其次为胰体尾部。胰腺呈局部或弥漫肿大，胰腺导管可出现局灶性狭窄或硬化。

（2）光镜：自身免疫性胰腺炎在组织学上分为两种不同的亚型：Ⅰ型又称淋巴浆细胞性硬化性胰腺炎，为系统性疾病，常伴有淋巴浆细胞性慢性胆囊炎和胆管炎。受累器官中有丰富的 IgG4 阳性的浆细胞。胰腺呈显著的纤维化和明显的淋巴、浆细胞浸润（图 8－6B），常伴有淋巴细胞性静脉炎，受累的多为中等或较大的胰腺静脉，导致血管闭塞或血管壁结构破坏。Movat 染色可以清晰显示普通 HE 染色易被忽略的静脉病变。免疫组化显示浸润的炎细胞中有丰富的 IgG4 阳性的浆细胞，有助于自身免疫性胰腺炎的诊断。Ⅱ型又称导管中心型自身免疫性胰腺炎，特征为胰腺导管上皮内中性粒细胞浸润，无系统累及。诊断自身免疫性胰腺炎还应除外恶性疾病，如胰腺癌或胆管癌。

自身免疫性胰腺炎的临床表现与普通的慢性胰腺炎相似，有上腹部不适、体重减轻、胆管硬化导致的阻塞性黄疸、糖尿病等。某些病例有胰腺结石形成。皮质激素治疗非常有效，但在临床上常常被误诊为胰腺癌而行手术切除。因此自身免疫性胰腺炎的诊断最重要的是与胰腺癌鉴别。自身免疫性胰腺炎的诊断依赖于临床、血清学、形态学和组织病理学特征的综合判断。影像学显示主胰管狭窄，胰腺弥漫性肿大或形成局限性肿块，后者易被误诊为胰腺癌。实验室检查显示血清 r - globulin、IgG 或 IgG4 水平的异常升高（136 ~ 1 150mg/dl，平均600mg/dl），血清胰酶升高或出现自身抗体（如抗核抗体、抗乳肝褐质、抗碳酸苷酶Ⅱ、ACA - Ⅱ抗体或类风湿因子等）。研究报道自身免疫性胰腺炎患者血浆中纤溶酶原结合蛋白抗体阳性率可达 95%，抗乙酰分泌性胰蛋白酶抑制剂的自身抗体也被认为是潜在的有用标志。

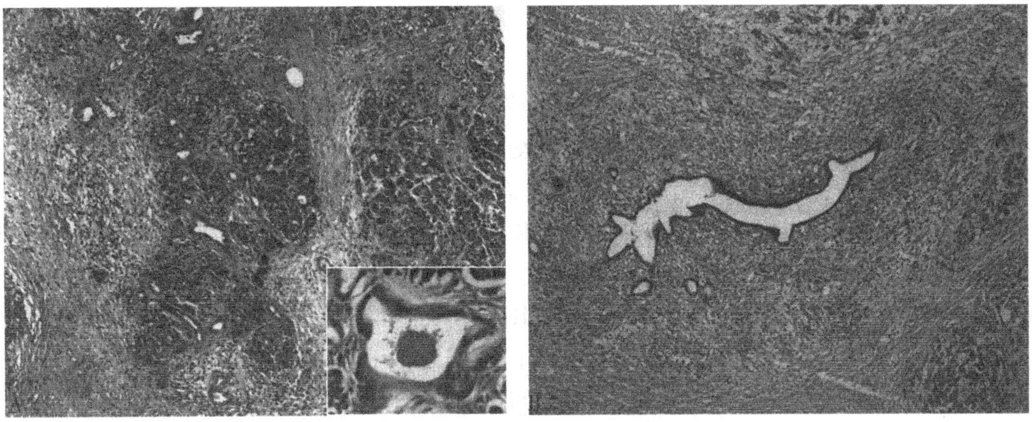

图 8 - 6　A. 慢性胰腺炎腺泡组织呈不同程度的萎缩，间质弥漫性纤维组织增生和淋巴细胞、浆细胞浸润，导管轻度扩张，右下角可见胰管扩张，内有嗜酸性物质；B. 自身免疫性胰腺炎胰腺组织明显萎缩，伴明显的显微组织增生及淋巴细胞及浆细胞浸润，其中可见较多的 IgG4 阳性的浆细胞浸润

## 四、嗜酸性胰腺炎

原发性嗜酸性胰腺炎（eosinophilic pancreatitis）极罕见，特征为胰腺实质明显的嗜酸性细胞浸润。全身表现有外周血嗜酸性细胞升高、血清 IgE 升高及其他器官的嗜酸性细胞浸润。胰腺可肿大、萎缩或纤维化，可出现嗜酸性静脉炎。病变可导致肿块形成或胆总管阻塞。除原发性外，嗜酸性胰腺炎常见于寄生虫感染、胰腺移植排斥反应及药物、牛奶过敏等。

## 五、慢性代谢性胰腺炎

慢性代谢性胰腺炎（chronic metabolic pancreatitis）可发生在某些综合征，如原发性甲状旁腺功能亢进时的高血钙综合征，组织改变与酒精性胰腺炎相似。

## 六、慢性热带性胰腺炎

慢性热带性胰腺炎（chronic tropic pancreatitis）为一种主要发生在青年中的非酒精性胰腺炎，主要见于热带国家，如中部非洲、巴西、南亚和印度。疾病的糖尿病期为纤维结石性胰腺病变伴有糖尿病，发病原因尚不清楚。营养不良及食物中氰类毒性、缺乏抗氧化剂及遗传因素均可能与其有关。临床表现主要以腹痛、腹泻及糖尿病、青年发病、胰管内大结石、临床病程进展快及易患胰腺癌为其特点。热带性胰腺炎与胰腺分泌性胰蛋白酶抑制剂基因（PST1/SPINK1）突变关系密切。最近热带性胰腺炎与组织蛋白酶 B 基因的多形性的关系也有报道。控制糖尿病可使其受益。患者多死于糖尿病并发症和糖尿病肾病。

病理改变取决于疾病的严重程度和病程的长短，早期可见小叶间纤维化。在疾病晚期，胰腺皱缩、扭曲、结节状，质实，纤维化明显。在整个胰管中可见不同大小、形状各异的结石。镜下主要特征为胰腺的弥漫纤维化及整个胰管的扩张。胰管上皮可脱落或鳞化，腺泡细胞萎缩，导管周常可见淋巴细胞、浆细胞浸润，胰岛亦可萎缩。

### 七、遗传性胰腺炎

遗传性胰腺炎（hereditary pancreatitis）为发生于至少两代家族成员中的反复发作的胰腺炎症。在这些患者中无其他病因，此病为常染色体显性遗传。典型患者在 10 岁以内发病，临床表现与其他慢性胰腺炎相同，如上腹痛、恶心、呕吐，常伴有高脂血症、高钙血症，血清免疫球蛋白增高，HLA－B12、HLA－B13 和 BW40 频率增高。位于 7 号染色体短臂的阳离子胰蛋白酶原基因（PRSS1）突变与此病有密切关系，两种常见的突变位于第 2 外显子（N291）和第 3 外显子（R122H），其中尤以 R122H 突变最为常见。其他基因突变包括囊性纤维化跨膜传导调节子（CRTF）和丝氨酸蛋白酶抑制剂 Kazal Ⅰ型（SPINK1）均可能与发病有关。病变与酒精性慢性胰腺炎相似，如导管周纤维化。少见情况下亦可见导管内结石或假性囊肿形成。

其他特殊类型的胰腺炎有特发性导管中心性慢性胰腺炎和十二指肠旁胰腺炎，推测为继发于副胰管阻塞所形成的假瘤。

（李　倩）

## 第五节　胰腺癌

胰腺癌（pancreatic carcinoma）一般指外分泌胰腺发生的癌。胰腺癌在全世界均呈上升趋势。因其诊治困难，预后不良，在西方国家已跃居恶性肿瘤死亡的第四位。东方国家中的发病率亦明显上升，我国胰腺癌的死亡率已居恶性肿瘤所致死亡的第八位。由于其发病隐匿，很难早期发现和治疗，5 年存活率不足 2%。接触某些化学物如 p－萘胺、联苯胺和吸烟为高危因素。据估计约 10% 的胰腺癌具有家族性。其中至少有 5 种家族性综合征与其有关：①有 BRCA－2 生殖细胞突变的家族性乳腺癌。②有 P16 基因生殖细胞突变的家族性非典型性多发性黑色素瘤综合征。③STK11/LKB1 基因生殖细胞突变的 P－J 综合征。④DNA 错配修复基因中生殖细胞突变的遗传性非息肉病性结直肠癌。⑤胰蛋白酶原基因的生殖细胞突变的遗传性胰腺炎。胰腺癌患者中糖尿病的发病率升高，可能为 β 细胞产生过多的淀粉样多肽而导致的继发性糖尿病。虽然胰腺癌可发生于青年人，但多见于 50 岁以上的人群，男性略多（男女比为 1.6 ∶ 1.0）。根据其发生在胰腺的部位分为胰头癌、胰体癌、胰尾癌和全胰癌。其中胰头癌占60% ~70%，胰体癌占 20% ~30%，胰尾癌占 5% ~10%，全胰癌约占 5%。约 20% 为多灶性，仅约 14% 的胰腺癌可手术切除。临床上胰头癌大多数因累及胆总管而表现为进行性阻塞性黄疸。体尾部癌则更为隐蔽，发现时多已有转移。约 1/4 患者出现外周静脉血栓，这是因为肿瘤间质中的巨噬细胞分泌 TNF、白介素 -1、白介素 -6 以及癌细胞本身分泌的促凝血物质共同作用的结果。影像学如 CT、MRI、B 超、PET - CT 等对确定肿瘤具有重要作用。血清 Span -1 和 CA19 -9 升高对诊断具有一定的参考意义。

## 一、大体

大多数胰腺癌为一质地硬韧，与周围组织界限不清的肿块（图 8 -7）。切面灰白色或黄白色，有时因有出血、囊性变和脂肪坏死而杂有红褐色条纹或斑点，原有胰腺的结构消失。胰头癌体积一般较小，仅见胰头轻度或中度肿大，有时外观可很不明显，触之仅感质地较硬韧和不规则结节感。胰头癌常早期浸润胰内胆总管和胰管，使胆总管和胰管管腔狭窄甚至闭塞。胰管狭窄或闭塞后，远端胰管扩张、胰腺组织萎缩和纤维化。少数胰头癌可穿透十二指肠壁在十二指肠腔内形成菜花样肿物或不规则的溃疡。胰体尾部癌体积较大，形成硬韧而不规则的肿块，常累及门静脉、肠系膜血管或腹腔神经丛而很难完整切除肿瘤。有时肿瘤可累及整个胰体尾部。

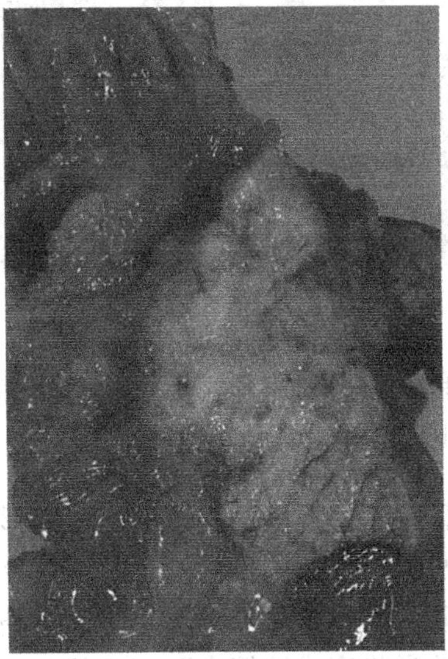

**图 8 -7　胰头癌肿瘤切面呈白色，与周围胰腺组织界限不清，部分已侵及十二指肠壁**

## 二、光镜分型

1. 导管腺癌（ductal adenocarcinoma）　胰腺癌 80% ~90% 为导管腺癌。肿瘤主要由异型细胞形成不规则，有时是不完整的管状或腺样结构，伴有丰富的纤维间质。高分化导管腺癌主要由分化好的导管样结构构成，内衬高柱状上皮细胞（图 8 -8A），有的为黏液样上皮，有的具有丰富的嗜酸性胞质。这种癌性腺管有时与慢性胰腺炎时残留和增生的导管很难鉴别。胰腺癌的腺管常常不规则，分支状，上皮呈假复层，癌细胞核极向消失。中分化者由不同分化程度的导管样结构组成，有的与高分化腺癌相似，有的可出现实性癌巢。低分化导管腺癌则仅见少许不规则腺腔样结构，大部分为实性癌巢（图8 -8B）。细胞异型性很大，可从未分化的小细胞到瘤巨细胞甚至多核瘤巨细胞，有时可见到梭形细胞。在有腺腔样分化的区域，可有少量黏液。肿瘤的间质含有丰富的Ⅰ 和Ⅳ型胶原以及 fibronectin 90% 的胰腺导管腺癌可见有神经周浸润。神经周浸润可从胰腺内沿神经到胰腺外神经丛，但要注意的是，胰腺神经可有良性上皮包涵体。慢性胰腺炎时亦可见神经内胰岛成分，应注意鉴别。约半数病例可有血管浸润，尤其是静脉。20% ~30% 的病例，在癌周胰腺中可见有不同程度的胰腺导管上皮内肿瘤，甚至原位癌。

除以上典型的导管腺癌外，几种特殊的导管腺癌如下：

泡沫腺体型：此型为高分化腺癌，由形成很好的浸润性腺体构成。瘤细胞呈柱状，胞质丰富、淡染，核极性尚可，但核有皱褶，有时特别容易同良性腺体混淆。最特征性的改变为胞质泡沫状，呈细小的比较一致的微囊状。在胞质的顶端形成的薄层类似刷状缘的浓染区。虽此浓染的尖端区黏液标记阳性，但微囊状的胞质则阴性，而良性黏液性导管病变 PAS 阳性，TP53 在这些泡沫腺体的细胞核呈阳性。借此可帮助同良性黏液性导管病变鉴别。

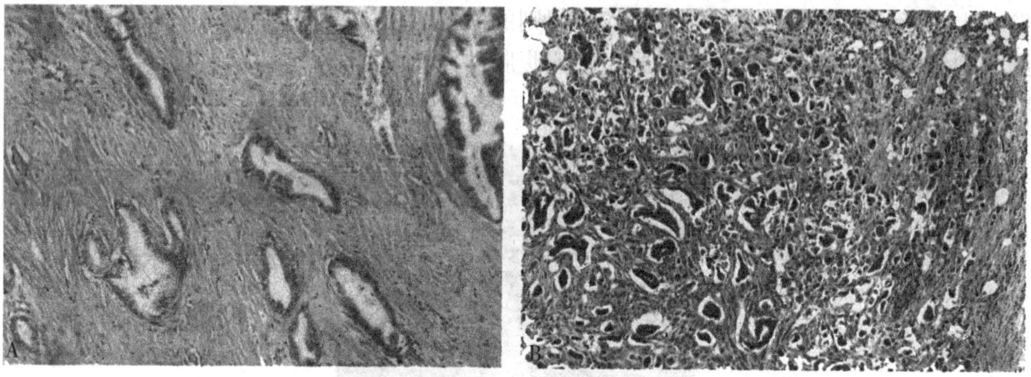

**图 8-8　胰腺高分化腺癌**

A. 肿瘤由分化好的导管样结构构成，胰腺低分化腺癌；B. 肿瘤由分化较差的肿瘤性腺体构成，肿瘤细胞呈实性细胞巢样排列，可见单个细胞浸润

大导管型：偶尔浸润型导管腺癌可因肿瘤腺体的扩张而形成微囊状，尤其是当侵及十二指肠壁时，瘤细胞分化可非常好，应注意同良性扩张的腺体鉴别。此时，成堆的腺体、导管轮廓不规则、反应性增生的间质、腔内坏死性碎屑等有助于癌的诊断。此型预后虽可稍好于普通的导管腺癌，但远比黏液性囊腺癌或导管内肿瘤要差。

空泡型：此型中可见腺体套腺体，肿瘤细胞形成筛状的巢，其中有多个大的空泡或微囊，囊中含有细胞碎屑和黏液。这些空泡由多发的胞质内腔融合而成，局灶性的空泡细胞很像脂肪细胞或印戒细胞。

实性巢状型：胰腺导管腺癌可以无明显的腺体形成而为实性巢状排列（图 8-9），有些像神经内分泌肿瘤或鳞状细胞癌，但大多数病例均含有导管癌灶。有些病例瘤细胞含有丰富的嗜酸性胞质和单个清楚的核仁，有些病例癌细胞胞质透明，很像肾细胞癌，有人称为透明细胞癌。

小叶癌样型：偶尔导管腺癌可形成类似乳腺小叶癌的生长类型，癌细胞排列成条索状、靶心状或单个细胞浸润。常可见印戒样细胞，类似胃的弥漫型腺癌。

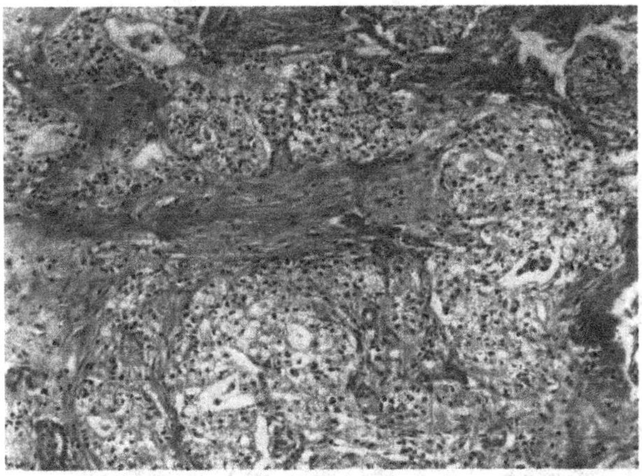

**图 8－9　胰腺透明细胞癌**

肿瘤组织内无明显的腺体形成而为实性巢状排列，瘤细胞胞质透明

癌细胞自泌纤维母细胞生长因子（FGF）及转化生长因子－α（TGF－α）促进其血管形成和纤维间质增生。胰腺导管腺癌通常表达 CK7、CK8、CK18、CK19 及 CA19－9、CEA 和 B72.3。CK20 约 25% 阳性。某些单克隆抗体如 DU－PAN－2、Ypan－1、Span－1、Tu、DF3 或血型抗原 LE 均在胰腺癌诊断中具有一定意义。但遗憾的是，目前尚无胰腺癌高度特异的标志物。约 60% 的浸润性导管腺癌 MUC1 阳性，MUC3、MUC4 和 MUC5AC 阳性。这点与黏液癌、壶腹癌、结直肠癌不同，这些癌常表达 MUC2。用分子生物学技术检测胰腺癌中癌基因表达和突变，发现 90% 以上的胰腺癌中 K－ras 癌基因第 12 密码子均有点突变。这一点可能为从基因水平诊断胰腺癌提供新的思路。c－erbB2 癌基因的表达多出现在浸润性癌组织中，这可能与淋巴结转移的意义相似。约一半的病例有 P53 的突变或异常积聚，95% 左右的病例有 p16 失活，DPC4 的失活率约为 50%。其他基因分析显示癌组织中可有 fascin、mesothelin、Claudin－4、S－100AP、S－100A6 和 S－100P 的高表达。

2. 与导管腺癌相关的变型

（1）未分化癌（undifferentiated carcinoma）：未分化癌又称为多形性癌或分化不良性癌。此型一般无明确的腺管分化，多表现为实性巢片状的生长方式。未分化癌中 K－ras 突变率与导管腺癌相似。

形态上，胰腺的未分化癌可分为：①梭形细胞型（肉瘤样癌）：肿瘤主要由梭形细胞构成（图 8－10）。②分化不良性巨细胞癌：肿瘤由奇形怪状的单核或多核瘤巨细胞构成（图 8－11），有时可有绒癌样细胞。瘤细胞排列成实性巢状或呈肉瘤样排列。组织形态易与绒癌、恶性黑色素瘤、脂肪肉瘤、横纹肌肉瘤、恶性纤维组织细胞瘤混淆，但瘤组织做脂肪、横纹肌、黑色素等特殊染色均阴性。网织染色显示有上皮巢状结构，keratin 染色也提示其上皮性质。这种癌经多切片检查常可找到典型的腺癌结构。③癌肉瘤：癌肉瘤即上皮及间叶成分均为恶性。④破骨细胞样巨细胞癌：胰腺的破骨细胞样巨细胞癌，又称伴有破骨细胞的未分化癌。肿瘤细胞为未分化的恶性上皮细胞，其间散在不同大小的破骨细胞样巨细胞，尤其是在出血或骨化或钙化区更多。这些巨细胞确实为组织细胞标志（CD68、溶菌酶等）阳性，而上皮标记阴性。破骨细胞样巨细胞癌亦有 K－ras 的突变。胰腺的未分化癌预后极差，绝大多数患者均在一年内死亡，但破骨细胞样巨细胞癌预后稍好。

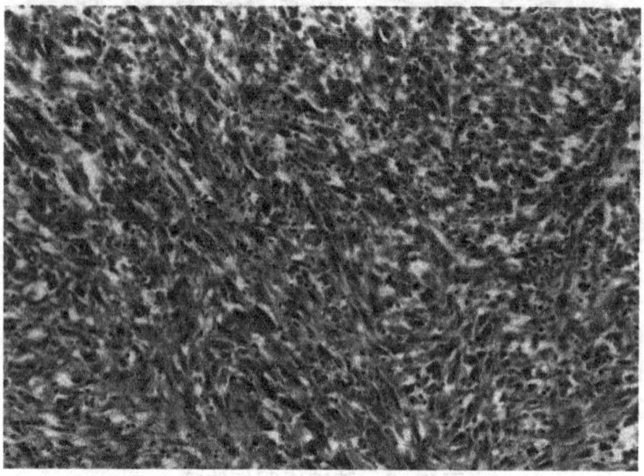

**图 8-10　胰腺癌（梭形细胞型）**

肿瘤主要由梭形细胞构成，瘤细胞大小不等，核深染

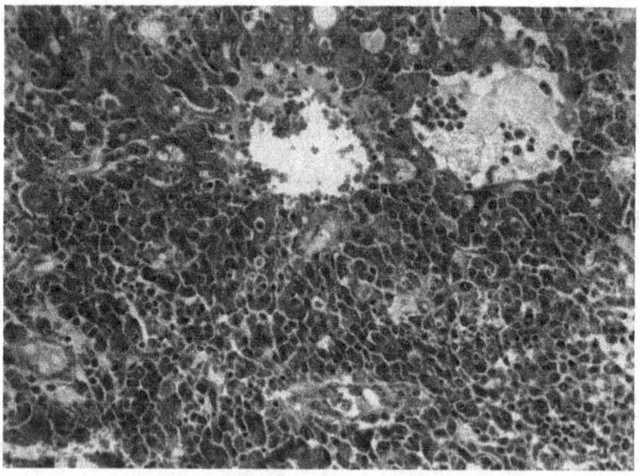

**图 8-11　胰腺癌（巨细胞型）**

肿瘤由奇形怪状的单核或多核瘤巨细胞构成

（2）胶样癌（colloid carcinoma）：胶样癌亦称黏液性非囊性癌，以大量黏液产生为特点。切面可呈胶冻状，故与结肠的胶样癌相似。间质中可产生黏液池，其中可见散在的恶性上皮细胞（图 8-12）。这些上皮细胞可呈条索状或筛状排列，亦可形成小管或单个印戒状细胞。胶样癌常常伴有导管内乳头状黏液肿瘤或黏液性囊性肿瘤。免疫组化：胶样癌与通常的导管腺癌不同，多为肠型表达，如 CK20、MUC2 和 CDX2 阳性。对于胶样癌中 K-ras 和 P53 的突变率，胶样癌的预后比导管癌要好得多，外科手术后 5 年存活率可达到55%，远比导管癌的12% ~15%要好。有些患者死于血栓栓塞性并发症。

（3）髓样癌（medullary carcinoma）：胰腺的髓样癌偶有报道。像在乳腺和大肠一样，胰腺髓样癌的特征也为推开的边界、合体细胞样分化差的细胞、间质反应很少但常伴有炎细胞浸润（图 8-13）。有关其预后尚知之不多，似乎与通常的导管腺癌无大区别。与通常的导管腺癌不同的是，某些髓样癌常伴有结肠髓样癌中常见的遗传改变，如微卫星不稳定等。但 K-ras 突变率非常低。某些病例有结肠癌的家族史，提示有遗传性癌综合征的可能性。

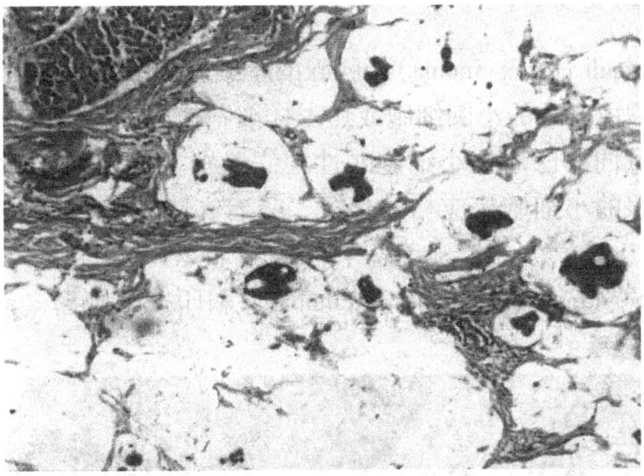

**图8－12 胰腺胶样癌**

纤维性间质中可见黏液池，其中可见散在成团的恶性上皮细胞低于导管腺癌，亦无 DPC4 的缺失。

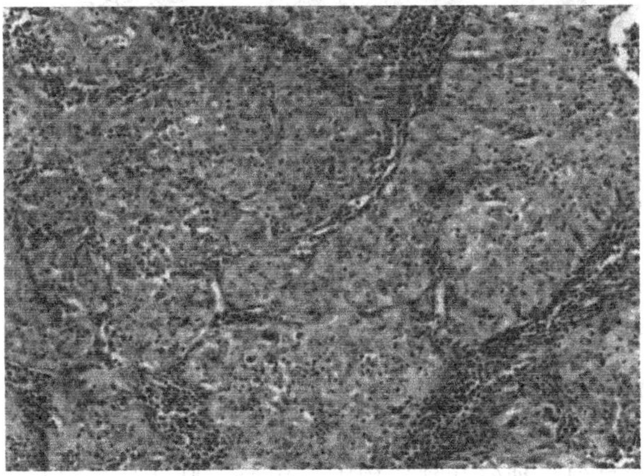

**图8－13 胰腺髓样癌**

示分化差的合体细胞样细胞，间质很少但有较多炎细胞浸润

（4）肝样癌（hepatoid carcinoma）：肝样癌极罕见，有多角形细胞排列成实性、巢状或小梁状结构，癌细胞胞质嗜酸性颗粒状，核居中，核仁明显，可见胆色素。免疫组化可显示肝细胞分化，如 hepatocyte、paraffin－1、多克隆 CEA 和 CD10 阳性，α－FP 也可阳性。此时应注意同腺泡细胞癌和胰母细胞瘤鉴别，因这两个肿瘤也可表达 α－FP。

（5）鳞癌（squamous carcinoma）或腺鳞癌（adenosquamous cacinoma）：此型约占胰腺恶性肿瘤的2%，以胰尾部较多。某些病例为腺棘癌。部分可为高分化，有明显角化。部分可为低分化或无角化（图8－14），甚或基底细胞样。典型的腺鳞癌由腺癌和鳞癌成分混合构成。纯粹的鳞癌非常罕见，如仔细检查，大多数病例均可见多少不等的腺样成分。此型的预后与一般导管腺癌相当或更差。

（6）大嗜酸颗粒细胞性癌（oncocytic carcinoma of pancreas）：胰腺中此型肿瘤罕见，文献中仅有数例报道。肿瘤可长得很大，可有肝转移。组织学特征为肿瘤细胞具有丰富的嗜酸性颗粒性胞质，核圆形或卵圆形，排列成小巢状，其间有纤维间隔分隔。电镜下瘤细胞胞质内充满肥大的线粒体。

（7）小细胞癌（small cell cacinoma）：胰腺的小细胞癌形态上与肺小细胞癌相似，占胰腺癌的1% ~3%。肿瘤由一致的小圆细胞或燕麦样细胞构成，胞质很少、核分裂很多，常有出血坏死，此癌应注意同淋巴瘤等小细胞恶性肿瘤鉴别。NSE 免疫组织化学染色阳性，此型预后很差。诊断胰腺的小细胞癌应格外慎重，只有在除外肺小细胞癌转移的情况下才能诊断。

（8）黏液表皮样癌（mucoepithelioid carcinoma）和印戒细胞癌（signet ring carcinoma）：在胰腺中偶可见到。

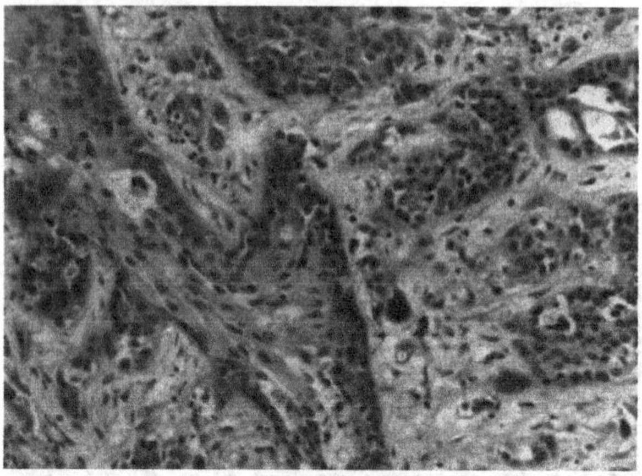

**图 8－14　胰腺腺鳞癌**

肿瘤由腺癌和鳞癌成分混合构成

（9）纤毛细胞腺癌（cilia cell carcinoma）：形态与一般导管腺癌相同，其特点是有些细胞有纤毛。

胰腺癌细胞特别容易侵犯神经和神经周围淋巴管。胰头癌远处转移较少而局部浸润早，常早期浸润胆总管、门静脉和转移至局部淋巴结，晚期可转移至肝。而胰体尾部癌易侵入血管，尤其是脾静脉而较易发生广泛的远处转移。常见的转移部位有肝、局部淋巴结、胸腹膜、肾上腺、十二指肠、胃、肾、胆囊、肠、脾、骨、横膈等。少见部位有脑、心、心包、皮肤及皮下组织、卵巢、子宫、膀胱和甲状腺。罕见的部位有睾丸、附睾、前列腺、输尿管、脊髓、食管、肌肉、腮腺、乳腺、脐及肛门等。

胰腺癌临床过程隐匿，不易早期发现，亦无特异症状。主要有体重下降、腹痛、背痛、恶心、呕吐、乏力等表现，胰头癌多数有无痛性进行性黄疸。胰腺癌，尤其是胰体尾部癌易并发有自发性静脉血栓形成和非细菌性血栓性心内膜炎。静脉血栓形成又称为游走性血栓性静脉炎或称 Trousseau 症。近年来随着影像学技术的进展和细针吸取活检等的应用，已有可能早期诊断胰腺癌。

（李　倩）

# 参考文献


[1] 王强修，王新美，王启志，等．消化道肿瘤诊断病理学［M］．上海：大二军医大学出版社，2013.

[2] 来茂德．病理学高级教程［M］．北京：人民军医出版社，2015.

[3] 宋晓环．病理学［M］．湖北：华中科技大学出版社，2015.

[4] 李玉林．病理学［M］．第7版．北京：人民卫生出版社，2013：21－37.

[5] 黄玉芳．病理学［M］．北京：中国中医药出版社，2012.

[6] 廖松林．现代诊断病理学手册［M］．北京：北京大学医学出版社，2015.

# 第九章

# 泌尿系统疾病

泌尿系统由肾、输尿管、膀胱和尿道组成。肾的基本结构和功能单位是由肾小球和肾小管构成的肾单位，其主要功能是生成尿液。通过尿液的生成，排泄体内的代谢废物，使体内水和电解质的代谢保持平衡，维持酸碱平衡。肾还具有内分泌功能，可分泌促红细胞生成素、肾素、前列腺素和1，25－（OH）$_2$D$_3$等活性物质，参与红细胞生成、血压的调节以及钙磷的代谢过程，因此肾的疾患必然引起以上功能异常，在临床表现出一系列症状。鉴于肾疾患是引起慢性肾功能衰竭的主要原因，本章重点介绍肾小球肾炎、肾盂肾炎和肾功能衰竭。

## 第一节　肾小球肾炎

肾小球肾炎（glomerulonephritis，GN）简称肾炎，是以肾小球损害为主的超敏反应性疾病。根据其病变范围可分为弥漫性肾小球肾炎和局灶性（或）节段性肾小球肾炎。根据病程长短可分为急性和慢性肾炎两大类。临床表现主要有血尿、蛋白尿、管型尿、少尿、水肿、高血压、肾功能衰竭等。中医学在《灵枢·水胀》中记载有："水始起也，目窠上微肿，如新卧起之状，其颈脉动，时咳，阴股间寒、足胫肿，腹乃大，其水已成矣。"对本病已有较详细的描写。

### 一、肾小球的组织结构

肾小球由毛细血管球和肾球囊两部分组成（图9－1）。

#### （一）毛细血管球

毛细血管球来自肾动脉的终末支，即入球小动脉，后者进入小球后分成5～8个初级分支，使血管球形成相应的小叶或节段。每支又分出数个分支，总共形成20～40个盘曲的毛细血管袢，最终又汇聚成出球小动脉而离开肾小球，成为肾小管的营养血管，肾小球血管出入端称为肾小球的血管极。

肾小球毛细血管丛又可分为周边部和轴心部。

1. 周边部　周边部即肾小球的滤过膜，由毛细血管内皮细胞、基膜和肾球囊的脏层上皮细胞组成。

（1）内皮细胞：一个毛细血管腔通常内衬1～2个内皮细胞，后者呈扁平状，胞质稀薄且不连续，形成许多直径为70～100nm的窗孔。除血细胞成分外，血浆内任何大分子物质均可由此自由通过。

（2）基膜（glomerular basement membrane，GBM）：厚约300nm，由中间的致密层和内外两侧疏松层构成，其主要成分为Ⅳ型胶原蛋白、多种糖蛋白（如纤连蛋白、层连蛋白、内肌动蛋白）和带多聚阴离子的蛋白聚糖（主要为硫酸肝素）等。基膜依赖其机械屏障（网眼胶原）及电荷屏障（多聚阴离子）作用可有效地阻止血浆内带负电荷的清蛋白等小分子物质的滤过。常用过碘酸-Shiff（PAS）和过碘酸六胺银（PASM）等方法染色，能很好观察到肾小球系膜区和基膜的变化。

（3）脏层上皮细胞（足细胞）：胞质形成许多足突而位于基膜外侧，足突间存在直径为20~50nm的裂孔，其间有一层带筛孔（直径为4~14nm）的裂隙膜。足突表面也富含带负电荷的唾液酸糖蛋白，从而维持足突间的分离状态并阻拦清蛋白分子的滤过。

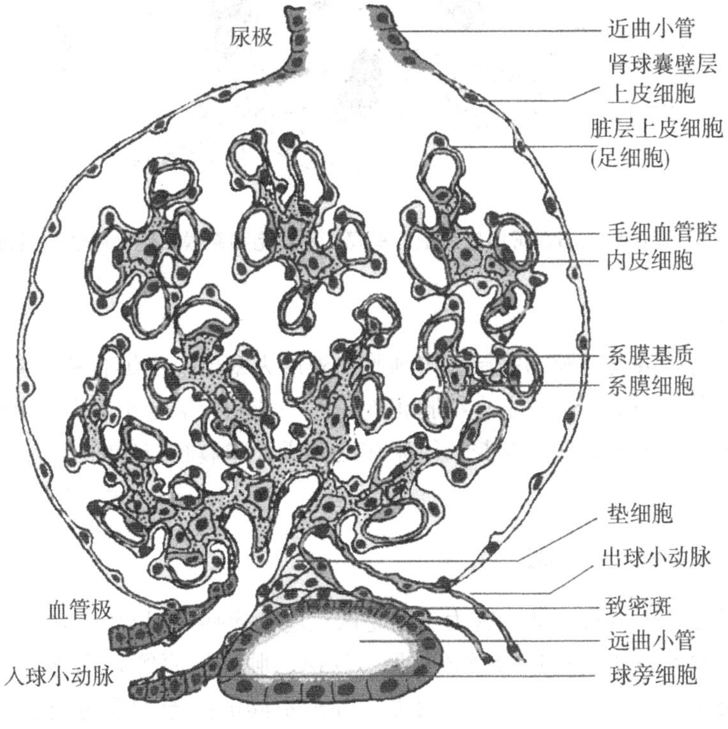


**图9-1 肾小球正常结构示意图**

2. 轴心部 轴心部即系膜区，是毛细血管袢的支持组织，由系膜细胞和基质组成，每一个终末端的系膜区只含1~2个系膜细胞和少量基质。系膜细胞具有收缩、吞噬和合成酶类（如中性蛋白酶）、激素（如肾素、红细胞生成素）、细胞因子（如IL-1、PDGF、IL-6等）以及细胞外基质（如胶原、糖蛋白和蛋白聚糖等）等功能，分别参与肾小球血流量调节、摄取和清除进入系膜区的异常物质（如沉淀的免疫复合物）以及肾小球损伤后的修复过程等。

肾小球内皮细胞、基膜、足细胞和系膜之间的关系见图9-2。

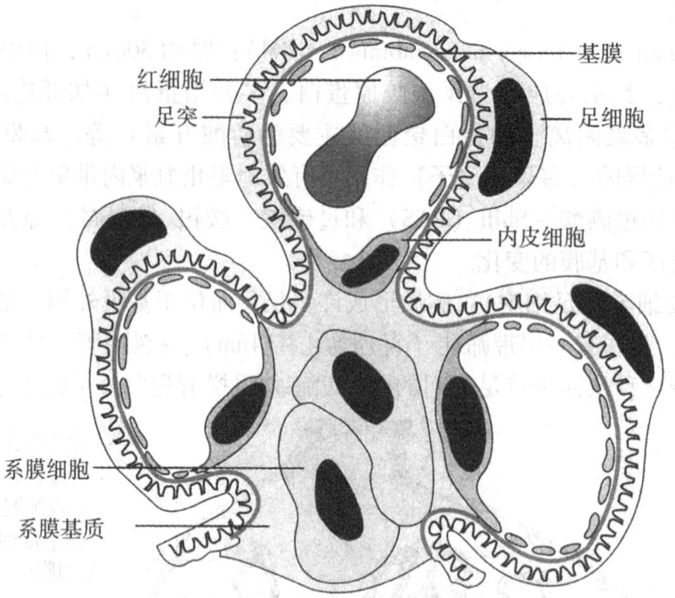


**图9－2 肾小球毛细血管内皮细胞、基膜、足细胞和系膜细胞之间的关系模式图**

### （二）肾球囊

肾球囊内层为构成滤过膜的脏层上皮细胞，外层为壁层上皮细胞和球囊基膜。壁层上皮细胞呈单层扁平状，一端与脏层上皮细胞相连，另一端和近端肾小管上皮细胞相延续。壁层和脏层上皮细胞之间则为肾球囊囊腔，原尿在此形成。球囊腔与近曲小管连接处称为肾小球的尿极。

## 二、病因及发病机制

肾小球肾炎是一类以肾小球损害为主的超敏反应性疾病。引起肾小球肾炎的抗原包括内源性抗原（包括肾小球本身的成分及核抗原、DNA、肿瘤抗原等）和外源性抗原（如各种细菌、病毒、寄生虫和金、汞制剂等）两类。各种不同的抗原物质可与机体免疫系统产生的抗体起反应而形成免疫复合物。免疫复合物引起肾小球肾炎有两种方式：

### （一）肾小球原位免疫复合物形成

可有两种不同情况：

1. 肾小球基膜抗体　人体GBM抗原性的形成可能是由于感染或其他因素使基膜结构发生改变或某些病原微生物与GBM具有共同抗原性而引起交叉反应。荧光显微镜下可见IgG和C3沿肾小球毛细血管壁呈连续的线性荧光（图9－3）。临床上典型代表为Good Pasture综合征（肺出血－肾炎综合征）。

2. 植入性抗原　非肾小球抗原（包括外源性与内源性抗原）可与肾小球基膜结合，形成植入性抗原。抗原刺激机体免疫系统产生抗体而出现于血循环内，循环抗体可与植入抗原在肾小球内原位结合形成免疫复合物而引起肾炎。荧光显微镜下可见IgG及C3沿肾小球毛细血管壁沉积，呈均匀一致的不连续颗粒状荧光。临床上典型代表为膜性肾小球肾炎。成功建立的动物模型有两个：①抗肾小球基膜肾炎：用大鼠肾组织免疫兔后提取抗 GBM 抗体，注入大鼠体内可引起肾炎。②heymann 肾炎：用近曲小管刷状缘成分免疫大鼠，使之产生抗刷状缘抗体，并引起肾炎。电镜显示上皮下电子致密物沉积。免疫荧光检查显示不连续的颗粒状荧光。其病变与人的膜性肾小球肾炎相似。

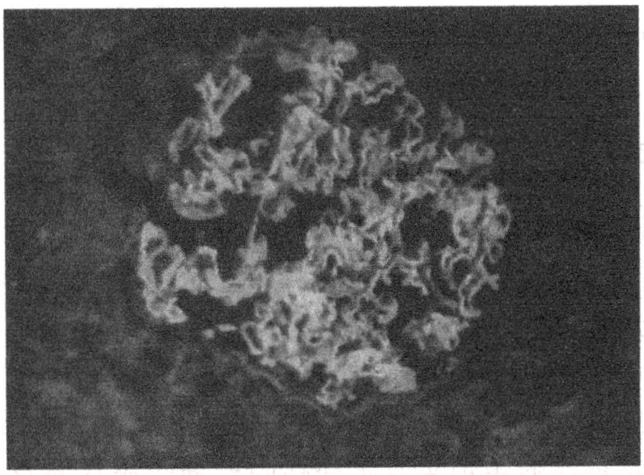

**图 9－3　连续的线性荧光**

（二）循环免疫复合物沉积

机体在非肾小球抗原物质的刺激下产生的抗体，抗原与抗体当比例合适时在血液循环内形成中等大小的免疫复合物，随血液流经肾脏在肾小球内沉积而引起肾小球损伤。如沉积在上皮下或内皮下。荧光显微镜下可见 IgG 及 C3 沿肾小球毛细血管壁成不连续的颗粒状荧光；如沉积于系膜内，则可见系膜区成团块状荧光。

通过各种实验性肾炎动物模型的复制和对人类肾炎患者肾穿刺活检组织的免疫病理学检查和电镜观察，证明肾炎中的大多数是由免疫复合物介导的免疫性损伤，也伴有复杂的非免疫性损伤，如细胞机制、补体、激肽和凝血机制等。

附：【肾小球损伤介质】

肾小球内出现抗原－抗体复合物或致敏 T 淋巴细胞后如何进一步引起肾小球损伤是肾炎发病机制中的一个重要课题。肾炎发病过程中，肾小球损伤介质的产生并引起肾小球损伤是一个重要环节。引起肾小球损伤的介质包括细胞和大分子可溶性生物活性物质两大类。

1. 细胞性成分　包括：①中性粒细胞：部分肾炎由于补体激活，形成 C5a 等趋化因子，或因 Fc 段调节的免疫黏附作用，肾小球内出现中性粒细胞浸润。中性粒细胞浸润释放蛋白酶，产生自由基和花生四烯酸代谢产物。蛋白酶使 GBM 降解，氧自由基引起细胞损伤，花生四烯酸代谢产物引起肾小球滤过率（glomerular filtration rate，GFR）下降。②巨噬细胞、淋巴细胞和 NK 细胞：肾炎时此类细胞渗出至肾小球内，细胞激活时可释放多种生物活性物质，如 IL－1、蛋白酶、白细胞三烯、前列腺素及其他细胞因子。③血小板：肾小球毛细血管免疫性损伤可导致血小板聚集，并释放十二烷类花生四烯酸衍生物和生长因子等，促进肾小球的炎症改变。④系膜细胞：系膜细胞在肾小球损伤的应激状态下产生氧自由基、细胞因子、花生四烯酸衍生物、一氧化氮和内皮素等介质，引起肾小球的炎症反应。

2. 可溶性介质　包括：①补体成分：补体激活后产生 C5a 等趋化因子，引起中性粒细胞和单核－吞噬细胞浸润。中性粒细胞产生多种介质，形成补体－中性粒细胞依赖性损伤。C5b－C3 引起细胞溶解并刺激系膜细胞释放氧化剂和蛋白酶。某些肾炎在无中性粒细胞参与的情况下，C5a - C3 单独作用可引起蛋白尿。②花生四烯酸衍生物、一氧化氮和内皮素：与血流动力学改变有关。③细胞因子：IL - 1 和 TNF 具有促进白细胞黏附和其他多种功能。④趋化性细胞因子（chemokines）和生长因子：前者促进单核细胞和淋巴细胞在局部聚集，后者中 PDGF 引起系膜细胞增生，TGF - β 在慢性肾炎时促进细胞外基质沉积，在肾小球硬化的过程中起重要作用。⑤凝血系统：肾炎时肾球囊内渗出的纤维素可刺激壁层上皮细胞增生。

## 三、基本病理变化

通过对肾穿刺组织进行病理学检查在肾小球疾病的诊断方面具有不可替代的作用。除苏木精 - 伊红染色（HE）外，还需进行其他特殊检查。常用的技术包括显示基膜的过碘酸 - Schiff（PAS）和过碘酸六胺银（PASM）等特殊染色，标记免疫球蛋白和补体等的免疫荧光和免疫酶标技术以及显示肾小球超微结构的电子显微镜术。

肾小球的病变除一般的渗出、坏死等炎症性变化外，尚有一些特殊病变。

1. 增生性病变　增生性病变表现为肾小球的固有细胞成分增多。一般以基膜画线，基膜以内的细胞成分（包括内皮细胞和系膜细胞）增生时，称为毛细血管内增生；基膜以外的细胞（主要为球囊壁层上皮细胞）增生时，可形成新月体，称为毛细血管外增生。

2. 毛细血管壁增厚　毛细血管壁增厚可以是基膜本身的增厚，也可以是免疫复合物沉积（包括内皮下、上皮下及基膜内沉积）等。

3. 硬化性病变　硬化性病变包括系膜基质硬化（系膜区细胞外基质增多，使系膜区变宽）、血管袢硬化（肾小球毛细血管袢塌陷、基膜增厚皱曲）和肾小球纤维化进而玻璃样变。

## 四、临床表现

肾小球肾炎的不同类型、病程、病变性质和程度常使患者出现不同临床症状的组合，即为临床综合征。肾炎引起的临床综合征主要有三种：

1. 急性肾炎综合征　急性肾炎综合征多见于急性弥散性增生性肾小球肾炎，通常以少尿、血尿、氮质血症、高血压为主要特征，蛋白尿和水肿的程度较轻。上述临床表现主要由急性炎症细胞浸润而损伤毛细血管壁以及肾小球细胞增生而影响肾小球滤过率所致。前者引起血尿，后者则是导致少尿、氮质血症和高血压的原因。

2. 慢性肾炎综合征　慢性肾炎综合征多见于慢性肾炎晚期，通常以尿液改变（多尿、夜尿、等渗或低渗尿等）、高血压、贫血、氮质血症和尿毒症为特征。上述临床表现主要由大量肾单位破坏，肾小管再吸收功能有限，肾脏产生红细胞生成素减少，肾小球滤过面积减少，代谢产物在体内积聚所致。

3. 肾病综合征　肾病综合征在儿童多见于脂性肾病，在成年人则多见于膜性肾炎和膜性增生性肾炎。临床上以大量蛋白尿、低蛋白血症、全身性水肿、高脂血症和脂性尿为特征。此类综合征的病理基础是基膜通透性增加，多因基膜理化性状改变，即负电荷丧失所致。

## 五、肾小球肾炎的常见病理类型

目前，肾炎的分类多采用联合国世界卫生组织（WHO）于1982年制定及1995年修订的分类（简称WHO分类）法，现介绍几种常见的肾炎类型。

### （一）毛细血管内增生性肾小球肾炎

毛细血管内增生性肾小球肾炎（endocapillary proliferative glomerulonephritis）以肾小球毛细血管内皮细胞和系膜细胞增生为特征，是临床常见的肾炎类型。多见于儿童和青年，起病急。大多数病例与A组乙型溶血性链球菌12型、4型和1型的感染有关，常在发病前1～4周有扁桃体炎、咽喉炎等感染史，故又称为链球菌感染后肾小球肾炎。其他细菌如葡萄球菌、肺炎球菌和某些病毒也可引起本型肾炎。此型临床表现为急性肾炎综合征。

1. 病理变化

（1）肉眼观察：可见两侧肾脏呈对称性肿大，包膜紧张易于剥离。肾表面光滑，色红，称为“大红肾”。如伴有出血性病变，可见肾表面及切面有散在的小出血点呈蚤咬状，故有“蚤咬肾”之称，肾切面可见肾皮质肿胀增宽，纹理不清（图9－4）。

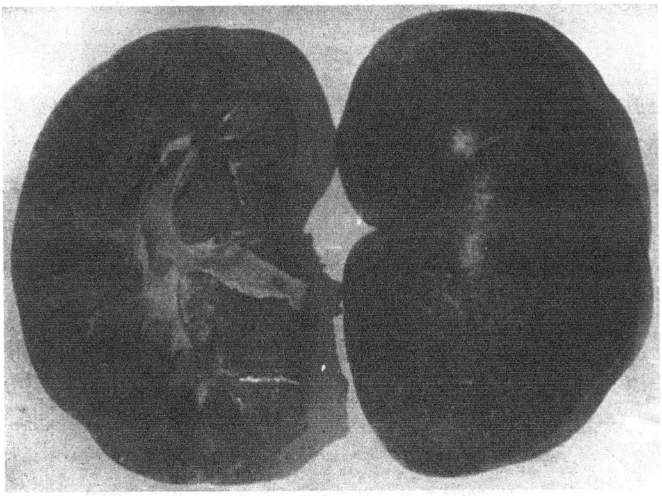

**图9－4　毛细血管内增生性肾小球肾炎的肾脏（蚤咬肾）**

“蚤咬肾”，切面肾皮质肿胀增宽，纹理不清

（2）光镜观察：显示肾小球呈毛细血管内增生，表现为内皮细胞及系膜细胞皆增生肿大，压迫毛细血管腔，使管腔变狭窄，肾小球呈缺血状态。同时，肾小球内有多量中性粒细胞浸润。上述病变使肾小球体积增大，肾小球内细胞数量增多。严重病例，白细胞渗出增多，毛细血管袢可发生纤维素样坏死而致破裂出血。肾小管上皮细胞可发生水肿，并可见胞质内玻璃样小滴。肾小管管腔内可出现从肾小球漏出的蛋白质、红细胞、白细胞和脱落的上皮细胞以及它们所形成的各种管型。肾间质内可见不同程度的充血、水肿和少量中性粒细胞浸润（图9－5、图9－6）。

（3）免疫荧光观察：可见IgG和C3沿肾小球毛细血管壁呈不连续的颗粒状荧光。

（4）电镜观察：可见基膜与足细胞间有电子致密物沉积（即上皮下沉积的免疫复合

物），沿基膜外侧突起，呈小丘状，称为驼峰（hump）（图9－7）。

2. 临床病理联系　临床主要表现为急性肾炎综合征。

（1）尿的变化：①少尿或无尿：由于肾小球内皮细胞及系膜细胞增生肿大，使毛细血管腔狭窄，造成肾小球缺血，滤过率降低，而肾小管的重吸收功能正常，故出现少尿甚至无尿，引起氮质血症。②蛋白尿、血尿、管型尿：由于基膜受损伤，通透性增高，致血浆蛋白和红细胞可漏出至球囊腔内，而出现蛋白尿和血尿；有毛细血管坏死破裂者可出现肉眼血尿。蛋白、红细胞、白细胞和脱落的肾小管上皮细胞可在远端肾小管内浓缩及酸度升高而发生凝集，形成各种管型（透明管型、细胞管型、颗粒管型），随尿排出，称管型尿。

（2）水肿：水肿首先出现于组织疏松部位，如眼睑等处，继而下肢，严重者可遍及全身。其发生机制主要为肾小球滤过率减少，而肾小管功能正常，致使水钠在体内潴留。此外，也可能与超敏反应所引起的全身毛细血管通透性增加有关。

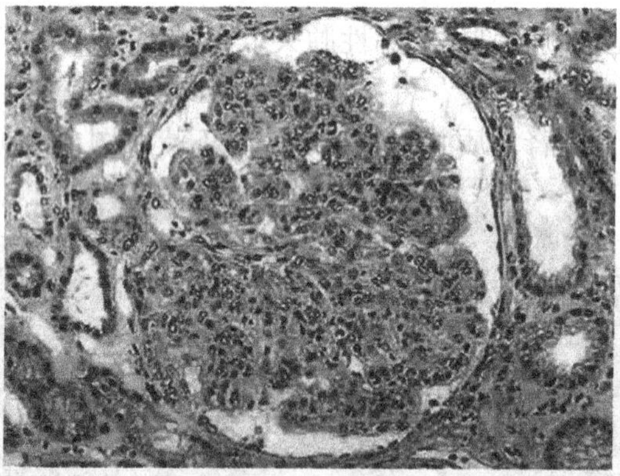

**图9－5　毛细血管内增生性肾小球肾炎（1）**

肾小球体积增大，毛细血管袢内细胞数明显增多，包括内皮细胞和系膜细胞增生，毛细血管腔狭窄或闭塞

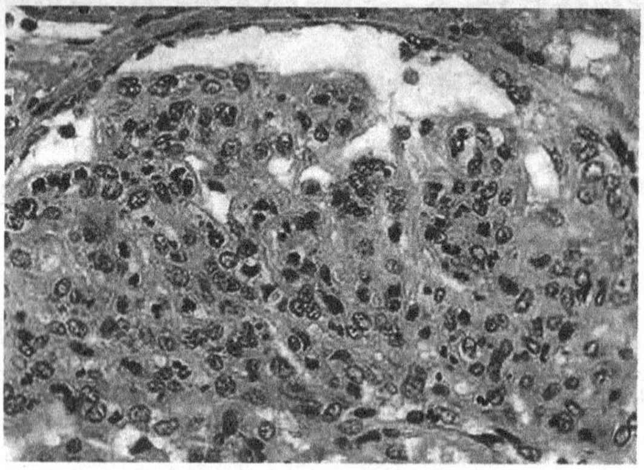

**图9－6　毛细血管内增生性肾小球肾炎（2）**

高倍镜：肾小球内细胞数增多是由于毛细血管袢内皮细胞和系膜细胞增生，并有中性粒细胞的浸润造成的

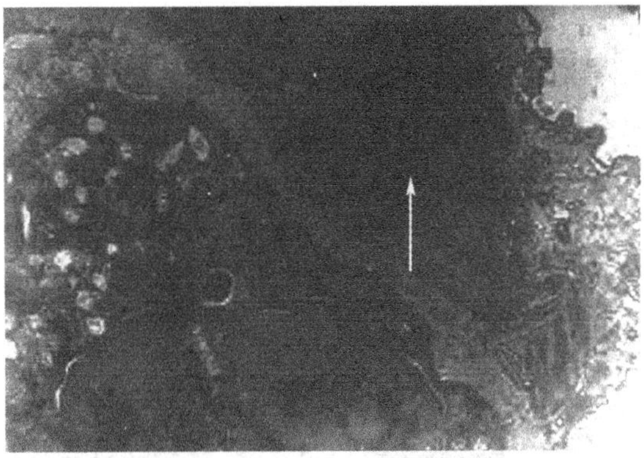

**图9－7 毛细血管内增生性肾小球肾炎（3）**

电镜下：上皮下驼峰状沉积物

（3）高血压：血压升高主要与肾小球滤过率减少引起水钠潴留而致血容量增加有关。此外，也可能与肾小球缺血引起肾素分泌增加有关。

3. 转归 儿童病例多数可在数周或数月内症状消失、病变消退而痊愈。不到1%的患儿症状无改善，转化为快速进行性肾小球肾炎。另外1%～2%的患儿病变缓慢进展，转化为慢性肾小球肾炎。持续大量蛋白尿和肾小球滤过率下降表明预后不佳。成人病例预后较差，15%～50%的患者转为慢性。

### （二）新月体性肾小球肾炎

新月体性肾小球肾炎（crescentic glomerulonephritis）其特点为肾小球呈毛细血管外增生，有大量新月体（crescent）形成。本病故又称毛细血管外增生性肾小球肾炎，其病因不明。多见于青年人及中年人。起病急，进展快，病情重，预后不良，临床上称为快速进行性肾小球肾炎。

1. 病理变化

（1）肉眼观察：双侧肾脏肿大，色苍白，皮质表面常有点状出血。

（2）光镜观察：可见多数肾小球内有新月体形成。新月体主要由增生的壁层上皮细胞和渗出的单核细胞构成，还可有中性粒细胞和淋巴细胞。上述成分堆积成层，在球囊腔内毛细血管丛周围形成新月形结构或环状结构，称为新月体或环状体。早期新月体以细胞成分为主，为细胞性新月体（图9－8）。以后纤维成分增多，形成纤维－细胞性新月体。最终新月体纤维化，成为纤维性新月体。新月体形成使肾小球球囊腔变窄或闭塞，并压迫毛细血管丛，使肾小球功能丧失。

肾小管上皮细胞水肿，严重时可发生萎缩、坏死。肾间质常有炎症细胞浸润、水肿和纤维化。

（3）免疫荧光观察：结果不一致，IgG可沿肾小球毛细血管壁呈连续线形荧光或呈不规则的颗粒状荧光，约半数病例未见有IgG沉积，这可能为发病原因不同所致。

（4）电镜观察：可见肾小球基膜有裂孔及缺损，血液内的红细胞和纤维蛋白原可通过这些缺损进入肾小球囊腔，形成纤维素条索，进而刺激肾球囊壁层上皮细胞增生形成新月体。

2. 转归 此类肾炎的预后极差，一般与受累肾小球新月体形成数密切相关。如新月体肾小球数少于总数的75%者，病程可稍长；超过80%者，多数在半年内死于尿毒症。

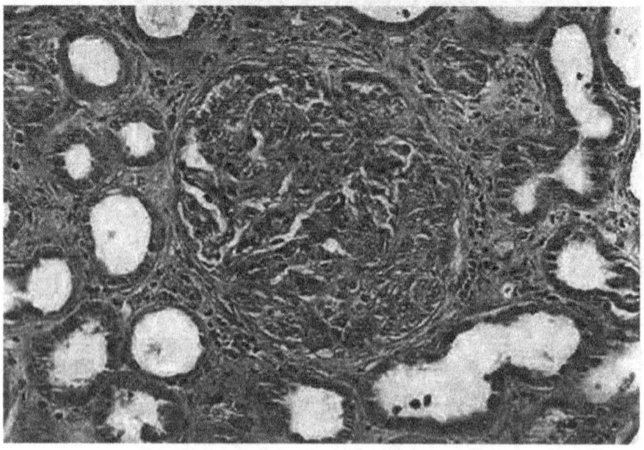

**图9-8 新月体性肾小球肾炎**

纤维-细胞性新月体

### （三）膜性肾小球肾炎

膜性肾小球肾炎（membranous glomerulonephritis）以肾小球毛细血管基膜弥漫性增厚为特征。膜性肾小球肾炎病变为弥漫性，肾小球的病变主要在基膜，一般不伴有细胞增生或炎性渗出变化，故又称为膜性肾病。是引起成年人肾病综合征最常见的一种类型，多见于青壮年，男性为多，发病缓慢，病程长。其抗原种类甚多，包括乙型肝炎病毒、疟原虫、汞或金制剂、肿瘤抗原、DNA等。

1. 病理变化

（1）肉眼观察：可见两侧肾脏肿大，颜色苍白，称为"大白肾"。

（2）光镜观察：显示肾小球毛细血管壁呈均匀一致性增厚（图9-9），银染色可见上皮下有许多钉状突起，与基膜垂直相连形如梳齿状，称为钉突（spike）。随着病变进展，钉突逐渐增粗而相互融合，并将沉积物包围。晚期，沉积物被分解吸收，基膜内出现许多空隙，经PASM染色显示基膜呈"虫蚀状"。基膜内这些空隙最终被基膜样物质填充，使基膜高度增厚，毛细血管腔逐渐狭小甚至闭塞，而致毛细血管袢塌陷（血管袢硬化），最后肾小球发生纤维化及玻璃样变。肾小管上皮细胞肿胀，常有玻璃样小滴。晚期肾小管缺血而萎缩，间质慢性炎细胞浸润伴纤维化。

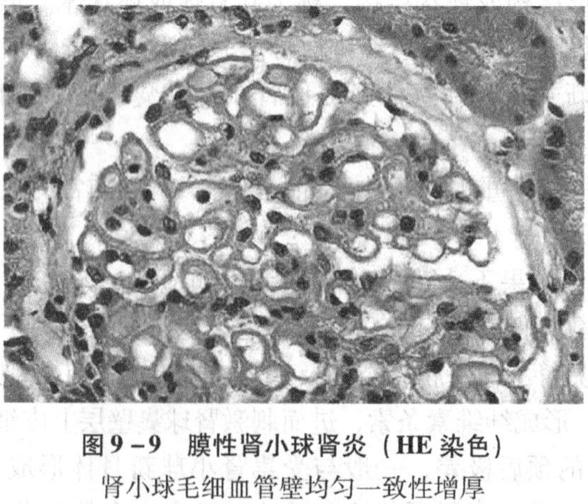

**图9-9 膜性肾小球肾炎（HE染色）**

肾小球毛细血管壁均匀一致性增厚

（3）免疫荧光观察：沿着肾小球毛细血管壁有 IgG 和 C3 沉积，呈均匀一致的颗粒状分布（图 9－10）。

（4）电镜观察：上皮下多量电子致密物沉积（图 9－11）。

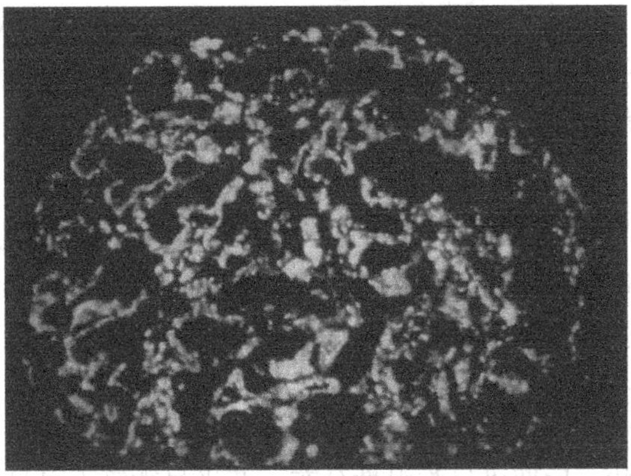

**图 9－10 膜性肾小球肾炎**

IgG 和 C3 沉积于肾小球毛细血管壁，呈颗粒状荧光

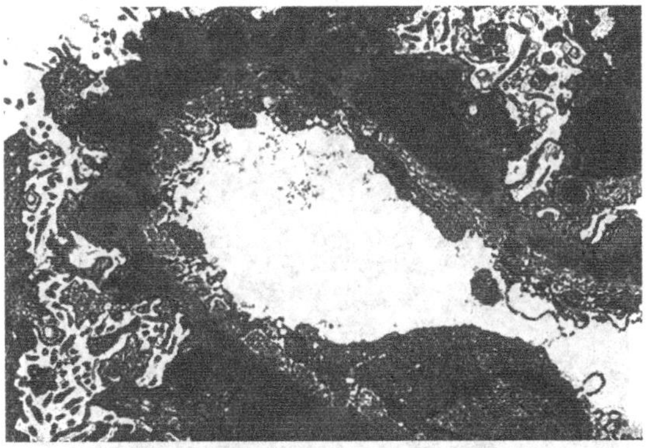

**图 9－11 膜性肾小球肾炎（电镜）**

钉突间小丘状的上皮下沉积物

2. 临床病理联系　膜性肾小球肾炎是引起肾病综合征常见的原因之一（约占成人肾病综合征的 30%，小儿则仅占 2%～7%）。其表现如下：

（1）严重蛋白尿：由于基膜通透性显著升高，大量血浆蛋白（包括大分子蛋白）可漏出，而引起严重的非选择性蛋白尿，每日排出蛋白量可超过 3.5g。

（2）低蛋白血症：由于大量血浆蛋白丢失，可致低蛋白血症。

（3）严重水肿：由于低蛋白血症，血浆胶体渗透压降低，血管内液体进入组织间隙，引起水肿。同时，血容量减少使肾小球血流量和滤过率降低，反射性地刺激醛固酮和抗利尿激素分泌增加，引起水钠潴留，进一步加重水肿。患者可有全身性重度水肿，严重时可有胸腔积液和腹腔积液。

（4）高脂血症：患者常有血清胆固醇及三酰甘油增加，其发生机制尚不清楚，可能是因为低蛋白血症刺激肝脏合成更多的蛋白质包括脂蛋白，后者运载的胆固醇也增加。有人提出，由于肾小球毛细血管壁损伤，血清中脂蛋白酯酶激活剂（即载脂蛋白 CⅡ）从尿中丢失，导致血脂升高。

由于肾小球内无细胞增生和炎症细胞渗出，毛细血管腔无狭窄，血流通畅，故患者一般不出现少尿、血尿、高血压及氮质血症。晚期则可出现少尿、高血压及肾功能衰竭。

3. 转归　膜性肾小球肾炎起病隐匿，病程长，大多为进行性，对肾上腺皮质激素不敏感，70% ~90% 的患者在较长时间后发展为慢性硬化性肾小球肾炎，10% ~30% 的患者预后较好，可部分或全部缓解。

### （四）IgA 肾病

IgA 肾病（IgA nephropathy）首先由 Berger（1969 年）报道，故又称 Berger 病，在我国十分常见，占肾活检病例的 1/3 以上。临床上多数病例表现为复发性血尿或持续性蛋白尿。病变以局灶性节段性或弥漫性球性系膜细胞增生和基质增多为主要形态特征。但肾小球病变程度可有明显差异，轻者肾小球形态大致正常，重者表现有新月体形成。肾小球局灶节段性增生性病变最后可演变为肾小球局灶节段性或球性硬化。电镜下可见电子致密物多集中分布于系膜区，早期呈结节状，后期可呈弥漫性分布。荧光显微镜下可见 IgA 呈颗粒状或融合为团块状沉积于系膜区（图 9 - 12）。多数病例可发展为慢性肾功能衰竭。高血压发生较早以及以肉眼血尿为主要症状的病例预后较差。IgA 肾病分为原发性和继发性，前者与遗传、免疫调节机制异常有关；后者可见于全身性疾病（过敏性紫癜、肝病、肠道疾病等）。

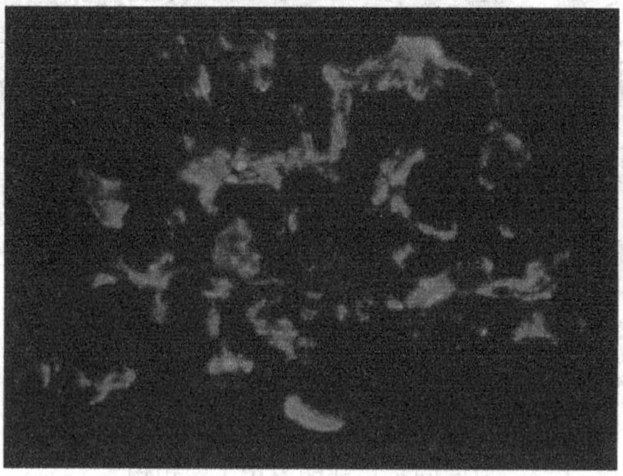

**图 9 - 12　IgA 肾病（免疫荧光染色）**

沉积于肾小球内的 IgA 沿系膜区分布，呈团块状

### （五）微小病变肾病

微小病变肾病（minimal change disease）多见于 2 ~4 岁儿童，临床表现为肾病综合征。肾小球在光镜下无明显变化，故名微小病变肾病。电镜下可见弥漫性脏层上皮细胞足突融合或消失，故又称为足突病（图 9 - 13）。患者有严重蛋白尿，但为高度选择性蛋白尿，这与膜性肾小球肾炎不同。肾小管上皮细胞由于吸收漏出的脂蛋白而发生脂肪变性，致使双侧肾脏肿胀，呈黄白色，过去称为“脂性肾病”。本病病因不明，荧光显微镜观察未见有免疫球蛋白或补体沉积，故本病不是由于免疫复合物沉积而引起的。目前认为可能为 T 淋巴细胞功能异常，产生 IL - 2、IL - 4、IL - 8、肿瘤坏死因子（TNF）等细胞因子，后者损伤足细胞的足突而使肾小球滤过膜通透性增高所致。有研究者发现在先天性肾病综合征（芬兰型）患儿中发生 nephrin 基因突变的现象，因此推测本病的发生可能是一些细胞因子影响 nephrin

合成和表达所致。最近有报道，已经发现该病的部分患者的肾穿刺组织中有 nephrin 表达下降和分布异常的改变。上述研究结果提示细胞免疫功能异常与本病的发生有关。肾上腺皮质激素治疗本病效果很好，儿童病例 90% 以上可以恢复，少数病例可反复发作而发展为慢性。

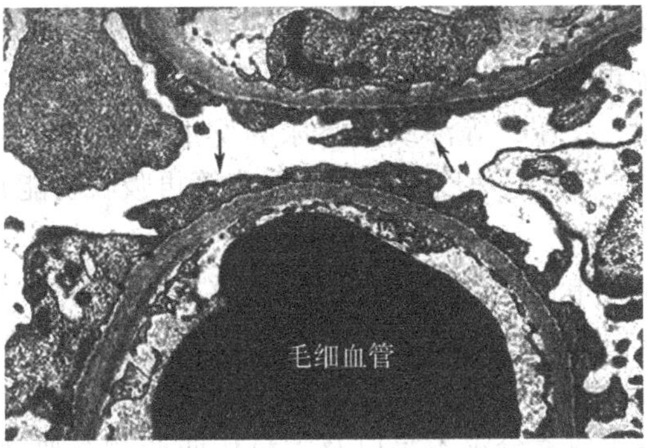


**图 9－13　微小病变肾病（电镜）**

脏层上皮细胞（足细胞）的足突消失，呈融合状（箭头所示）

### （六）慢性硬化性肾小球肾炎

慢性硬化性肾小球肾炎（chronic sclerosing glomerulonephritis）是各种类型肾小球肾炎发展到晚期的结果，大量肾小球硬化、纤维化。多见于成人，预后差，最终可发展为尿毒症而死亡。

1. 病理变化　由于肾炎反复发作、长期进行性破坏的结果，多数肾小球毛细血管基膜明显增厚皱曲，毛细血管腔闭塞，称为肾小球硬化。进一步肾小球可全部被纤维组织取代，称为纤维化，继而发生玻璃样变，而成为嗜伊红色无结构的团块。其所属的肾小管由于缺血而萎缩、消失。肾间质纤维组织增生，并伴有淋巴细胞浸润。由于间质中纤维组织的收缩，使病变肾小球互相靠近密集，出现“肾小球集中”现象。同时，残存的正常肾小球发生代偿性肥大，其所属肾小管上皮细胞亦呈代偿性肥大，管腔代偿性扩张甚至呈囊状。这种萎缩硬化性变化与代偿性肥大扩张性变化相交错的现象为本型肾炎的镜下特征（图 9－14）。

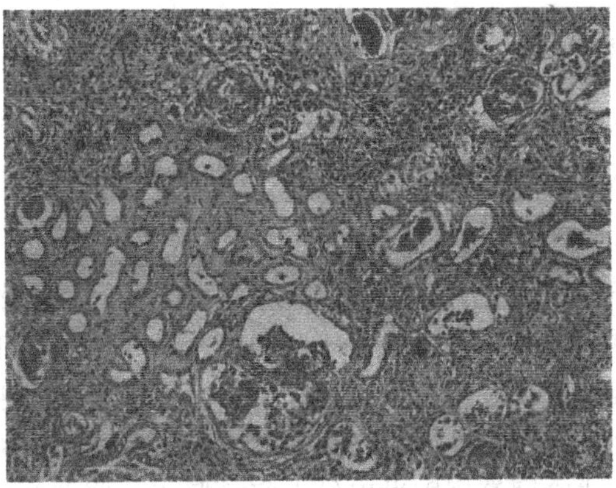

**图 9－14　慢性硬化性肾小球肾炎**

肾小球呈玻璃样变，肾小管萎缩消失，肾间质纤维组织增生，伴有淋巴细胞浸润，残存肾小球代偿性肥大，其所属肾小管扩张

肉眼观察，两侧肾脏对称性缩小，色苍白，质地变硬，重量减轻。肾包膜与肾实质粘连而难于剥离，肾表面呈弥漫的细颗粒状，故称为颗粒状固缩肾。切面可见肾皮质萎缩变薄，纹理模糊不清，有时可见微小囊肿形成（即扩张呈囊状的肾小管）。肾盂因组织萎缩而呈相对性扩大，肾盂周围常填充增生的脂肪组织，肾小动脉管壁增厚、管腔狭窄。

2. 临床病理联系　表现为慢性肾炎综合征。

（1）尿的改变：多尿、夜尿、等渗或低渗尿的发生主要因大量肾单位破坏，血液只能通过部分代偿的肾单位，致使滤过速度增快，而肾小管再吸收功能有限，水分不能被大量吸收所致。

（2）高血压：因大量肾单位纤维化使肾组织严重缺血，肾素分泌增加所致。高血压所引起的细小动脉硬化可进一步加重肾缺血，使血压长期维持于高水平，进而还可引起左心室肥大，甚至导致左侧心力衰竭。

（3）贫血：促红细胞生成素分泌不足以及大量代谢产物在血液内积聚可抑制骨髓造血功能或促进溶血所致。

（4）氮质血症和尿毒症：大量肾单位破坏，肾小球滤过面积减少，代谢产物在体内积聚所致。表现为血中尿素氮和肌酐明显升高，磷酸盐和酸性代谢产物堆积导致代谢性酸中毒。慢性肾炎晚期，肾功能严重障碍，致使代谢产物在体内过度滞留而引起自身中毒，引起全身各系统的继发性病变，出现一系列临床表现和血液生化异常，即为尿毒症。

3. 转归　本型肾小球肾炎病程较长，可达数年或数十年，早期采用中医西医结合疗法，可获得较好效果。如发展至晚期，可死于肾功能衰竭、心力衰竭、脑出血或由于抵抗力降低而引起的继发感染。

（李　倩）

## 第二节　肾盂肾炎

肾盂肾炎（pyelonephritis）是以由细菌引起的肾盂、肾间质和肾小管的化脓性炎症。女性患者多见（为男性的9~10倍），可分为急性和慢性两种类型。

### 一、急性肾盂肾炎

急性肾盂肾炎（acute pyelonephritis）是以肾盂、肾盏黏膜和肾间质为主的急性化脓性炎症。多见于小儿、妊娠期妇女和男性老年人（患前列腺肥大）。

#### （一）病因和发病机制

细菌感染后通过两条途径入侵肾间质：①血源性（下行性）感染：败血症或感染性心内膜炎时，细菌随血流进入肾脏，首先栓塞于肾小球或肾小管周围毛细血管网，局部出现化脓性改变。病变为双侧性，容易发生在有尿路阻塞、衰弱或免疫抑制的个体。金黄色葡萄球菌为最常见的致病菌。②上行性感染：为常见的感染类型。下位尿路发生尿道炎、膀胱炎等炎症时，细菌可沿输尿管或输尿管周围淋巴结上行到肾盂、肾盏和肾间质。病原菌以大肠杆菌为主，病变可为单侧或双侧性。引起上行性感染的诱发因素有：①泌尿道完全或不完全阻塞：如前列腺肥大、肿瘤或尿路结石等导致尿潴留，有利于细菌繁殖。②黏膜损伤：如导尿管、膀胱镜及其逆行造影、尿道手术等损伤泌尿道黏膜，细菌容易侵入并繁殖；女性因尿道短，尿道口靠近肛门，容易遭受感染。③膀胱输尿管反流：先天性的输尿管开口异常时，出现尿液向输尿管反流，排尿后残存的尿量增加，有助于细菌繁殖，并且含菌的尿液可通过反流进入肾盂、肾盏，并通过肾乳头的乳头孔进入肾实质，从而形成肾内反流。

（二）病理变化

主要病变为肾间质的化脓性炎，伴脓肿形成。病变分布不规则，可累及一侧或双侧肾。肾脏肿大、充血，表面可见多个大小不一的脓肿。切面见肾实质内有多数条索状、大小不等的脓肿。肾盂黏膜充血、水肿，上行性感染病例可见肾盂黏膜有脓性渗出物（图9－15）。镜下见黏膜血管扩张充血、组织水肿并有大量中性粒细胞浸润和脓肿形成，以后病变向肾脏表面扩展。早期化脓性病变局限于肾间质，之后可累及肾小管，受累肾小管腔内出现大量中性粒细胞，可形成白细胞管型。通常肾小球较少受累。血源性感染引起的肾盂肾炎首先累及肾皮质，尤其是肾小球和肾小球周围的间质。以后病灶逐渐扩大，破坏邻近组织，并向肾盂蔓延。患者有高热、腰痛、尿频、脓尿等症状，严重时可发生肾盂积脓及肾周围脓肿。

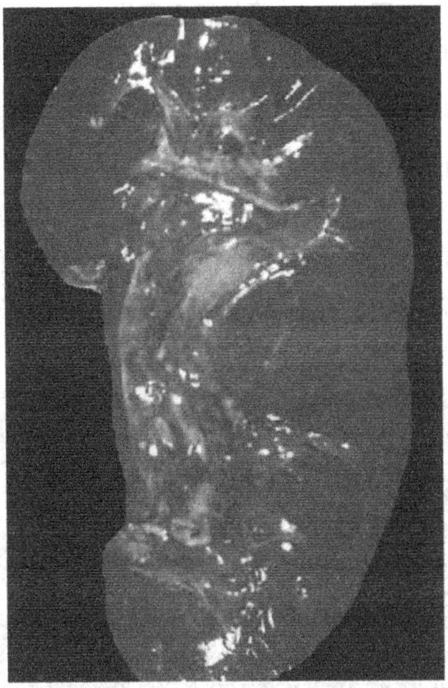

**图9－15 急性肾盂肾炎**

肾脏切面可见多个微小脓肿

## 二、慢性肾盂肾炎

慢性肾盂肾炎可从急性肾盂肾炎发展而来，或起病时即呈慢性经过。临床表现可类似急性肾盂肾炎，但全身症状则往往不明显。病变晚期常可引起慢性肾功能衰竭和高血压等表现。

（一）病因和发病机制

尿路阻塞或先天性膀胱输尿管反流易发生反复感染而出现慢性肾盂肾炎。

（二）病理变化

病变特点是活动性炎症与修复、纤维化及瘢痕形成两种变化同时存在。两侧肾脏体积缩小，大小不相等，病变不对称，质地变硬，表面可见粗大不规则的凹陷性瘢痕。切面可见肾盂黏膜粗糙增厚，肾盂和肾盏因瘢痕收缩而变形，肾乳头萎缩（图9－16）。

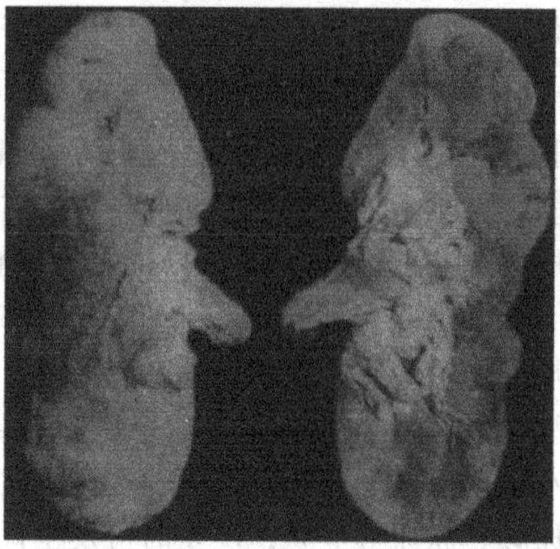

**图9－16　慢性肾盂肾炎（1）**

左侧肾脏体积缩小，表面可见凹陷性瘢痕；右侧为切面肾盂黏膜增厚，肾盂、肾盏收缩变形

镜下肾实质内可见不规则片状分布的病灶，有大量纤维组织增生及大量淋巴细胞、浆细胞浸润，其间肾小管萎缩或消失。部分肾小管管腔扩张，其内充满红染的蛋白管型，形状颇似甲状腺滤泡（图9－17）。间质的纤维化使肾小球缺血，晚期亦可发生肾小球纤维化和玻璃样变。患者主要表现为肾小管功能障碍，出现多尿、夜尿和低钠、低钾及酸中毒。晚期由于肾单位的大量破坏可出现高血压和肾功能衰竭。肾盂造影检查显示肾脏体积不对称性缩小，伴有典型的粗糙瘢痕和肾盏变形。

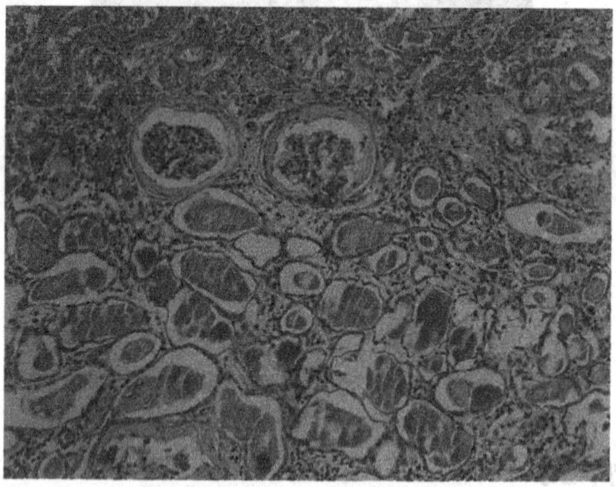

**图9－17　慢性肾盂肾炎（2）**

肾小管管腔扩张，其内充满蛋白管型

（李　倩）

# 第三节 肾肿瘤

## 一、血管平滑肌脂肪瘤

1. 临床表现 此是常染色体显性基因遗传的家族性疾病，80% 患者脸部有蝴蝶状皮脂腺瘤，其他器官如脑、眼、骨、心、肺亦有病变。大脑发育迟缓、智力差、有癫痫发作，多为双肾多发病源。在我国主要表现为腰部肿块及内出血症状，如肿瘤破裂可发生急性腹痛。

2. 影像学诊断与鉴别诊断

1）CT 表现

（1）比较有特征性，可见肾实质内不均匀密度肿块，内有脂肪性密度灶和软组织密度区，前者为瘤内脂肪成分，后者为血管和平滑肌组织，有时可见钙化。

（2）增强扫描见脂肪性低密度区不强化，血管性结构明显强化，并发急性出血时，肿块周边可见高密度出血灶。

2）MRI 表现：$T_1$WI 和 $T_2$WI 上混杂信号，肿块可见脂肪性高信号区或中等信号灶，脂肪抑制序列可使上述高信号转为低信号。

3）超声

（1）为肾实质内强回声肿块，回声可不均匀，肿块边界清楚。

（2）CDFI 示肿块的周边或内部有短线状动脉血流信号。

4）鉴别诊断：肾实质内部均质肿块内有明确脂肪成分，通常不难做出诊断。脂肪含量很少的肿瘤，不能与其他肾脏实质性肿瘤鉴别。

发生在肾上极的肾错构瘤应与肾上腺髓脂肪瘤鉴别。两者都含有脂肪成分，肾上极皮质是否完整有助于诊断。

3. 病理学表现 血管平滑肌脂肪瘤（肾错构瘤）由血管、平滑肌和脂肪组织按不同的比例组合构成，20% 的肿瘤伴有结节性硬化。

（1）大体检查：呈大的实性肿块，膨胀性生长，有的呈多结节状，与周围肾组织边界清楚，但无包膜。根据三种成分含量不同，肿瘤呈黄色或红褐色。含有三种成分者大体上似透明细胞性肾细胞癌，而以平滑肌成分为主者似平滑肌瘤。

（2）组织病理学：由多少不等的成熟脂肪组织、厚壁的不规则血管和平滑肌构成，部分肿瘤边缘可有肾小管陷入（图 9 - 18）。平滑肌细胞多为梭形，但也可呈圆形上皮样，在血管壁周围呈放射状分布，逐渐呈束状生长。有时细胞核呈现明显的异型性、核分裂象和多核细胞，此时可能提示恶性。当肿瘤位于肾被膜下且几乎全部由平滑肌成分构成时，似平滑肌瘤。脂肪成分主要是成熟的脂肪组织，脂肪细胞可大小不等，但也可有脂肪母细胞，似脂肪肉瘤。肿瘤中的血管主要为厚壁血管，血管腔宽窄不一，常呈偏心状态，缺乏正常的弹力层，当以血管成分为主时，似血管畸形。

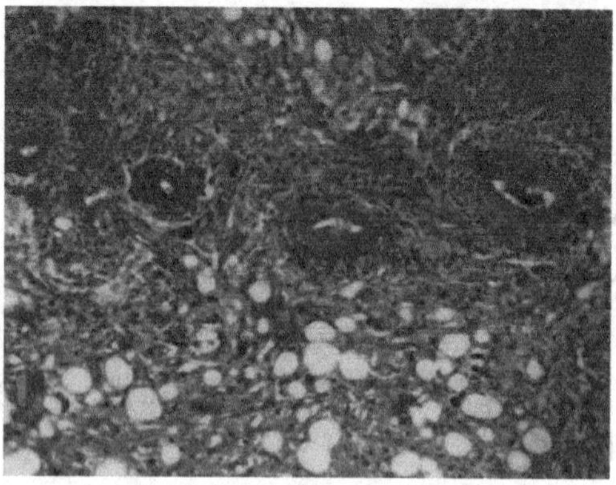

**图 9-18　血管平滑肌脂肪瘤**

肿瘤由平滑肌、脂肪细胞及厚壁血管构成

## 二、肾癌

1. 临床表现　肾癌（renal cell carcinoma）占肾恶性肿瘤的80%~90%，多发生于老年男性，男女比为2：1。发生部位多见于肾两极，以上极多见。早期常无症状或只有发热、乏力等，体积增大时可出现血尿、肾区痛、肿块。血尿多因肿瘤组织浸润血管或侵及肾盂和肾盏而引起；肿瘤体积大或侵犯包膜时，可引起腰部疼痛，并触及肿块。癌组织出血，血块经输尿管排出时，引起剧烈绞痛。肾癌的临床症状变化多端，有时可无任何症状，但肿瘤已在体内广泛进展，甚至出现肺、骨等处转移征象。

此外，肾癌还可产生多种激素和激素样物质，引起内分泌紊乱症状，如红细胞生成素致红细胞增多症，甲状旁腺激素可引起高钙血症，肾素引起高血压，促性腺激素可导致女性化或男性化。

2. 影像学诊断与鉴别诊断

1）CT

（1）肾体积增大变形，实质内见类圆形、不规则形或分叶状肿块，与正常肾组织间界限不清，较大者可突出肾外。

（2）平扫时肿瘤多数表现为不均匀等密度或低密度，内部常见坏死、囊变、出血、钙化。

（3）增强扫描见肿瘤呈现不均匀轻到中等强化，正常肾组织明显强化，两者界限清楚。

（4）部分肾盂肾盏变形或闭塞消失，亦可扩张积水。

（5）当肾静脉或下腔静脉有癌栓时，则表现为血管增粗，增强扫描内有低密度充盈缺损。

2）MRI

（1）肾体积增大变形，局部可见软组织肿块，较小肿瘤内部信号可均匀，肿瘤较大时常因内部出血、坏死、囊变等而使信号不均匀；$T_1$WI 肿瘤呈等或偏低信号，皮、髓质分界消失，$T_2$WI 肿瘤呈不均匀高信号。

（2）增强扫描肿瘤强化不如正常肾实质，增强高峰期为注药后2min左右。

（3）周围侵犯可表现为肾静脉或下腔静脉癌栓，肾门、腹主动脉及下腔静脉周围淋巴结转移。

3）超声

（1）肾表面可见隆起，肿块边缘不光整，呈强弱不等回声或混合性回声，可出现由坏死、囊变所致的液性暗区。

（2）血管内瘤栓：血管腔内散在稀疏低回声。

（3）淋巴结转移：局部淋巴结肿大并呈低回声，多位于肾动脉和主动脉周围。

4）鉴别诊断：肾癌的影像学诊断主要靠 CT 和超声，超声对肾癌的筛查起主要作用，CT 是诊断肾癌的主要方法，MRI 对肾癌的准确性与 CT 相当。

肾癌应与下列肾疾病鉴别：

（1）囊性肾细胞癌并发感染、出血性肾囊肿。囊性肾细胞癌的壁厚、不规则，有分隔或囊壁内结节，增强扫描时表现更为明显。

（2）小肾细胞癌与肾错构瘤鉴别。错构瘤内含脂肪成分，肾癌极少含有脂肪。

（3）肾淋巴瘤：淋巴瘤累及肾时，肾体积明显增大，皮髓质分辨不清，常为双侧肾多发结节，无明显强化现象，如有同时存在的腹膜后肿大淋巴结对诊断有帮助。

（4）肾盂癌：肾癌血供较肾盂癌丰富，肿块增强明显，容易侵犯肾静脉和下腔静脉。肾盂癌位于肾窦区，多不造成肾轮廓的改变，无瘤内坏死、囊性变。

3. 病理学表现

1）肾细胞癌：肾细胞癌是一组具有多种形态的肾实质的恶性上皮性肿瘤。

（1）大体检查：呈实性，位于肾皮质。不到 5% 的病例呈多中心性发生（或）累及双侧肾。肿瘤与周围肾组织界限清楚，形成推压式边界和假包膜，弥漫浸润全肾者少见。平均直径 7cm，肿瘤中常见囊腔、坏死、出血和钙化。

（2）组织病理学：肾细胞癌的类型较多，最常见者有以下几种。

A. 透明细胞性肾细胞癌：透明细胞性肾细胞癌最常见，占肾细胞癌的 70% ~80%。癌细胞呈圆形或多角形，胞质丰富而透明，含有大量类脂和糖原，包膜清晰，少量胞质呈嗜酸性；胞核位于中央，一般恶性程度越高，细胞核越大，核仁越明显。癌细胞的排列多样，最常见的是巢状和腺泡状，其间为小的薄壁血管构成的网状间隔。巢状结构无腔，腺泡状结构中央有一圆形的腔，其内充以淡染的嗜酸性浆液或红细胞。偶见肿瘤中出现小管结构，有时可见局灶性假乳头形成（图 9 –19）。

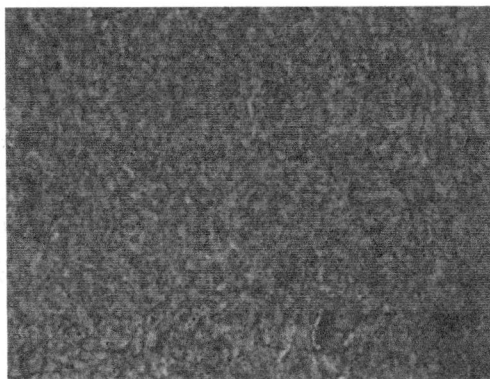

**图 9 –19 透明细胞性肾细胞癌**

胞质丰富而透明

通常根据肿瘤细胞核的特点对此型癌进行分级。1 级：细胞核小，大小如成熟的淋巴细胞，染色质增多，无核仁，难以看清染色质的微细特点。2 级：细胞核染色质呈细颗粒状，核仁不明显。3 级：细胞核核仁易见。4 级：细胞核具有多形性，核染色质增多，有 1 个或多个大的核仁。分级一般由肿瘤中细胞核最高分级决定，至少每个高倍视野有几个高级别的核；如果核级别高的细胞散在分布，则可以忽略不计。

B. 乳头状肾细胞癌：乳头状肾细胞癌占肾细胞癌的 10% ~15%，是一种来源于近端肾小管上皮细胞的低度恶性肿瘤。癌细胞呈立方状或柱状，细胞核染色质细腻，有时呈泡状，核仁明显，胞质略嗜碱性，可混有透明的癌细胞。细胞形态较一致，异型性不明显，可见由恶性上皮细胞构成的多少不等的小管和乳头状结构（图 9 - 20）。肿瘤内的乳头有纤细的纤维血管轴心，偶尔轴心因水肿和结缔组织透明变性而变宽，其中可见泡沫状巨噬细胞和胆固醇结晶。常见出血、坏死、含铁血黄素沉积。分两种类型：Ⅰ型：乳头表面被覆小细胞，胞质稀少，单层排列；Ⅱ型：肿瘤细胞核分级高，胞质嗜酸性，细胞核呈假复层排列。

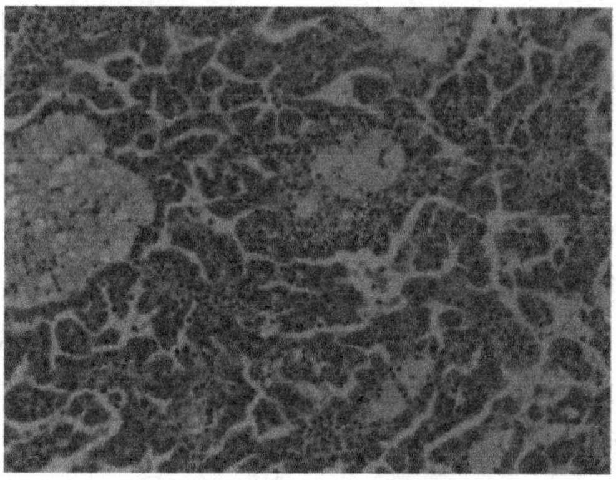

**图 9 - 20　乳头状肾细胞癌**

可见多少不等的小管和乳头状结构

C. 嫌色性肾细胞癌：嫌色性肾细胞癌占肾细胞癌的 5%。呈实体性结构，有时可见腺样结构，伴灶状钙化和宽厚的纤维间隔，细胞较大呈多角形，胞质透明略呈网状，包膜清晰，常与胞质呈嗜酸性颗粒状的较小的细胞混合存在（图 9 - 21）。嗜酸性嫌色性肾细胞癌则由包膜清晰的嗜酸细胞构成。肿瘤细胞核不规则，常有皱褶，有时见双核，核仁小，常见核周空晕。与透明细胞肾细胞癌不同，本瘤中的血管大多数是厚壁血管，并呈偏心性玻璃样变性。另一诊断指标是 Hale 胶样铁染色肿瘤细胞质显示弥漫阳性。

D. 多房性囊性肾细胞癌：多房性囊性肾细胞癌是完全由囊腔构成的肿瘤。多数囊腔内衬单层上皮，细胞呈扁平或肥胖状，胞质透明或淡染；偶见内衬上皮为复层，或有小乳头，细胞核小而圆，染色质致密深染（图 9 - 22）。有时内衬上皮脱落和消失。囊腔间隔由纤维组织构成，常有致密的胶原，部分间隔内可见灶状透明细胞，呈小灶状聚集，不形成大的结节，似组织细胞或淋巴细胞，周围有收缩的人工假象。

E. 神经母细胞瘤相关性肾细胞癌：肿瘤表现为不同的组织形态，有些肿瘤具有实性和乳头状结构，细胞胞质丰富，嗜酸性，少数呈网状，具有轻至中度异型性。

2）Bellini 集合管癌：Bellini 集合管癌罕见，不到肾恶性肿瘤的 1%。

（1）大体检查：常位于肾中心部位，小者可见其发生于肾锥体。一般直径 2.5 ~12.0cm。

（2）组织病理学：典型的集合管癌肿瘤细胞核分级高，易见核分裂象，伴有较典型的管状结构（图9－23），可见内突的小乳头和囊性变。不同于常见的乳头状肾细胞癌的是，集合管癌中乳头状结构边界不清，乳头轴心较宽，其内有炎性纤维性间质，纤维化较明显。有时见实性、条索状和肉瘤样结构。

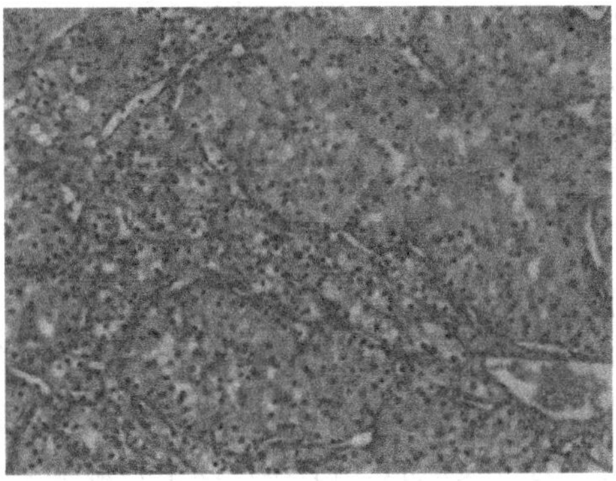

**图9－21　嫌色性肾细胞癌**

细胞较大呈多角形，胞质透明略呈网状，包膜清晰，混杂胞质呈嗜酸性颗粒状的较小的细胞

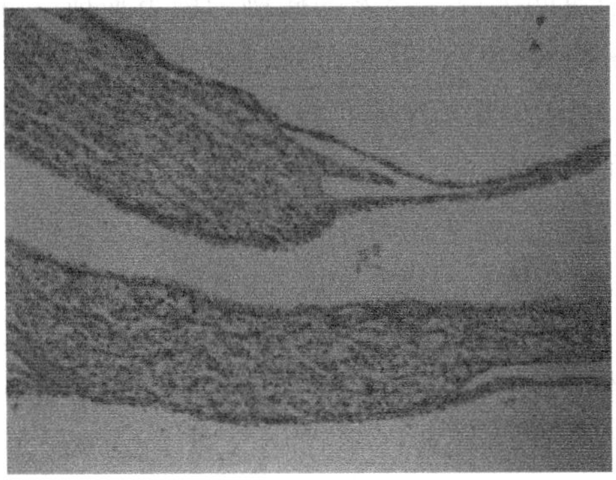

**图9－22　多房性囊性肾细胞癌**

囊腔内衬上皮细胞胞质透亮，核小而圆

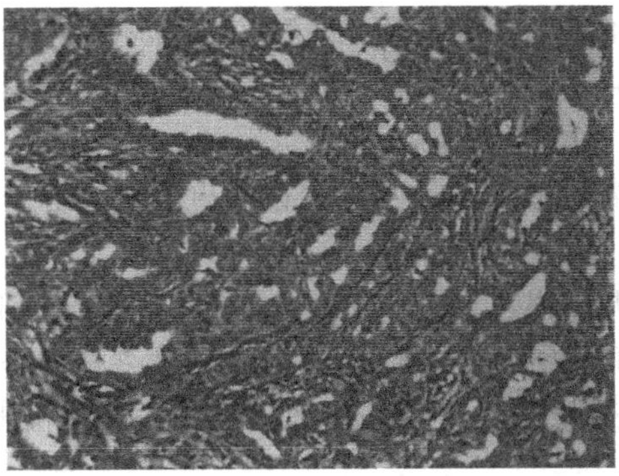

**图9－23　集合管癌**

可见不规则小管状结构

3）肾髓质癌：肾髓质癌为生长迅速的恶性肿瘤，比较罕见，与镰状细胞血液病相关。

（1）大体检查：发生于肾中央肾髓质，边界不清，有4~12cm，平均7cm，大多数伴出血和坏死。

（2）组织病理学：一般为低分化片状分布的肿瘤细胞浸润在纤维性间质内，部分呈条索状、卵黄囊瘤样以及囊腺瘤样排列。癌细胞呈嗜酸性，常见胞质内滴状黏液和镰状红细胞，核染色质细腻，核仁明显，其中可有鳞状细胞样和横纹肌样瘤细胞混杂存在。肿瘤中混有中性粒细胞，边缘可见淋巴细胞浸润。

## 三、肾母细胞瘤

1. 临床表现　肾母细胞瘤又称Wilms瘤，在小儿腹部肿瘤中占首位，个别发生于成年人。主要发生在出生后最初5年内，特别多见于2~4岁。左右侧发病相近，3%~10%为双侧性，或同时或相继发生。男女性别几乎无差别，但多数报告中男性略多于女性。主要表现为：①腹部肿块：腹部肿物常为首发症状，占90%以上，虚弱婴幼儿发生腹部大肿块俗有“罗汉肚”之称。肿块质地坚硬，表面可有结节感，无明显压痛，晚期肿块固定不动。②腰痛或腹痛：约1/3的病例发生，可表现为局部不适或绞痛，如急性疼痛伴有发热、腹部肿物、贫血、高血压，常为肿瘤肾包膜下出血所致。肿瘤腹腔内破裂可表现为急腹症。③血尿：血尿不常见，可在病程晚期出现，75%的病例为镜下血尿。④高血压：高血压见于成年患者及部分患儿，主要因肾组织受压，肾素分泌过多所致。⑤先天性虹膜缺乏：发生率约为1.4%，又称为无虹膜-肾母细胞瘤综合征。⑥其他：消化道可出现恶心、呕吐、腹胀等梗阻症状；还可有消瘦、贫血面容和不规则发热；或有下肢水肿、腹腔积液及精索静脉曲张，系肿瘤压迫下腔静脉所致。

2. 影像学表现诊断与鉴别诊断

1）CT

（1）较大肿块密度混杂不均，可为实性、囊实性、囊性，部分有钙化。

（2）增强扫描见不规则强化，坏死区不强化，周围受压肾实质呈明显环状强化，两者之间有明确分界。

（3）可见局部肿大的淋巴结，肾静脉和下腔静脉内的瘤栓。

2）MRI

（1）类似CT所见，在$T_2$加权像和$T_1$加权像上均呈混杂信号。

（2）增强检查显示，明显受压变薄强化的肾实质围绕在肿瘤的周围。

3）超声

（1）肾形态失常，多数肿瘤回声较强，少数回声较低，由于出血、坏死和液化可出现不规则无回声区。

（2）超声检查可显示局部淋巴结转移和肾静脉及下腔静脉侵犯。

4）鉴别诊断：CT、MRI增强检查显示肿块周围受压变薄并呈明显环状强化的残余肾实质，是肾母细胞瘤的特征表现，并同时能显示淋巴结肿大和肾静脉及下腔静脉受侵情况。

3. 病理学表现

（1）大体检查：多为圆形实性肿块，周围包绕纤维性假包膜，与周围肾实质分界清楚。切面呈均一灰白色或棕褐色，质地柔软，鱼肉状，可有出血、坏死及囊性变。当肿瘤大部分成分为成熟的间叶组织时，质地硬韧并伴有漩涡状纹理。当肿瘤呈息肉状凸入肾盂和肾盏时，肉眼可呈葡萄状。偶见发生在肾外部位。

（2）组织病理学：主要有三种基本成分：未分化的胚芽组织、间胚叶间质和上皮。肿瘤中三种成分的比例可以不同，甚至以一种成分为主，形成单一形态的肾母细胞瘤。未分化胚芽组织以小圆细胞为主，细胞具有少量透明胞质，圆形或卵圆形深染的细胞核，核染色质略粗，分布均匀，核仁小。细胞分布方式多样，可呈弥漫性、结节状、缎带状或基底细胞样。间胚叶间质以梭形的成纤维细胞样细胞为主，并可向其他类型的细胞分化，最常见平滑肌和横纹肌细胞，其次为神经胶质、脂肪、骨及软骨等成分，应与良性和恶性的错构瘤和畸胎瘤相鉴别。上皮成分包括一定排列的小圆形细胞以及腺管状、乳头状、纤毛柱状、黏液状的腺上皮以及鳞状上皮和移行上皮等。约有5%肾母细胞瘤细胞可发生间变，预后差。间变的指征包括：细胞核增大、染色质增粗、核分裂增多。化疗可导致肿瘤坏死、黄瘤样细胞形成、含铁血黄素沉积和纤维化等改变，还可使胚芽组织向较成熟的上皮、间叶成分和肌源性成分分化。

## 四、肾盂癌

1. 临床表现　肾盂癌占肾肿瘤总数的10%左右，好发于40岁以上的男性，其发病率有地区差别。鹿角形肾结石有较高的移行上皮癌发生率。30%～50%肾盂移行上皮癌患者可同时出现膀胱移行上皮癌。如肾盂与输尿管同时有肿瘤，则出现膀胱癌的可能性增至75%。肾盂癌最常见的症状是出现血尿，早期为间歇无痛性肉眼血尿，少数为镜下血尿。1%～3%的患者表现为腰部钝痛，偶因血块堵塞输尿管引起肾绞痛、肾积水。晚期可出现消瘦、体重下降、贫血、衰弱、下肢水肿、腹部肿物及骨痛等症状。

2. 影像学诊断与鉴别诊断

1）尿路造影

（1）肾盂、肾盏有固定的充盈缺损，形态多不规则。

（2）肾盂、肾盏扩张、积水。

（3）肿瘤侵犯肾实质时，可致肾盏受压、变形、移位。

2）CT

（1）肾窦内软组织块，肿块较大时侵犯肾实质，常并发肾积水。

（2）病灶较小时位于肾盂内，肿块呈不均匀软组织密度，边界清或不清，增强后病灶呈不均匀强化，强化程度低于正常肾实质，延迟扫描肾盂内可见充盈缺损。

3）MRI

（1）MRI检查用于发现较大的肿块，特别是肾盂肾盏积水时，$T_1$加权像上肿块信号强度高于尿液，在$T_2$加权像上信号低于尿液。

（2）MRU检查可清楚显示肿瘤所致的充盈缺陷。

4）超声

（1）肾窦区肿块，周围肾窦脂肪受压、分离、变薄或消失。

（2）肿块呈低回声。

（3）肾积水明显时，肿块周围为扩张的肾盏。

（4）CDFI很少显示瘤内有血流信号。

5）鉴别诊断：肾盂癌表现为肾盂、肾盏内肿块，其中尿路造影检查能显示较小的肾盂癌，而 USG、CT 和 MRI 检查能够发现较大肿瘤并显示其病灶范围及转移，有助于分期和治疗。

肾盂癌应与肾盂内隐性结石或血块进行鉴别，隐性结石在 CT 上密度较高，USG 表现为后方伴有声影的强回声团块；血块在 USG 检查时表现为内部细光点状回声，短期复查有明显变化。

3. 病理学表现

（1）大体检查：发生于肾盂、肾盏内，呈乳头状或菜花状生长，部分可发生坏死、囊性变、出血。

（2）组织病理学：大多数为尿路上皮癌，少数为鳞状细胞癌及腺癌。尿路上皮癌的生长方式与膀胱尿路上皮癌相同，即乳头型、乳头浸润型、浸润型和非乳头非浸润型（原位癌）。根据肿瘤细胞分化程度将其分为Ⅰ～Ⅲ级，Ⅰ级：具有明显的尿路上皮特征，细胞层次增多，但极性无明显紊乱，一般呈乳头状；细胞有一定的异型性，核分裂少，通常无向周围黏膜浸润的现象。Ⅱ级：细胞仍具有尿路上皮的特征，但细胞层次明显增多，极性消失，可呈乳头状、菜花状或斑块状生长；细胞异型性较明显，核分裂较多，并有瘤巨细胞；可侵及上皮下结缔组织，甚至达肌层。Ⅲ级：肿瘤可为菜花状，底宽无蒂；也可为扁平斑块状，表面出现坏死和溃疡。细胞分化差，异型性明显，极性紊乱，可见瘤巨细胞，核分裂多，并有病理性核分裂象，常伴有鳞状上皮化生。肿瘤常浸润肌层，甚至达邻近的组织。鳞状细胞癌和腺癌少见，形态与其他部位发生者相同（图 9－24）。

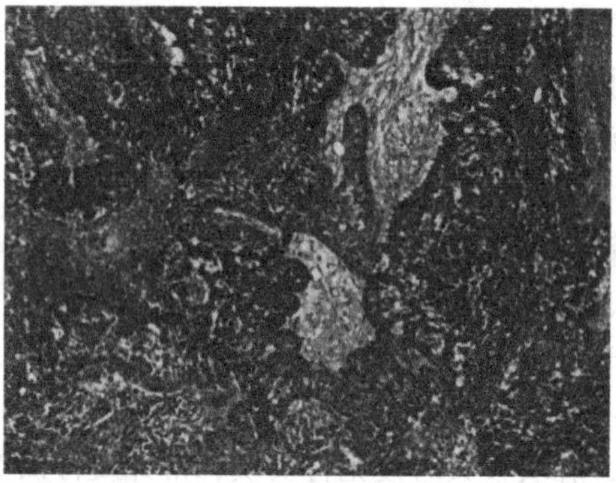

**图 9－24　肾盂尿路上皮癌**

（李　倩）

# 参考文献

［1］李倩，杨宇明，畅继武，等．细胞粘附分子 CD44v6 对膀胱癌细胞增殖、凋亡及迁移的影响［J］．肿瘤．2012，32（3）：177－181.

［2］邹万忠．肾活检病理学．第 2 版［M］．北京：北京大学医学出版社，2014.

[3] 来茂德．病理学高级教程［M］．北京：人民军医出版社，2015.
[4] 宋晓环．病理学［M］．湖北：华中科技大学出版社，2015.
[5] 李玉林．病理学［M］．第7版．北京：人民卫生出版社，2013：21－37.
[6] 廖松林．现代诊断病理学手册［M］．北京：北京大学医学出版社，2015.

# 第十章

# 乳腺疾病

## 第一节　乳腺病变的病理学诊断方法

### 一、细胞学诊断方法

乳腺肿瘤的细胞学检查始于1914年，Nathan做乳头溢液细胞学检查时发现乳腺癌。以后，又有了乳头或乳腺其他部位溃疡处涂片细胞学检查。1921年，Cathric建立了针吸细胞学技术，20世纪70年代初发展成为细针抽吸细胞学检查，应用于乳腺。乳腺肿块细针抽吸细胞学诊断创伤轻微，诊断准确率颇高，目前已成为世界各国术前病理诊断的重要手段。

#### （一）细针穿刺细胞学检查

由于乳腺为体表器官，其肿物容易触及，故针吸操作不难。针吸可选用普通肌内注射用注射器，目前临床使用的一次性10号注射器效果良好，并可避免交叉感染。

1. 细针穿刺细胞学检查的指征、优点

1）指征

（1）孤立病变，临床上考虑为囊肿、良性肿瘤或恶性肿瘤。

（2）乳腺癌切除后瘢痕上孤立或多发的小结节。

（3）可疑的远处转移病灶，包括皮肤结节和肿大的淋巴结等。

2）优点

（1）操作方便，不需要特殊的设备，诊断迅速，安全，易为患者所接受；阳性率较高，在80%～90%，凡得到确诊的病例，无需冰冻切片检查，可直接施行手术。

（2）能明确肿物的性质，如炎症、结核、脂肪瘤、积乳囊肿、乳腺增生病及纤维腺瘤等进行鉴别诊断，使之得到适当的治疗和手术。

（3）根据癌的分化程度，可进行细胞形态学分级，帮助预测乳腺癌的预后。

（4）针吸细胞可用于ER的测定和DNA的分析，帮助治疗的选择。

（5）可用于防癌普查，能发现早期乳腺癌。

2. 乳腺癌细针穿刺细胞学检查　乳腺癌细针穿刺细胞学检查包括乳腺原发灶和区域转移淋巴结的细针穿刺检查两种。

乳腺癌原发灶细针穿刺活检时进针感觉肿块质脆，入针和抽吸容易，吸出物常很多，呈浓稠的肉浆状，有时为血性。

乳腺癌区域淋巴结的细针穿刺活检在晚期乳腺癌的定性诊断中有重要价值，有助于对乳腺癌区域淋巴结转移的评估和指导术前的新辅助治疗。尤其是锁骨上淋巴结通过细针穿刺活检有助于在术前对乳腺癌的分期，并有利于指导不同的乳腺癌治疗方法的选择。区域淋巴结细针穿刺活检阳性的病例，结合其乳腺肿块等临床检查将有助于乳腺癌的定性诊断；但穿刺活检阴性却不能作为排除乳腺癌的依据，应进一步进行原发灶穿刺活检等检查以便明确诊断。

3. 乳腺恶性肿瘤的细胞学的诊断标准　恶性肿瘤的细胞学诊断，必须应对细胞的“恶性”无可怀疑，因此，在考虑恶性的诊断之前，必须至少有两个主要的恶性诊断标准。乳腺癌细胞形态常包括以下特征：①细胞丰富，常布满涂片。②癌细胞单个散在、三五成群或集成大片，细胞黏附力差，排列紊乱，相互重叠。③细胞核明显增大，大小不一致，多形性，着色深和深浅不一，核形不规则，核仁大或多个，常可见核分裂象。④胞质常少，有核偏位现象，偶见细胞噬入，即一个新月形细胞环抱另一个圆形细胞。⑤无双极裸核细胞，若有亦很少。乳腺针吸细胞学诊断的主要任务是确定病变为良性或恶性。因此，细胞学诊断为乳腺癌后，一般不做分型。但某些特殊类型的乳腺癌有相应的细胞形态特征。

胞核和胞浆的比例不能完全作为诊断依据，许多恶性细胞，看不到胞浆，故此诊断恶性的绝对依据是核的改变，包括核的增大和核的多形性，这是众所周知的公认标准。恶性肿瘤的核较良性大数倍，其直径为 12 ~ 40μm，最简便的方法是与红细胞相比，红细胞直径为 7.5μm。只有一个例外，即变异的小细胞乳腺癌，其核大小常与良性上皮细胞者相似，因此，该细胞易于误诊。其次“多形性”，在文献上是指细胞核的形状多样，核大小不一，在乳腺这两种现象均可见到。偶尔在纤维腺瘤或乳腺囊性增生病的涂片上，可见到某种程度的多形性。低倍光镜下，在大约 15% 的乳腺恶性肿瘤中，瘤细胞核呈现一致性。这种常诊断为分化良好的癌，在高倍光镜下可见核膜不规则，核膜增厚，出现裂口现象，边缘呈扇形。

（1）恶性肿瘤的间接征象：细胞团集现象消失，单一细胞成分显著增多，是诊断恶性肿瘤的重要间接征象。细胞群分离在鳞状癌细胞是由于细胞间桥的消失；在腺癌是由于黏着力减弱，故胞核分布不匀，极性消失。但黏液癌，瘤细胞的相互粘连，仍保持良好，涂片上细胞丰富，亦是乳腺肿瘤的另一特征。因负压抽吸时，可将细胞间粘连分离，例外的是硬癌，后者常见少数细胞，是假阴性诊断原因之一。组织切片上，硬癌细胞周围有致密纤维基质围绕，不易分离，只有反复穿刺，或用粗针头才获成功。涂片上出现红细胞或黏液无特殊意义，而核内空泡常是变性，而非恶性变，其次是显著的核内空泡，泡沫细胞的多核现象，增大的导管细胞有明显的核仁等，都由于内分泌紊乱刺激所致。

（2）可疑涂片的诊断标准：细胞学涂片诊断可疑时，切取活检是必要的。细胞学在下述情况之一，均属可疑：①轻度或中等的核增大或多形性变。②核一致性增大伴明显核仁，可见炎症或异物反应，也可见于激素治疗后之涂片。③偶见明显的核增大和中度的多形性，例如在纤维腺瘤或囊性增生症常可由此而误诊。④由于核大及明显的多形性，大量的组织细胞与恶性细胞相混淆，但是前者细胞边缘苍白，胞浆呈小空泡样，胞浆边缘不清，故细胞学者要准确加以辨认。⑤乳腺癌的小细胞，形态变异繁多，难以诊断，因在核大小上很难与良性上皮细胞区别，可幸的是此细胞不常见。

4. 良性肿瘤细针穿刺细胞学检查　良性细胞的形态特点：①来自小叶或腺管上皮细胞的特点，是卵圆或圆形的核及致密的染色质；胞浆边缘轮廓清晰，常成群出现，偶尔上皮细胞呈管状或小叶状排列，单个出现的上皮细胞常无胞浆。②双极裸核：在针吸乳腺纤维腺瘤中，可常见到双极裸核，核卵圆形，较腺管细胞的核稍小，6～8μm，染色质呈细颗粒状，均匀一致，染色深，其来源不清楚，有些作者认为来自肌上皮细胞，双极裸核的形态及大小变异也较少。③分泌细胞：在针吸标本中常见，常出现在小囊肿，可形成乳头状团块，如标本来自大囊肿，这可能是唯一见到的细胞成分，细胞边缘清楚，核呈圆形，多集中在中央部，胞浆含有许多嗜酸性颗粒，超微结构下，肿胀的线粒体差异甚大，6～11μm，但细胞形态相当一致。④泡沫细胞：顾名思义，细胞特点为胞浆内有小空泡，呈泡沫状，大小不一，核常在边缘部分，圆形，核膜清楚，有时多核，其准确来源尚不知，可能来自上皮细胞或组织细胞，因具有吞噬能力和其形态，故推测来自组织细胞，但有时又像变形的腺管上皮细胞。⑤脂肪细胞：常成群出现，核小，染色深，位于边缘，胞浆边缘极薄。⑥纤维细胞：其为结缔组织的组成部分，呈棘状，核呈圆形或卵圆形，位于细胞中央。⑦巨细胞：形状不限于单核细胞型，常有多核巨细胞型，在妊娠期常可见到，产后早期，炎症及肉芽处均可见到异物巨细胞，此时在囊肿液内也可见到，结核性肉芽肿内能找到郎罕氏巨细胞，放疗后巨细胞之核可呈奇形怪状。

乳腺良性肿瘤的细胞学诊断标准：

（1）炎症与感染：在炎症与感染时可见大量淋巴细胞、浆细胞、白细胞、单核细胞和组织细胞等。此外，也常见泡沫细胞及巨核细胞，不典型的组织细胞有时在鉴别诊断上易造成误诊，组织细胞核虽增大，形状多变，胞浆可出现空泡，但组织细胞有光滑而规则的核膜，可资鉴别。涂片背景为成片坏死细胞碎屑和不成形的坏变物质，因而常显涂片厚而脏。在针吸乳腺涂片时，常可见到脂肪坏死，有孤立或成群的脂肪细胞，多形核白细胞，巨细胞以及相当多的组织细胞。患者若自述有外伤史，对诊断很有帮助。乳腺结核在涂片上除可见大量炎性细胞外，还有多核巨细胞及上皮样细胞，形成的结核结节样排列，抽吸时为脓性坏死物。

（2）乳腺囊肿：其细胞学评价与临床处理有密切关系，因大多数病例穿刺不仅是诊断手段，也是治疗方法。囊肿形成的机制：①囊肿发生在扩大的导管内。②囊内含有浓缩的乳汁。③导管炎性扩张易引起囊肿。④外伤性乳腺坏死引起囊肿。⑤囊肿并发管内乳头状瘤。大囊肿衬以单层扁平上皮，偶尔上皮被结缔组织所代替，囊液呈琥珀色，偶呈绿灰色、血性或棕色，一般液内仅有少数细胞，多为泡沫细胞，其次为扁平上皮细胞，泌乳细胞也可出现，此外有白细胞及多核巨细胞，大囊肿含液量可达40ml以上，小囊肿约含0.55ml，常用离心法浓缩乳汁，有似牙膏管型样，涂片内常见泡沫细胞及脂性蛋白样物质。

（3）导管内乳头状瘤：易发生在乳头周围的中小导管内，常伴发浆液性及血性积液，乳头状瘤的脱屑细胞群排列形状特殊，其上皮细胞常做长形分支或数个相连，形成杯嵌样的小团，胞浆稍多而均匀，结缔组织罕见，背景为血性，无双极裸核细胞。

（4）乳腺增生病：抽吸时有针吸橡皮感，进退两难，局部增厚，但无明显边界，所吸红细胞量极少，3～5个正常上皮细胞，呈散在排列，背景清亮而淡染，如涂片中能见胞浆红染的顶泌汗腺样细胞时，更有助于增生症的诊断。

（5）乳腺纤维腺瘤：肿块大小不等，质地较硬，边缘光滑，境界清楚，抽吸时针感松软，可吸出多量成团排列的细胞，其间杂有染色质较深的双极裸核细胞。前者胞核常有间变，染色质粗糙，细胞大小不等，常被误诊为假阳性。

5. 针吸和涂片技术的方法及注意事项

（1）针吸技术：穿刺部位的皮肤局部用碘酒、酒精消毒，不需麻醉，乳头部位较敏感，有时需用局部麻醉，目前常用穿刺针，右手持针，于壁斜行方向进针，左手示、中指固定肿物，刺入肿物。当针尖刺入肿物中心时，用力按压针栓，针芯可切取组织，所切取组织保留在针芯的空槽内，然后拔针（图10－1）。必要时改变1～3次方向，以吸取不同部位的细胞，这样操作常是取材成功的关键。对无明显肿物者，可根据乳腺钼靶照相的可疑部位或局部软组织增厚部位进行针吸取材。

（2）涂片的制作方法：制涂片时，操作要轻，不可来回摩擦，以免损坏细胞。涂片的厚薄适宜，太薄时细胞太少，太厚时细胞重叠，均降低诊断率。涂片在半干状态下，放入1：1的纯酒精和乙醚混合液中固定10～15min，也可放入95%的酒精中固定，然后用巴氏染色、HE、姬姆萨或瑞氏染色均可。以姬姆萨染色法较简便，细胞结构清晰，但有夸大感，容易造成假阳性；HE染色法繁杂，但细胞透明度好，核与浆对比鲜明，有利于细胞涂片与病理切片的对比分析。染色不良常可见以下原因：①涂片过分干燥。②不恰当的固定。③载玻片不洁或有油脂。④固定液内有污染。⑤漂洗不够。⑥染色太深或太浅。

6. 影响细胞学诊断的因素

1）假阴性主要原因：①肿物过小，针吸时不易掌握。②针吸部位不准确也是假阴性的重要原因。③细胞的辨认能力差是另一个重要的影响阳性率的原因。④部分分化好的癌细胞或小细胞型癌细胞形态极难鉴别其良恶性。

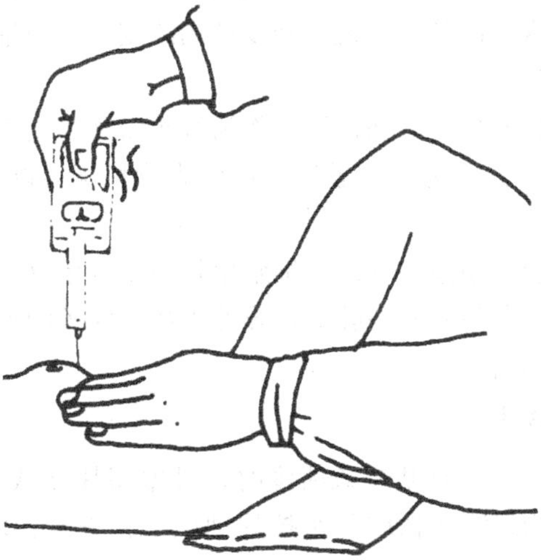

图10－1 穿刺针操作方法

2）出现假阳性：文献报道出现假阳性最多的是纤维腺瘤。纤维腺瘤除有双极裸核细胞外，其周围带有大而间变的细胞，核大，核染色质颗粒粗糙，是误诊为癌的一种常见原因。其次是乳腺结核病，增生的间叶细胞与异形上皮细胞难以区别，易误诊为癌细胞。另外，脂肪坏死细胞变性严重，也易出现假阳性。

3）取材不准原因

（1）因肿物过小或部位较深，左手不能很好固定肿物。

（2）抽吸时未能改换方向，因此，取材太少。

（3）肿物如有纤维化增生时，组织较硬，穿刺细胞脱落少，故硬癌针吸诊断率较低。

（4）肿瘤组织类型不同：以小叶癌、导管癌及其初期浸润性癌、乳腺增生病癌变等早期病变效果为差，由于其病变小而分散，细胞学检查结果假阴性较高（占34.2%），其次是单纯癌（占12.3%），以髓样癌针吸效果最佳，阳性率高（占95%）。

### （二）乳头溢液的涂片细胞学检查

乳头溢液是乳腺疾病的重要临床表现，常为患病妇女的主诉症状。对乳腺疾病，其重要性仅次于乳腺肿块，多数为良性病变所引起，如导管扩张症。但其重要意义在于它可以发生在恶性肿瘤，并可早期出现，对乳腺癌的早期诊断具有一定意义。

乳头溢液的收集方法：自可疑病灶上方用手指顺乳管引流方向轻轻按摩和挤压，用玻片承接溢出的液体制成涂片。乳头溢液中的癌细胞形态与针吸涂片中的癌细胞形态相似，只是变性更明显。有许多溢液癌细胞的特殊排列和形态特征有助于明确诊断。这些特征性形态包括：①圆形细胞团：团内细胞多少不定，表层细胞呈环绕状，内部细胞紊乱。②嵌入细胞：一个细胞环抱另一个细胞，被环抱者呈圆形，环抱者呈月牙状。③花环状细胞团：数个细胞的核位于外周，胞质向内且有时见腔隙，似腺泡，也有时中央空隙很大而似假腺管。④环绕细胞团：数个细胞环绕在一起，形似鳞状上皮的角化珠。⑤不规则细胞团：细胞明显异型，有时分支呈乳头状，癌细胞也可呈单行排列。

乳头溢液中的细胞属脱落细胞性质，自然比针吸涂片细胞变性明显。变性细胞，胞质常变宽、淡染或空泡状，有时固缩而深染，或胞质崩解而呈裸核状；胞核可固缩浓染，可肿大淡染，核形不规则，或出现核碎裂。上述细胞变性的改变，致使细胞呈假性异型，须警惕误诊为恶性。

另外，有国内学者研究发现，癌胚抗原可作为乳头溢液肿瘤标志物，对伴乳头溢液的乳腺癌诊断符合率达85.7%，并认为乳头溢液肿瘤标志物检测诊断乳腺癌这一方法在诊断率上甚至优于钼靶诊断。

目前还有学者在进行乳头溢液中成纤维细胞生长因子等生物学因子的检测，发现在乳腺癌诊断方面有一定的意义。乳头溢液中肿瘤特异性生物学因子的检测，在细胞学诊断有困难时将有助于对乳头溢液的诊断。

### （三）印片细胞学检查

乳头和乳晕或乳腺其他部位有糜烂或溃疡时，可做印片（或刮拉片）细胞学检查。切除的乳腺组织或肿瘤，可用组织块做印片和拉片细胞学检查。如乳头 Paget's 病可见良性鳞状上皮之中有单个或小巢状的腺癌细胞；导管内癌可见成团的癌细胞或伴有凝固性坏死细胞，其边界清楚，另外以稀疏纤维细胞环绕；浸润性癌，则在稀疏的纤维细胞背景中有大小不一，形态各异的癌细胞巢。

在乳腺癌手术中行冷冻切片检查时，可以附做印片，其细胞形态清晰，可辅助冷冻切片诊断，在特殊情况下，甚至可代替冷冻切片做出诊断。

## 二、组织学诊断方法

### （一）切除活组织检查

切除活检（excision biopsy）自肿瘤边缘外一定的距离，将肿瘤及其周围部分乳腺组织一并切除，一般适用于癌瘤最大直径 <2cm 的病例，在做好根治性切除术一切准备的情况下进行，取下肿瘤标本后，快速做冰冻切片，证实为恶性者，立即做根治性手术。目前对于诊断尚未肯定的病例，多数医院采用此种方法。准备做放疗的病例，偶尔适用此种方法检查。国内文献报告，除临床Ⅱ期以上者，术前切除活检间距手术时间 <8 周者较 >8 周者 5 ~ 10 年生存率有显著差异外，其余未见明显差别，从而认为乳腺癌切除活检，一般不影响预后，以切除活检后 8 周内行根治术为宜。

切除活检不仅能达到活检的目的，又能达到治疗的目的，所以，应尽可能地将肿块切除干净，一般认为至少距肿瘤边缘 1cm。

切除活检的指征：①可触及的肿物，有痛性的肿物并不能排除恶性。②非可及性肿物或钼靶片上显示微小的钙化。③一个或两个乳管内持续性自发性的溢液，乳头溢液是常见的乳腺病变的征象，癌性的乳头溢液通常为血性。④乳头的异常，乳头周围糜烂或近来的自发性乳头回缩。⑤乳房皮肤的改变，如酒窝征、橘皮样变或无任何感染的炎性征象存在。⑥腋窝淋巴结肿大。

### （二）切取活组织检查

适用于较大或已与皮肤粘连的肿瘤，在肿瘤表面切开皮肤和皮下组织，暴露肿瘤后切取小块瘤组织，即刻做冰冻切片。切取时，需用锋利的手术刀，不用剪刀，切忌挤压瘤体。切一小块瘤组织下来，进行快速冰冻切片，并不违反肿瘤治疗原则。否则，若对大的癌瘤做切除活检，引起癌瘤播散的机会可能要比切除活检大。此外，切取活检还适用于癌瘤破溃者，在靠近癌瘤边缘部位切取小块瘤组织必须够深，以免仅仅切取到癌瘤表面的坏死组织。谭文科（1988 年）认为，切取活检时手术刀切经瘤体，切开了很多血管，较易脱落的癌细胞进入血液循环的机会自然很大，尤其如将切口缝合，癌细胞进入血管的可能性大于开放的伤口是不难想象的，故应争取做切除活检，尽量避免做切取活检。日本 57 个单位参加的乳腺癌研究会的资料，仅就 $T_1$ 期病例的手术活检统计结果，切取活检和切除活检的复发率分别为 14.8% 和 9.5%，表明切取活检比切除活检复发率高。另外，对乳头湿疹样癌可切取小块乳头或乳晕部糜烂的皮肤送病理检查。对于较晚期乳腺癌，临床上不难确诊，如果只做姑息手术治疗，术前免做活检未尝不可。不过，对诊断尚有疑问者，活检无论如何不能省略。

### （三）空芯针穿刺活检

空芯针穿刺活检不但可以达到对良性肿物切除的目的，而且还可以对恶性肿瘤进行切取活检。对于不可触及的乳腺病变，可使用空芯针穿刺活检在数字化高频乳腺钼靶或 CT 立体定位系统引导下进行活组织检查。需穿刺的部位（肿块或钙化点）在电视屏幕上动态显影，电脑数字化立体定位，自动控制，经带有负压的自动活检枪内的空芯针穿刺。活检枪内径 1.7mm，可连续取出条状组织，组织切取长度为 2.1 ~ 2.5cm，为能得到足够有代表性的组织，一般需穿刺 9 条组织块。由于空芯针穿刺活检能穿刺取得条状组织块，因而相对于细针穿刺细胞学检查来说，空芯针活检可以获得组织学的诊断，而不是单纯的细胞学的诊断，其诊断的可靠性和准确性都高于细胞学诊断；同时，相对于手术活检它具有微创、简单、精确、费用低等优点。而且文献资料表明，空芯针穿刺活检对乳腺癌患者的长期生存率无任何影响。因而，近年来国外空芯针穿刺活检已成为乳腺癌患者的常规检查措施。在美国的乳腺癌治疗中心，基本上所有乳腺疾病在门诊均行空芯针穿刺活检，活检病理结果明确为恶性肿瘤的患者则入院行进一步手术，而穿刺活检结果为良性疾病的患者则可免于手术活检的痛苦。

目前，空芯针活检主要适用于<3cm的单发或多发纤维腺瘤的旋切手术；早期乳腺癌诊断和局部晚期乳腺癌的诊断和治疗指导，从而可以从根本上提高乳腺癌的长期生存率。在局部晚期乳腺癌中，空芯针穿刺活检不但可以在新辅助化疗前，在组织学上对肿瘤进行定性，而且通过对肿瘤治疗前组织细胞中生物学因子的检测，可以对肿瘤的生物学特性进行评估，并可以预测肿瘤对新辅助化疗的敏感性，从而指导局部晚期乳腺癌的新辅助化疗，有助于提高局部晚期乳腺癌的治疗效果和提高长期生存率。

### （四）乳管内窥镜

系统组成包括光导系统、影像图文工作站、超细光导纤维镜等部分，其中超细光导纤维柔软、直径<1.0mm。该项检查的优点是无创伤、可通过肉眼清晰见到乳管内细微结构上的变化、适用于乳头溢液的检查，能够早期发现乳腺癌。

适应证：①乳头溢液。②乳头分泌物中CEA的测定。③乳头分泌物细胞学。④超声波检查提示乳管内肿瘤。⑤乳管造影提示乳管内缺损、管壁不整。

应用范围：乳头溢液的定性和定位；明确乳腺导管内病变的部位、性质；诊断乳管内良性病变、癌前病变和恶性肿瘤，如乳管内乳头状瘤、乳头状癌、乳腺癌、乳管内上皮非典型性增生；治疗良性乳头溢液、积乳性囊肿；治疗乳痛症如闭塞性乳管炎、乳腺炎、乳晕下脓肿；检测乳腺癌患者的内分泌、免疫、病理学方面的各项指标。乳腺导管扩张症表现为乳窦角部周边易出血，管壁粗糙，弹性稍差，局部毛细血管丰富，管腔内有大量炎性降解白色絮状产物，经冲洗可脱落流出。乳管内乳头状病变为生长在管壁上凸向管腔的乳头状隆起，分为单个瘤体但未完全阻塞乳管、单个瘤体但完全阻塞乳管、多个瘤体、浅表型。乳管内癌病变特点是沿管腔内壁纵向伸展的灰白色不规则隆起，形成桥样结构，瘤体扁平，直径>2mm，基底部较宽，无蒂，管壁僵硬，弹性差，常伴有出血。

## 三、常用病理学诊断技术的应用及评价

### （一）冷冻切片病理检查

术中送检冷冻切片检查的主要目的是为了明确病变的性质，以决定进一步手术的方案；另外，还可以确定切除标本边缘是否有残留肿瘤组织，以决定手术的范围；有时还应明确送检局部淋巴结是否有转移。

由于取材局限和时间仓促等条件限制，冷冻切片诊断主要是解决病变的良、恶性和区分恶性肿瘤中的癌或肉瘤，对于肿瘤的具体分型不可能很准确。

尽管乳腺病变冷冻切片诊断准确率高达96.12%～99.68%，但仍有少数假阴性、假阳性和不能确诊的病例。在乳腺病变中，冷冻切片诊断最大的困难是对乳头状增生病变的评价，因此，对这一病变的常规策略是延期诊断，直到取得石蜡切片再做最后决定。

冷冻切片诊断应注意的几个问题：①重视临床资料和病史。②注意仔细检查大体标本、准确取材。③严格掌握诊断标准，实事求是做出诊断。特别要注意避免出现假阳性诊断，以免给患者造成无法挽回的创伤。对于冷冻切片诊断有困难的病例，宁可等石蜡切片结果，决不可勉强做出诊断。

### （二）常规石蜡切片病理检查

乳腺癌切除标本都需常规进行石蜡切片病理检查，以决定患者的最后诊断。

1. 肉眼检查　送检标本的名称、外形、三径测量，附有的皮肤的大小、形状、颜色及乳头和乳晕的变化；乳腺内肿块的大小、硬度、颜色、位置、距皮肤深度与乳头距离、边缘及内容物性状；腋窝淋巴结数目、各组淋巴结中最大淋巴结直径及肉眼可见转移或其他病变位置和大小。

2. 组织学检查　原发瘤组织学类型、组织学分级、是否有血管侵犯、是否有淋巴管及神经侵犯、肿瘤边缘反应及是否侵犯周围组织；癌旁未受侵犯的乳腺组织的病变描述；腋下各组淋巴结数量及肿瘤转移淋巴结数量，每组转移的最大淋巴结的大小及淋巴结外是否受侵；ER 状态及 Her－2 等生物学因子的表达情况。

乳腺癌常规石蜡切片病理检查是乳腺癌的最后的诊断，能提供有关肿瘤的全面资料，在乳腺癌预后判断和指导治疗方面是有决定性意义的。

### （三）全乳腺石蜡连续切片病理检查

全乳腺大切片技术是将手术切除的全乳腺及肿瘤标本做整体片状切开、取材，制成大切片进行镜下检查。由于其取材方法及数量的不同，又可分为选择性全乳腺大切片和全乳腺次连续大切片两种。前者是选择性地切取包括肿瘤在内的乳腺整体片状组织块制片，进行镜下检查。后者是将手术切除的乳腺癌全乳腺标本每隔一定距离连续片状平行切开，全部取材制片，进行镜下观察。由于全乳腺大切片不仅可以观察肿瘤全貌及其周围和远隔部位的乳腺组织，特别是全乳腺次连续大切片还可以从不同切面观察整个肿瘤和全乳腺组织的所有改变，因此，日益受到临床及病理工作者的重视。全乳腺大切片技术临床主要应用于以下一些特殊的情况。

1. 乳腺癌多原发灶　由于大多数乳腺癌的多原发灶都是亚临床微小病变，用常规方法取材制片检查多易遗漏。全乳腺大切片病理检查可以了解乳腺癌多原发灶情况，对指导保乳手术的开展有重要指导意义。

2. 隐匿性乳腺癌原发灶　以腋窝淋巴结转移为首发症状的隐匿性乳腺癌约占全部乳腺癌的0.7%。用常规病理方法检查隐匿性乳腺癌原发灶检出率极低（0%～0.5%），利用抗人乳腺癌单克隆抗体的免疫组织化学染色及受体检测诊断结合全乳腺次连续大切片方法检查，可明显提高隐匿性乳腺癌原发灶检出率，这是目前病理检查隐匿性乳腺癌原发灶的最好方法。

3. Paget's 病　多年以来，对乳头 Paget's 病的认识存在分歧。通过用全乳腺次连续大切片法对乳头 Paget's 病的全乳腺标本进行全面、连续的组织形态学观察，发现几乎全部病例乳头下导管和/或乳腺深部均有癌灶存在，而且均可追踪观察到乳腺实质的癌沿导管及乳头下导管向乳头表皮内连续蔓延的改变，就是乳腺触不到肿块的病例也不例外。上述结果支持乳头 Paget's 病是全乳腺的病变，乳头病变来自乳头深部的大导管，癌细胞向上侵犯乳头和乳晕表皮，向下侵入深部乳腺组织。

4. 乳腺癌旁及癌前病变　由于常规病理检查的局限性，以往对乳腺癌旁病变的了解是不充分的。全乳腺次连续大切片检查则为研究癌旁及癌前病变提供了一个很好的手段，也为乳腺癌的组织发生和早期诊断的研究提供了重要资料。

5. 乳腺癌象限切除标本　乳腺癌象限切除是否充分是乳腺癌保乳手术的关键。象限切除标本进行次连续大切片检查，可以全面观察标本不同部位及各切端的病变情况，为下一步的治疗提供可靠依据。

（四）免疫组化检查方法

免疫组化是利用免疫反应来定位组织或细胞中某些抗原成分的存在和分布的一门新的技术。将荧光素或酶标记抗体与组织切片中的相应抗原结合，在荧光抗体定位处可发出荧光，用荧光显微镜可检出抗原物质所处的部位；酶标记的抗体通过底物的显色反应，用普通光学显微镜可对被测抗原物质定性或准确定位。

免疫组化检测显示以下标记物在乳腺癌中可以有不同程度的阳性表达：Bcl－2、c－erbB－2、组织蛋白酶 D（cathepsin D）、collagen Ⅳ、cyclinD1、cytokeratin8、cytokeratin18、cytokeratin19、CD31、EGFR、EMA、ER、Ki－67、nm23、pS2、p16、p21、p53、PR、Rb、SMA、topoisomerase Ⅱ－α 等。以上标记物有些可作为乳腺癌诊断指标，有些可作为乳腺癌治疗及预后判断的指标。用免疫组化方法进一步研究这些乳腺癌标记物，对于研究乳腺癌的癌变过程及其生物学行为具有重要意义。

应用免疫组化对乳腺疾病进行分析在以下 5 个方面具有一定的作用：①评估间质浸润，依靠肌上皮标记物，包括 SMA、MSA、SMMHC、calponin、p63、CD10 等，在肿瘤周围没有显示出肌上皮质时支持间质浸润的诊断，建议使用 2 种不同的标记物，p63 和 SMMHC 是很好的互补抗体。②区分导管和小叶性肿瘤，导管原位癌和小叶原位癌的治疗方案相当不同，建议联合使用抗体 343E12 和 E－cadherin，导管原位癌的 E－cadherin 阳性和 34pE12 阴性，而小叶原位癌则相反。③鉴别普通导管增生和导管原位癌，导管增生表达 343E12 和细胞角蛋白（cytokeratin，CK）5/6 阳性明显，而导管原位癌的 34βE12 和 CD5/6 染色大部分阴性。④鉴别乳腺腺病和浸润性导管癌，硬化性腺病、顶泌汗腺腺病、放射性瘢痕、盲管性腺病和微腺性腺病等有时需经免疫组化与浸润性导管癌鉴别。⑤证明各种转移性腺癌，主要与肺癌（TTF－1 阳性）、卵巢癌（WT－1 阳性）、胃癌（CK20 阳性）和恶性黑色素瘤（HMB45 阳性）鉴别，乳腺癌一般 GCDFP－15 和 CK7 阳性，ER 和 PR 常为阳性。

（李　倩）

## 第二节　乳腺化生性病变

乳腺疾病中常见有化生，包括上皮性及间叶性化生两大类，传统化生的概念是从组织细胞水平定义的，是指疾病中同类成熟型细胞的转化，如乳腺固有腺上皮转化为鳞状上皮。现今，特别是肿瘤化生的概念有了更宽泛的含义，细胞的化学成分发生了转变（如胞质内出现了原来没有的黏液、神经内分泌成分等），以及肿瘤细胞特征发生了跨组织类别的转化（如上皮细胞具有间叶细胞的某些特点），都可以归入化生（异向分化）的范畴。

### 一、上皮性化生

（一）透明细胞化生

透明细胞化生（clear cell metaplasia）又称透明细胞变，其原因尚不清楚。

1. 光镜 发生在终末导管小叶单位腺上皮，呈灶状分布，腺上皮胞质透明或淡染。细胞核小、圆形和深染，常向中央移位，核仁不明显，一般无核分裂。常有腺腔，腔内可有分泌物。肌上皮常不明显（图 10－2）。

2. 特染和免疫组化 奥辛蓝和黏液卡红阴性。CK 和 S－100 蛋白阳性，GCDFP－15、肌上皮标记和 α－乳球蛋白阴性。

3. 鉴别诊断 ①透明细胞型小叶原位癌：腺泡明显膨大，界限清楚，无腺腔。核稍大，可有小核仁，奥辛蓝可阳性，E－cadherin 阴性。②妊娠样改变：有时细胞质呈透明，但有明显分泌性改变，腺腔面存有“脱落性”分泌。③胞质透明的大汗腺化生：细胞质可呈淡染泡沫到透明，其透明细胞只是局部表现，其他区域具有大汗腺化生的典型特征，GC－DFP－15 阳性。④肌上皮腺病：肌上皮可增生而且胞质透明，其位于腺上皮和基膜之间，有时腺管腔狭小闭塞，腺上皮不易辨认。肌上皮 p63、calponin、SMA 等肌上皮标记物阳性。

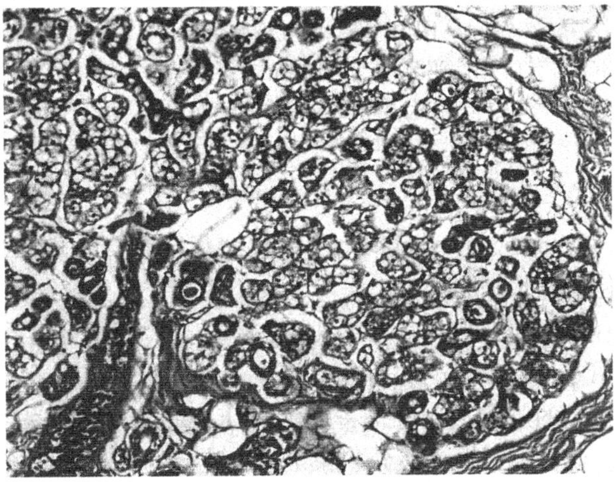

**图 10－2 透明细胞化生**

小叶腺泡膨大不明显，部分腺泡有腺腔，细胞质透明，核小，深染

### （二）泌乳细胞化生

泌乳细胞化生（lactating cell metaplasia）又称假泌乳性增生及妊娠样变。发生在非妊娠和哺乳期的妇女。

1. 光镜 累及终末导管小叶单位，通常为灶性分布。其腺泡呈妊娠/哺乳期乳腺改变。增生时上皮层数增多，可呈簇状、乳头状或实性。亦可发生不典型增生，细胞形态和组织结构出现不典型性。可伴有囊性高分泌性增生（图 10－3）。

2. 特染和免疫组化 奥辛蓝和黏液卡红阴性。α－乳球蛋白和 S－100 蛋白阳性。

3. 鉴别诊断 泌乳细胞化生增生在冷冻切片常可见较多印戒样细胞，特别是在有不典型增生时容易误诊。①妊娠和哺乳期乳腺：有妊娠和哺乳史，弥漫性分泌性增生改变。②复旧不全：小叶变形、不规则，上皮扁平或消失，基膜增厚呈锯齿状，周围通常无乳腺增生症改变。③分泌性癌：缺乏小叶和腺泡状结构及分泌性增生的特点，呈浸润性生长，没有肌上皮，黏液染色阳性。④小叶原位癌：腺泡高度实性扩大变形，缺乏典型分泌性改变，黏液染色常阳性。

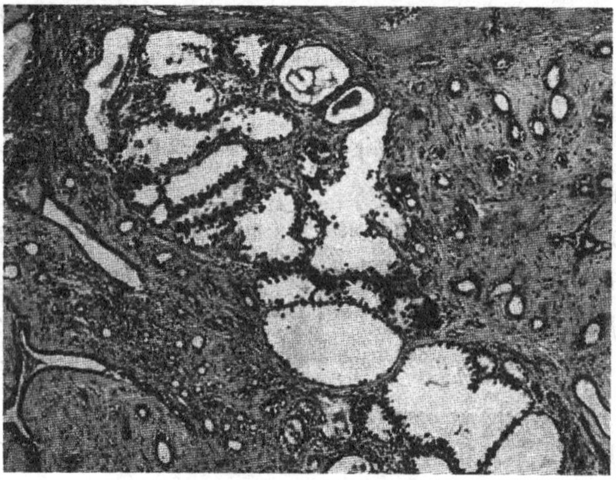

图 10－3　泌乳细胞化生

纤维腺瘤内有局灶性泌乳改变，腺腔内衬细胞呈“鞋钉”状，部分细胞核有多形和不典型性，胞质内有分泌空泡，腔内有分泌物

## （三）柱状细胞化生

柱状细胞化生（columnar cell metaplasia）又称柱状细胞变，是柱状细胞病变谱系的一种，柱状细胞病变还包括柱状细胞增生、平坦上皮不典型性增生及黏附性导管内癌。乳腺许多良恶性病变都可具有柱状细胞特点。近年其检出率日益增多，引起了关注。

1. 光镜　终末导管小叶单位增大，腺管有程度不同的扩张，形状不规则，被覆 1～2 层柱状上皮细胞，扩张明显的腺管内衬立方一扁平化上皮，细胞大小一致，核呈卵圆一长圆形，排列规则有极向，核仁不明显，核分裂象罕见，腔缘可见胞突，核可在胞突内，腺腔内常有絮状分泌物，也可伴有腔内钙化。肌上皮质通常清晰可见（图 10－4）。可伴有其他上皮增生性病变。柱状细胞化生增生伴轻度不典型性时称平坦上皮不典型性，伴明显不典型性和出现复杂结构时称不典型导管增生。

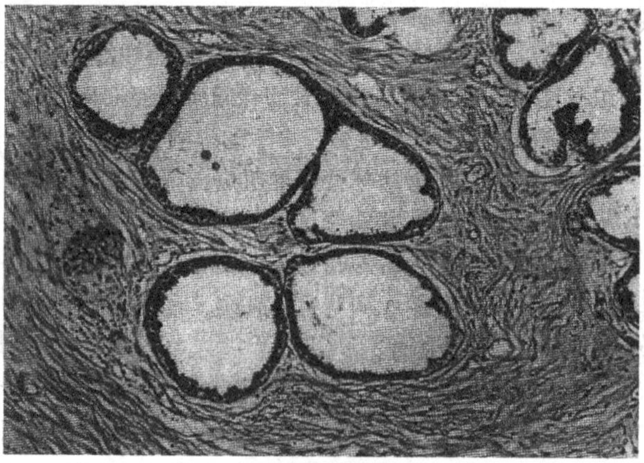

图 10－4　柱状细胞化生

柱状细胞化生，囊状扩大的腺腔被覆单层柱状上皮，可见大汗腺顶浆分泌型胞突

2. 免疫组化　Bcl－2 及 ER 阳性，CK5/6 通常阴性。

3. 鉴别诊断 柱状细胞化生经常和其他病变共存，它的存在并不影响对其他病变的诊断。①平坦上皮不典型性（导管内增生性病变）。②囊性高分泌增生：腺管的囊状扩张更显著，腔内充满明显匀质甲状腺胶质样分泌物，钙化少见。③大汗腺囊肿：胞质嗜酸性颗粒状，腔面更为突出，核圆中位，核仁明显。Bcl－2 及 ER 通常阴性。④黏液囊肿样病变：囊腔内为黏液，缺乏柱状上皮和胞突，常有间质黏液湖。

（四）大汗腺化生

大汗腺化生（apocrine metaplasia）是指组织细胞水平的一种细胞类型的改变，形态上具有大汗腺细胞的所有特征：胞质丰富、嗜酸性颗粒状，可有胞突；泡状核、中等，核膜厚、核仁明显。在乳腺疾病中十分常见。大汗腺化生是大汗腺病变谱系的一种，其他还包括大汗腺增生、大汗腺不典型增生、大汗腺型导管原位癌及浸润性大汗腺癌。

1. 光镜 ①细胞呈柱状、锥形或立方形，单层排列，细胞间有黏附性，均匀分布。②细胞质丰富、均匀，呈嗜酸性颗粒状，于腔缘侧浓集，常有胞突。偶有较大核上空泡。有时胞质淡染－透明，呈泡沫颗粒状或小空泡状（和皮脂样细胞类似）（常出现在不典型大汗腺病变中）。③细胞核增大、呈卵圆形泡状，染色质呈均匀颗粒块状，核膜增厚光滑，有明显一致的核仁。少数情况核可较小深染、核仁不明显。④细胞无坏死，核分裂象罕见。

乳头状大汗腺化生（papillary apocrine metaplasia），扩大的腺管内有乳头状结构，乳头纤维血管轴心表面被覆单层柱状大汗腺细胞，细胞核及核仁一致，缺乏淡染泡沫状胞质，局部稍拥挤但没有明显的细胞增生。

2. 特染和免疫组化 黏液卡红局灶阳性，奥辛蓝阴性。AR、AE1/AE3、EMA、CEA、催乳素（prolactin）和大囊肿病液体蛋白－15（GCDFP－15）阳性，ER（ER 的 β 亚型部分阳性）、PR、CK5/6、α－乳球蛋白、Bcl－2 和 S－100 蛋白阴性。

3. 鉴别诊断 ①具有嗜酸性颗粒状胞质的非大汗腺细胞：某些导管内衬细胞及导管内癌细胞可具有嗜酸性颗粒状胞质，但缺乏大汗腺细胞核的基本特征（核大、淡染，染色质块状，核仁明显）。②柱状细胞化生：柱状细胞常有大汗腺细胞样胞突，但不具有大汗腺细胞的全部特点，其核小深染，染色质细，核仁不明显，也无明显嗜酸性颗粒状胞质。③斜切假象：组织细胞斜切可造成人为假象，上皮细胞丰富、折叠，貌似复层排列，细胞核呈假复层排列，貌似核不在基底侧。也可使乳头（有纤维血管轴心）看似细胞团（无纤维血管轴心），产生大汗腺细胞增生/不典型增生的错觉。④不典型大汗腺腺病（见不典型大汗腺腺病）。⑤大汗腺细胞不典型性增生/低级大汗腺型导管内癌：两者的鉴别尚无标准可循，有时十分困难（见导管内增生性病变）。⑥“大汗腺样异型性”：十分少见，可能是上皮增生的退变现象，出现在终末导管小叶单位，通常为小群奇异细胞，邻近管，腔界限不清，核大、不规则折叠状，染色质深染模糊，胞质宽红染。

（五）鳞状细胞化生

鳞状细胞化生（squamous cell metaplasia）较大汗腺细胞化生少见，亦可见于乳腺各种病变，包括某些炎症、反应（如医源性病变）和增生性病变、良恶性肿瘤等。

1. 光镜 伴随其他病变，通常为局灶性，少数病变比较广泛。常为成熟性的鳞状上皮，可有不同程度的角化，亦可出现不典型改变。

2. 免疫组化 CK5/6、p63 等阳性。

3. 鉴别诊断　病变广泛时要想到是否有鳞癌可能。①鳞状细胞癌：鳞状细胞化生可有不典型性（如导管内鳞化、乳晕下脓肿等），亦可分布在反应性或胶原化的间质中，呈假浸润图像（如硬化型导管内乳头状瘤伴鳞化等），特别是在冷冻切片容易和鳞状细胞癌混淆。后者呈浸润性生长，细胞有更明显的异型性和反应性间质，亦可出现肿瘤性坏死。②梭形细胞癌：梭形细胞癌的梭形细胞比较温和，而且常有鳞化，容易和反应性纤维肉芽组织伴鳞化等病变混淆，特别是后者增生十分显著且有不典型性时，两者的鉴别可能会遇到困难。免疫组织化学染色前者梭形细胞 AE1/AE3 和 p63 阳性，后者阴性。③低度恶性腺鳞癌：肿瘤由拉长或不规则的腺样结构组成，细胞分化好，常有不同程度的鳞化和角囊肿形成，在乳腺实质内浸润性生长，常有较明显的间质反应。此癌容易误诊为良性增生性病变。

（六）其他化生病变

其他化生病变包括皮脂腺细胞化生（sebaceous cell metaplasia）、黏液细胞化生（mucous cell metaplasia）及神经内分泌细胞化生（neuroendocrine cell metaplasia），均很少见。

1. 光镜　①皮脂腺细胞化生：化生细胞类似皮脂腺细胞，常伴有鳞化。②黏液细胞化生：一般病变局限，腺管衬覆细胞质内出现黏液，核受压靠边，细胞呈印戒样。③神经内分泌细胞化生：通常没有细胞学的明显改变，但细胞质化学成分发生了改变，出现了神经内分泌颗粒。

2. 特染和免疫组化　①皮脂腺细胞化生：AB/PAS 阴性。EMA 不同程度阳性，CK5/6/7/14、GCDFP－15、p63 阴性。②黏液细胞化生：黏液卡红、奥辛蓝阳性，CK5/6 常阴性。③神经内分泌细胞化生：神经内分泌标记物阳性，CK5/6 常阴性。

3. 鉴别诊断　①黏液细胞化生：乳腺正常和增生的导管－腺泡上皮缺乏细胞内黏液。如果观察到增生细胞内出现含有黏液的印戒样细胞、细胞质内空泡（特别是大空泡或空泡内有小红球）和/或黏液染色阳性，均提示病变有恶性转化，这时需要仔细观察黏液细胞的范围及其他细胞和组织学特征，来判断是单纯性黏液细胞化生还是肿瘤性改变（不典型增生或原位癌），如果含有黏液的细胞很局限且细胞和组织学特征均支持普通导管增生，一定不要轻易做出癌的诊断。②神经内分泌细胞化生：正常乳腺和良性增生性上皮病变通常缺乏神经内分泌分化细胞。如果证实增生细胞有比较明显的神经内分泌分化细胞，就要警惕病变是否有恶性转化。提醒有神经内分泌分化的形态学改变有：导管增生呈实性乳头状，细胞一致而温和，出现梭形细胞、含有黏液的细胞及胞质呈嗜酸性颗粒状的细胞，细胞围绕间质轴心排列整齐呈栅栏状。

## 二、间叶性化生

间叶性化生（mesenchymal metaplasia）是指间质中出现了异源性间叶成分，如平滑肌、脂肪、骨和软骨等。乳腺疾病中的间叶性化生和上皮性化生相比十分少见，良性化生主要发现在纤维腺瘤、导管内乳头状瘤、管状腺瘤和肌纤维母细胞瘤及叶状肿瘤等。恶性叶状肿瘤中的肉瘤性异源性成分（如脂肪肉瘤、横纹肌肉瘤、骨软骨肉瘤等）也是化生现象。伴有间叶性化生的肿瘤需与肉瘤、化生性癌鉴别。乳腺化生性癌常出现肉瘤样成分，这些间叶样成分和上皮成分有同样的克隆性，而且可具有上皮性免疫表型，一般认为是癌跨胚层化生的结果，所以在诊断肉瘤前，必须排除化生性癌的可能性。

（李　倩）

# 第三节 乳腺反应性和瘤样病变

## 一、导管扩张症

导管扩张症（duct ectasia）又称导管周围性乳腺炎（periductal mastitis），是一组以导管扩张为基础的乳腺慢性炎症，在疾病发展的不同阶段各有不同的临床表现及病理特点，包括浆细胞性乳腺炎（plasma cell mastitis）、阻塞性乳腺炎、化学性乳腺炎及粉刺性乳腺炎等。

临床多见于中、老年妇女，常累及一侧乳腺。早期可有疼痛，乳头溢液，为浆液性、血性或脓性，病程可持续数年。晚期乳晕下可触及肿块，可出现乳头凹陷或偏斜，溃破瘘管形成，亦可有腋下淋巴结肿大。常与乳腺癌难以鉴别。影像学检查可有钙化，与导管原位癌类似。

1. 大体　乳头及乳晕下肿块，质地较硬，界限不清，直径多在1～3cm，可见多少不等扩张的导管或小囊，内含棕黄色黏稠物，管周有灰白色厚壁，与粉刺型导管原位癌类似。

2. 光镜　早期病变局限于乳晕下输乳管及大导管，后期可累及乳腺区段导管。导管有不同程度扩张，内衬上皮呈扁平、立方状或消失。管腔内有脱落上皮、脂质性分泌物、胆固醇结晶和/或钙化物，以及泡沫状组织细胞，亦可累及导管上皮。管壁及其周围不同程度纤维化和多少不等的浆细胞、淋巴细胞、嗜酸性粒细胞浸润及泡沫状组织细胞。部分病例可见到含有脂褐素的组织细胞（褐黄细胞），黄瘤样和/或肉芽肿改变。也可有脂肪坏死。少数情况可见急性炎细胞浸润，并可形成融合性病变，有脓肿和/或溃破形成瘘管。晚期导管周围纤维化可十分明显，可导致纤维化性管腔闭塞，其周围常可见一圈或几个被覆上皮的小管。

3. 鉴别诊断　因其他原因手术切除的50岁以上妇女乳腺标本中，常可见到小叶外导管有不同程度的扩张，此种情况不足以诊断为乳腺导管扩张症。①原位癌/浸润性癌：管腔内容物及残留或脱落的上皮细胞有时和肿瘤性坏死和癌细胞不好区分。浆细胞可聚积成堆或呈条索状排列，特别是冷冻切片，其核浆结构不清，容易和浸润癌混淆。两者的核浆比例、核形态及背景不同。②肉芽肿性小叶性乳腺炎：可伴有导管扩张症，病变主要在小叶，常有微脓肿形成。少数融合性病变不易区别。③结核性乳腺炎：肉芽肿伴干酪样坏死，可查见结核杆菌。④脂肪坏死：缺乏沿输乳管、大导管分布特点。⑤乳汁潴留性囊肿：通常见于哺乳期，囊肿内为乳汁，周围常有泌乳性腺泡。⑥囊肿病：位于终末导管小叶单位，常有上皮增生、化生性改变，浆细胞浸润不是特点，缺乏弹力纤维（弹力纤维染色）。

## 二、脂肪坏死

脂肪坏死（fat necrosis）最常发生于物理性损伤（如外伤、手术、细针穿刺、放疗等），但约一半病例没有明确的损伤史。多发生在成年人，一侧乳腺多见，早期乳房区皮下肿块，直径2～5cm，边界不清，质地硬。晚期肿块可与皮肤粘连，皮肤下陷和/或乳头变形。也可有乳头溢液和腋下淋巴结肿大。

1. 大体　取决于病变持续时间，脂肪组织内圆形硬块，边界不清，质韧，黄白间暗红色，有时可有小囊腔，内含黄白黏稠或血性液体。晚期形成界限较清楚的硬性结节或放射状瘢痕。

2. 光镜　脂肪细胞变性坏死，融合成大小不等的空泡。空泡周围纤维母细胞、脂肪母细胞和上皮样细胞增生及单核细胞、淋巴细胞和浆细胞浸润，亦可见泡沫状噬脂细胞。后期形成肉芽肿（脂性肉芽肿）和纤维化伴胆固醇结晶和钙盐沉着。少数病例可有鳞状上皮化生。

膜状脂肪坏死：主要为大小不等的囊腔，囊腔有纤维性囊壁，腔面被覆嗜酸性均质膜状物，可出现假乳头状结构，油红 O、PAS 染色阳性（图 10－5）。

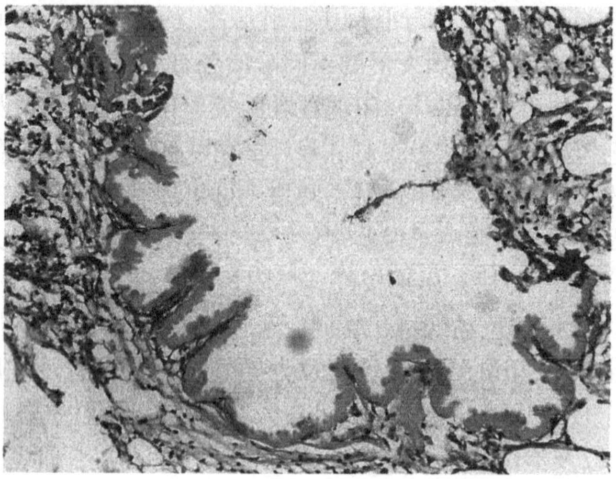

**图 10－5　自体脂肪隆乳后膜状脂肪坏死**

脂肪坏死囊腔表面衬覆均质嗜酸性膜状物，有假乳头形成，周围有炎症反应

3. 鉴别诊断　脂肪坏死临床与影像学检查非常类似于乳腺癌，而且往往选择术中冷冻检查，其肉眼观常呈放射状，组织质硬，有黄色坏死条纹亦和癌类似，而且常难以获得满意的冷冻切片，冷冻切片中可出现许多印戒样及不典型细胞，容易和癌混淆。①浸润性癌（富脂细胞癌和组织细胞样癌等）：特别是冷冻切片，区别两者有时是很困难的，注意其临床病史及组织学背景特点有助于鉴别。HE 切片，经验不足者易误诊，黏液染色及免疫组化染色（包括 CK、CD68、GCDFP－15 等）有助区别。②寄生虫病（如猪囊虫病等）和膜状脂肪坏死：前者有寄生虫的结构特点。③颗粒细胞瘤：具有嗜酸性颗粒状胞质，缺乏炎细胞及多核巨细胞，S－100 阳性，CD68 阴性。④感染性肉芽肿病：可查见病原体和典型病变。⑤其他肉芽肿病变：脂肪坏死是伴发病变，有其他病变的特点。

## 三、乳汁潴留性囊肿

乳汁潴留性囊肿（galactocele）又称积乳囊肿和乳汁淤积症等。多见于哺乳期或哺乳后妇女，多位于乳晕下区，常出现单侧囊性肿块，圆形－椭圆形，界限清楚，与皮肤无粘连。

1. 大体　囊性肿块圆形－椭圆形，表面光滑，界限清楚，直径为 1～2cm，切面为单房或多房，内容为稀薄乳汁或黏稠炼乳样物。

2. 光镜　囊肿壁由薄层纤维组织构成，内衬扁平上皮。囊内容为红染无定形物质和泡沫状细胞。囊肿周围有多少不等的单核细胞、淋巴细胞、浆细胞、上皮样细胞和异物型多核巨细胞。可见扩张的小导管和泌乳期小叶。急性感染可形成急性炎症或脓肿。

3. 鉴别诊断　①导管扩张症。②单纯性囊肿：和哺乳无关，无分泌改变。③其他肉芽肿病变：无乳汁潴留性囊肿。④囊性高分泌增生/癌：囊内为甲状腺样胶质分泌物。

## 四、乳腺梗死及出血性坏死

乳腺梗死（infarct）及出血性坏死（hemorrhagic necrosis）多见妊娠、哺乳期妇女和未婚女青年，常伴有良性肿瘤（如：导管内乳头状瘤、纤维腺瘤等），也可发生在恶性肿瘤（如：浸润癌等）。少数有引流淋巴结肿大。乳腺广泛出血性坏死极少见，通常发生在抗凝治疗后。

1. 光镜　梗死通常为较一致的凝固性坏死，坏死区常见有核残影，亦常有出血和/或含铁血黄素沉着。边缘可有程度不同的肉芽组织长入、炎细胞浸润和纤维化，可有鳞状上皮化生。亦可见原发病变组织（如泌乳腺、导管内乳头状瘤、纤维腺瘤、浸润癌等）。梗死区残留细胞（如泌乳腺细胞）可出现排列紊乱、细胞不典型性和核分裂象增多。出血性坏死有广泛出血和组织细胞坏死，可见急性坏死性血管炎和多发性血栓。

2. 鉴别诊断　良性病变的梗死远较恶性病变常见。①恶性肿瘤的梗死/坏死：有残留的肿瘤细胞。少数病例几乎完全梗死，此时癌的诊断较为困难，网织染色可显现癌的结构特点。②肿瘤性坏死：有核和胞质的碎片。③梭形细胞癌：可类似梗死后机化的肉芽组织，两者的鉴别可出现困难，梭形细胞癌上皮性标记物阳性。④导管内癌：常有肿瘤性坏死，具有恶性细胞学特点。

## 五、错构瘤

错构瘤（hamartoma）是由异源性乳腺组织构成的病变。通常有包膜。肿物圆形或椭圆形，一般直径 2 ~8cm，质软，可推动。临床容易误诊为纤维腺瘤和乳腺囊性增生等。

1. 大体　肿瘤圆形或椭圆形，有薄而完整的包膜，质地较软。切面根据纤维和脂肪组织的多少，呈灰白到黄色。

2. 光镜　肿瘤为异源性，主要有纤维结缔组织、脂肪组织和腺体，有时可以出现透明软骨、平滑肌等组织，最常见的组织学类型是透明变性的纤维结缔组织分隔导管和小叶，而且混有不同数量的脂肪。①腺脂肪瘤（adenolipoma）：脂肪组织占绝大部分（图 10 -6）。②软骨脂肪瘤（chondrolipoma）：脂肪组织内有岛状透明软骨，腺体成分少。③平滑肌错构瘤（leiomyo - hamartoma）：有明显的平滑肌成分。

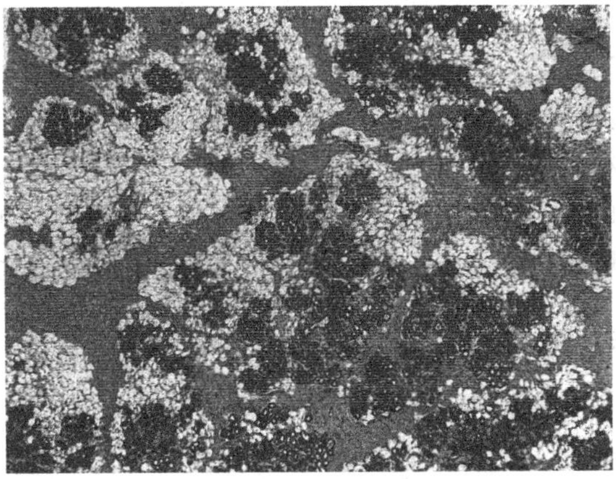

**图 10 -6　腺脂肪瘤**

肿瘤主要由乳腺小叶和大量脂肪组织构成

3. 鉴别诊断 ①正常青春期乳腺：有正常乳腺结构和成分。②纤维腺瘤：通常无脂肪组织，腺管受压。③青春期乳腺肥大：无包膜，上皮和间质都增生。④男性乳腺发育：无包膜，管周有黏液水肿带。⑤腺病：一般没有包膜及大量脂肪组织，软骨化生亦少见。

### 六、淀粉样瘤

淀粉样瘤（amyloid tumor）多发生在45～79岁妇女，右侧乳腺多见，通常为孤立性肿块，质地比较硬。病变表浅者可出现皮肤皱缩。临床容易误诊为癌。

### 七、褐黄病

乳腺褐黄病（ochronosis）只有个例报道。是一种尿黑酸氧化酶缺乏的遗传性疾病，表现为尿黑酸尿和软组织中色素沉积的临床综合征，可有其他部位（如：耳、鼻、指甲等）黑变或有家族史。患者有乳腺内肿物。

1. 大体 肿物切面呈棕黑色。

2. 光镜 上皮萎缩，间质纤维化，间质细胞、平滑肌细胞、血管内皮细胞及其周围组织内有大量黄棕色细颗粒状色素沉着。此色素可能是细胞酪氨酸代谢产物，和黑色素类似。

（李 倩）

## 第四节 良性肌上皮增生性病变

### 一、肌上皮细胞增生

肌上皮细胞（肌上皮）增生（myoepithelial cell hyperplasia）见于许多乳腺良增生性病变，如腺病、囊肿病、复杂硬化性增生和导管内乳头状瘤等。

光镜：肌上皮数目增多，胞体增大，呈圆－卵圆或短梭形，胞质透明或嗜酸性。核卵圆形或梭形，深染或空淡。当肌上皮和腺上皮均呈单层增生时，细胞密度增加，腺管清楚地呈现双层细胞图像，单纯肌上皮明显增生时，腺管可狭小，腺上皮不明显或残留少数细胞。

### 二、肌上皮增生病

光镜为多灶性病变，梭形－立方状肌上皮沿腺管外/内增生。①管内增生：增生的梭形肌上皮呈明显栅栏状排列，立方状肌上皮可有纵形核沟（类似于移行细胞），通常缺乏不典型性和核分裂。②管周增生：腺管周围的肌上皮（不同表型）有不同程度增生，常伴有间质硬化或硬化性腺病。增生肌上皮可有不典型性（不典型肌上皮增生病）。

### 三、腺肌上皮型腺病

1. 光镜 不规则的小腺管弥漫分布，腺管被覆立方柱状腺上皮。腺管周围的肌上皮明显增生，可具有透明性胞质。增生细胞缺乏不典型性和核分裂。可有鳞状上皮化生和大汗腺化生。亦可伴有腺肌上皮瘤。

2. 鉴别诊断 ①微腺性腺病：无肌上皮。②肌上皮增生病：局限性病变，单纯性肌上皮增生。③腺肌上皮瘤：为界限清楚的肿物，肌上皮呈片状显著增生。④小叶透明细胞变：

肌上皮不明显。⑤透明细胞腺泡型浸润性小叶癌：无小叶结构和肌上皮，浸润性生长。

## 四、腺肌上皮瘤

腺肌上皮瘤（adenomyoepithelioma）老年妇女多见，常为单发、界限清楚的无痛性肿块，多发生在乳腺外周部。切除不净可复发。

1. 大体 肿瘤界限清楚，质硬。呈分叶状或结节状，直径为1.0~2.5cm，可见小的囊腔。

2. 光镜 多数是导管内乳头状瘤的变型，少数来自小增生。典型病变呈多结节、分叶状，其基本结构是腺管外周有明显增生的肌上皮，腺管圆-卵圆形，内衬的腺上皮呈立方-低柱状，其周围的肌上皮呈梭形或多边形，胞质透亮、嗜酸性或呈肌样细胞，在腺体间呈多层、片状、索梁状和/或巢状分布，被基膜及纤维血管间质隔开。腺上皮深染胞质与肌上皮淡染胞质形为鲜明对比。①梭形细胞型：以梭形肌上皮增生为主，呈巢片状分布，其中夹杂少量腺腔。②小腺管型：主要为外绕肌上皮内衬腺上皮大小不等的小腺管组成。③小叶型：周围的纤维组织向肌上皮结节内生长，将肿瘤分隔成小叶状。增生肌上皮核分裂罕见，通常不超过3/10HPF。可有大汗腺、皮脂腺和鳞状化生。结节状病变的纤维间隔可有透明变或梗死，其周围可有卫星病灶。小管状病变可有浸润性边缘。少数可完全位于扩大的囊腔内（图10-7、图10-8）。

3. 免疫组化 SMA、calponin、SMMHC、p63和CD10、HCK肌上皮阳性。LCK、ER、PR、desmin通常阴性。

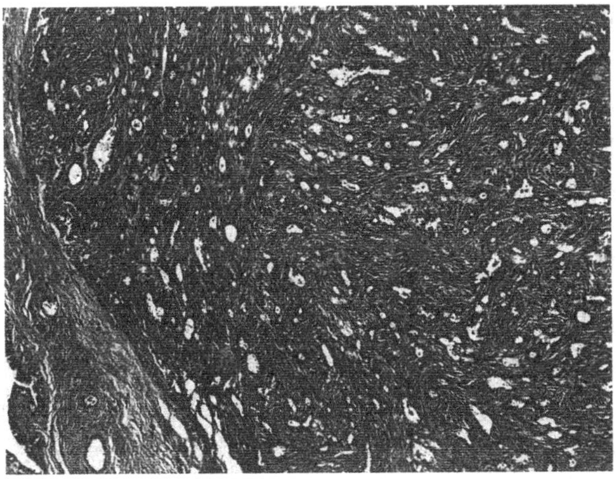

**图10-7 肌上瘤**

病变呈结节状，上皮和肌上皮均明显增生，肌上皮增生更显著

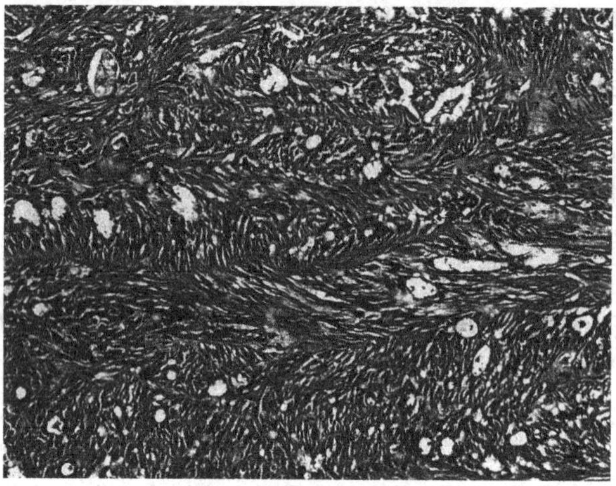

**图 10-8 腺肌上皮瘤**

肌上皮细胞围绕上皮细胞呈片状增生，胞质嗜酸性，呈肌样细胞

4. 鉴别诊断　乳腺腺肌上皮瘤在一定程度上与导管内乳头状瘤、导管腺瘤、小管型腺病存在相似之处，前者是以肌上皮增生为主，后者仅为局灶性肌上皮增生。①恶性腺肌上皮瘤：腺肌上皮瘤绝大多数为良性，恶性极罕见。如肿瘤呈浸润性生长，瘤细胞异型明显，核分裂象 >5/10HPF，Ki-67 指数高，肿瘤内出现坏死及远处转移等，要综合分析考虑是否有恶性。②小管型腺肌上皮瘤和腺管型腺瘤的鉴别：后者有包膜，有明显的腺上皮，肌上皮增生不明显。③小叶型或梭形细胞型腺肌上皮瘤与多形性腺瘤的鉴别：后者常有明显的黏液、软骨、骨样化生，胶原化间质及鳞化。④腺病：多有小叶结构，病变呈多样性，常有乳腺增生病的其他改变。⑤导管内乳头状瘤：上皮呈乳头状增生，有明显的轴心、增生肌上皮 <50%。⑥腺瘤：形态单一，无复层结构。⑦化生性癌：没有良性腺性成分，肌上皮分化不是主要成分。⑧透明细胞癌：有癌的特点和免疫表型。

## 五、肌上皮瘤

乳腺肌上皮瘤（myoepithelioma）极罕见，仅有几例报道。通常采用扩大切除。

1. 大体　肿瘤通常界限清楚，边缘不规则，质硬，可有灶性出血。

2. 光镜　主要由梭形肌上皮组成，也可有上皮样、浆样细胞，细胞界限不清，胞质透亮或呈嗜酸性，细胞核圆-卵圆形，核仁常明显，可呈束状、席纹状、旋涡状或栅状排列。肌上皮细胞可增生充满于扩张的导管内。细胞之间可出现基膜样物质。肿瘤中央常有明显的胶原化和透明变。

3. 鉴别诊断　①恶性肌上皮瘤：恶性比良性多见，区分两者十分必要，因为良性者仅需局部扩大切除，而恶性者需行根治性乳腺切除加淋巴结清扫，并辅以术后放化疗。如果出现明显的细胞异型性和多形性，核分裂象 >5/10HPF 和 Ki-67 指数 >10%，并出现坏死时，则应考虑恶性肌上皮瘤的诊断。②多形性腺瘤：两者可能是一组相似的肿瘤，前者有腺管状结构、黏液软骨样基质，以及与其相过渡的肌上皮。③梭形细胞癌：常有鳞状上皮化生（乳腺肌上皮瘤尚未见有鳞化的报道），细胞一般比较温和，有时可见典型乳腺癌的结构，actln、p63 阳性细胞通常散在或灶状分布。④纤维瘤病：通常无结节状病灶，呈束状或交错状排列，细胞温和，浸润性生长，周围有正常的小叶结构，免疫组化染色 keratin 和 S－100 阴性，actin 少数细胞阳性，β－catenin 核阳性（异位表达）。⑤肌纤维母细胞瘤：瘤组织内常有宽大透明变的胶原束，瘤细胞为纤维母细胞样，相对比较温和，免疫组化染色 desmin 和 CD34 阳性。SMA 可阳性。keratin、calponin、SMMHC（平滑肌肌球蛋白重链）、p63 和 CD10 通常阴性。⑥其他梭形细胞软组织肿瘤：主要靠免疫组化，p63 阴性。⑦梭形细胞无色素性恶性黑色素瘤：转移性恶性黑色素瘤常有原发部位或和乳房皮肤有关，瘤细胞异型性更明显，keratin 和 actin 阴性，HMB45 阳性。⑧透明细胞癌：肌下标志物阴性。

（李 倩）

## 第五节 乳腺炎症性病变

### 一、急性化脓性乳腺炎

通常见于哺乳期妇女，乳房红、肿、热、通，局部和腋下淋巴结可肿大。

（1）光镜：为急性化脓性炎，可伴有脓肿形成、组织坏死及肉芽肿形成。

（2）鉴别诊断：①浆细胞性乳腺炎：以浆细胞和淋巴细胞为主胞；②肉芽肿性小叶性乳腺炎：病变小叶性分布，肉芽肿内小脓肿；③乳晕下脓肿：为非哺乳期病变，有显著鳞化。

### 二、乳晕下脓肿

乳晕下脓肿又称 Zuska 病、输乳管鳞状上皮化生、乳腺导管瘘。主要发生在非哺乳期妇女，可能与吸烟有关。大多数出现乳晕区肿胀或肿块，有乳头溢液，乳头内翻及输乳管瘘形成，黏稠排出物具有恶臭。常被临床误诊为脓肿。临床反复发作，抗生素治疗和/或切开引流通常无效，经久不愈，需手术彻底清除病灶，甚至要楔形切除乳头，方能治愈。

（1）光镜：主要为一个或多个输乳管上皮明显鳞状上皮化生角化，上皮及角化物脱落充塞管腔，导致输乳管破裂，角蛋白进入周围间质并继发感染，引起急慢性炎症，形成以输乳管为中心的乳晕下脓肿及异物巨细胞反应。

（2）鉴别诊断：①脓肿：因常被临床误诊为脓肿，因此开始总是被切开引流，由于取出送检组织有限，仅常表现为化脓性炎及异物巨细胞反应。结合临床，需要排除本病，必须仔细进行组织学检查，寻找角化物及伴有鳞状上皮化生和/或含有角蛋白的导管。必要时需提醒临床医生切除更多的标本送检。②导管原发性鳞状细胞癌：细胞异型性明显，常伴有导管周围的浸润。③起源于主输乳管的乳头状汗腺囊腺瘤样肿瘤：除有鳞状上皮分化伴角化性外，仍可见被覆两层上皮（内层柱状、外层立方状）的乳头状结构。④其他良性病变的鳞状上皮化生：可以见到其他病变的典型形态学改变，如导管内乳头状瘤，虽有鳞状上皮化生，但可见到乳头状瘤的典型改变。

### 三、肉芽肿性小叶性乳腺炎

肉芽肿性小叶性如腺炎（granulomatous lobular mastitis）又称为特发性肉芽肿性乳腺炎，是一种少见的慢性非感染性炎症性疾病。其病因不清。临床上表现为乳腺肿块。多发于年轻产妇，大多数与近期妊娠有关。常单侧乳腺受累，以乳腺的外周部多见。可有皮肤溃破及窦管形成。临床容易误诊为乳腺癌。

（1）大体：切面有灰白色病变区，界限清楚或不清楚，长度1.5～6.0cm，其内可见黄色粟粒样病灶，质硬韧，有沙砾感。

（2）光镜：以乳腺终末导管小叶单位为中心的肉芽肿性炎。小叶内有多种炎细胞浸润，以中性粒细胞为主，另有单核细胞、淋巴细胞、上皮样细胞和巨细胞。可有程度不同的嗜酸性粒细胞浸润，亦可有小脓肿形成和脂质吸收空泡病变融合者，小叶结构消失，并可溃破形成窦管。病变中通常查不出病原菌。

（3）鉴别诊断：①导管扩张症（浆细胞乳腺炎）：病变沿扩张的大导管分布，导管周围肉芽肿；②肉芽肿性血管脂膜炎：是非坏死性肉芽肿和淋巴细胞性血管炎，通常不累及小叶或导管；③感染性肉芽肿（如分枝杆菌、真菌及寄生虫）：病变缺乏沿小叶分布的特点，为坏死或非坏死性肉芽肿，可找到病原菌；④乳腺脓肿：常和哺乳有关，病变没有沿小叶分布的特点；⑤脂肪坏死和异物反应：病变不以小叶为中心，为脂性肉芽肿和异物性肉芽肿；⑥结节病：小叶内和小叶间非坏死性肉芽肿。

## 四、硬化性淋巴细胞性小叶炎

硬化性淋巴细胞性小叶炎（lymphocytic labulitis）即淋巴细胞性乳腺病及硬化性淋巴细胞性乳腺炎，有人认为是一种自身免疫性疾病。部分患者有1型糖尿病，又可称糖尿病性乳腺病（diabetic mastopathy）。多见于年轻和中年妇女，乳腺有质硬、不规则、可活动的疼痛性肿块。常反复发作，部分病例有自限倾向。临床上往往考虑为恶性肿瘤。

（1）大体：病变区直径2～6cm，灰白色，质韧硬，界限相对清楚。

（2）光镜：乳腺小叶内及其周围有大量成熟淋巴细胞（主要为B淋巴细胞）、浆细胞浸润，腺泡及导管上皮质内亦可有淋巴细胞浸润。腺泡可萎缩或消失。间质明显纤维化透明变，伴有多少不等的上皮样细胞和/或巨细胞，小血管周围亦可有明显的淋巴细胞浸润（图10－9、图10－10）。

（3）鉴别诊断：①淋巴瘤：为肿瘤性淋巴细胞弥漫性浸润乳腺实质和血管（侵蚀性血管炎）。②假性淋巴瘤：有生发中心形成，伴混合性炎细胞和较明显的血管增生。不具有沿乳腺小叶和小血管分布的特点。③乳腺癌（原位或浸润）伴淋巴浆细胞浸润：有明确的癌组织。④硬化性淋巴细胞性小叶炎伴乳腺癌：常有结节性病灶，有明确的癌组织。⑤硬化性淋巴细胞性小叶炎伴淋巴瘤：出现一致性肿瘤性淋巴细胞，可浸润小叶周围组织和脂肪组织，亦可出现比较大的结节性病变。⑥淋巴上皮瘤样癌：常有结节性病灶，有明确的癌组织。

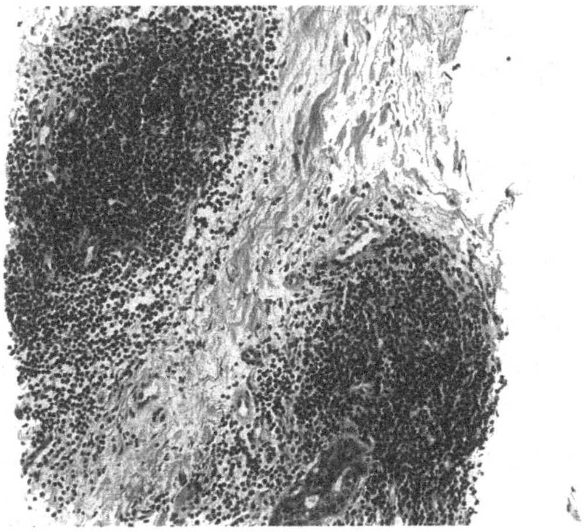

**图 10-9 硬化性淋巴细胞性小叶炎**

病变沿乳腺小叶分布，部分病变融合，间质呈硬化性改变，有的小叶萎缩

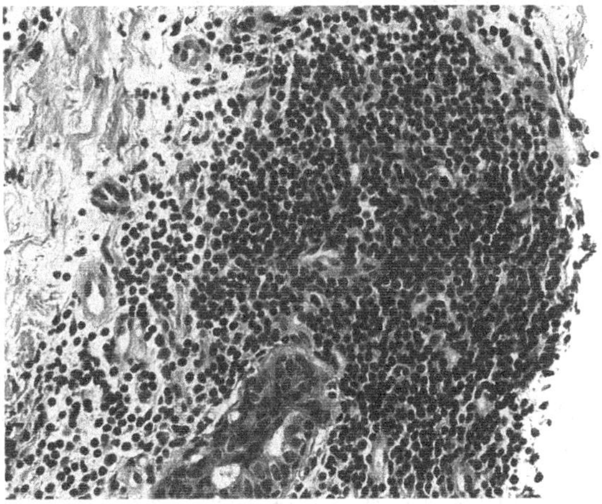

**图 10-10 硬化性淋巴细胞性小叶炎**

小叶内有淋巴浆细胞浸润，小叶内腺管消失，间质毛细血管周围亦有程度不同的淋巴浆细胞浸润

## 五、IgG4 相关硬化性乳腺炎

IgG4 相关性硬化性病变是最近认识的一种综合征，可以在各种器官中形成肿块性病变，其特征为致密的淋巴细胞和浆细胞浸润伴间质硬化，外周血 IgG4 升高和组织中表达 IgG4 的浆细胞增多为特征。IgG4 相关硬化性乳腺炎（IgG4 - related sclerosing mastitis）亦有文献报道。发病年龄 37 ~54 岁（平均年龄 47.5 岁），单侧或同时双侧乳腺可触及包块，可以伴有全身淋巴结肿大、眼皮肿胀等。有报道，病理上可伴有窦组织细胞增生伴巨淋巴结病、硬化性淋巴细胞性小叶炎、肉芽肿性小叶性乳腺炎样病变。

（1）光镜：病变特点为淋巴浆细胞呈结节性弥漫浸润，伴有间质硬化和乳腺小叶缺失。①浸润的淋巴样组织由小淋巴细胞和浆细胞组成，其间可见反应性的淋巴滤泡。大多数淋巴滤泡形态正常，但有些呈哑铃形，套区较薄，小淋巴细胞侵入生发中心，可见到玻璃样变性的血管穿透生发中心。淋巴浆细胞不以导管或小叶为中心累及。②有不同程度的间质硬化，在淋巴浆细胞结节周围常有明显的间质硬化，形成宽大的纤维带或包膜样纤维圆环。硬化性间质呈同质透明变，其中可见少量纤维母细胞。③在重度炎细胞浸润区，小叶腺泡缺少，在病变的外周可见少许残留的导管，其导管周围有纤维化。没有淋巴上皮病变和肉芽肿结构。偶尔可见静脉炎。

（2）免疫组化：CD20 和 CD3 均见较多阳性，大部分浆细胞表达 IgG4，IgG4/IgG > 40%，浆细胞呈多克隆性（无轻链限制）。

（3）鉴别诊断：①黏膜相关淋巴组织结外边缘区 B 细胞淋巴瘤：存在弥漫成片的 B 细胞浸润，有和淋巴上皮病变。②透明血管型 Castlemen 病：缺乏大量混合性淋巴细胞和浆细胞浸润，只有少数细胞表达 IgG4。③硬化性淋巴细胞性小叶炎或糖尿病性乳腺病：常发生在糖尿病或自身免疫性疾病的患者，纤维化没有 IgG4 相关性硬化性乳腺炎明显，硬化带围绕小叶单位和血管周围，浆细胞很少。④肉芽肿性小叶性乳腺炎：常发生在年轻女性，近期有妊娠史，其组织学特点是以小叶为中心的肉芽肿、中性粒细胞浸润及微脓肿形成，亦有泡沫组织细胞和淋巴细胞。⑤浆细胞性乳腺炎：大导管扩张，腔内有浓缩分泌物，导管周有显著的浆细胞浸润及泡沫状组织细胞。

（4）预后：预后较好，没有切除后复发的报道。

## 六、结核性乳腺炎

原发性结核性乳腺炎（tuberculous mastitis）极为少见。临床可触及局限或弥漫性肿块。皮肤可有溃疡或形成窦管，也可出现乳房变形、皮肤橘皮样变、乳头凹陷和腋下淋巴结肿大。容易误诊为乳腺癌。

（1）光镜：病变分布没有一定的规律性，通常可见比较典型的结核性肉芽肿。有时仅在浸润的炎细胞中见有上皮样细胞及不典型的干酪样坏死。抗酸染色可有结核杆菌。

（2）鉴别诊断：如病变不典型，病原学证据不足，无乳腺外结核病变，诊断乳腺结核一定要慎重。①乳腺癌伴反应性肉芽肿：在有乳腺癌时，诊断乳腺或引流区淋巴结结核要特别小心，因为乳腺癌组织旁边可有反应性类结核样肉芽肿改变，甚至会出现干酪样坏死。在引流区淋巴结内没有发现转移癌细胞时，肉芽肿和多核巨细胞的出现往往提示淋巴结内可能有转移癌，要多切片仔细寻找，必要时进行免疫组化染色寻找癌细胞。②肉芽肿性小叶性乳腺炎：见肉芽肿性小叶性乳腺炎。③脂肪坏死：围绕脂肪坏死形成脂质性肉芽肿，有大量泡沫状细胞，具有脂肪坏死的特殊形态。④其他肉芽肿病：包括结节病和其他感染性肉芽肿。

## 七、真菌和寄生虫性乳腺炎

真菌和寄生虫性乳腺炎（mycosis and parasitic mastitis）偶有报道。包括曲菌、毛真菌、芽生菌、隐球菌、孢子丝菌和组织胞浆菌病等，以及丝虫、包虫、裂头蚴、肺吸虫、猪囊尾蚴和旋毛虫病等。

## 八、其他感染性炎

其他感染性炎包括猫抓病、放线菌病、布鲁杆菌病、伤寒、麻风、梅毒性乳腺炎等均有报道，但十分罕见。

## 九、结节病

乳腺结节病（sarcoidosis）罕见，通常为全身结节病的局部表现。

## 十、隆乳性病变

隆乳性病变（the lesion associated with breast augmentation）是指由于隆乳材料（石蜡、硅胶、水溶性聚丙烯酰胺凝胶制品和自体颗粒脂肪等）植入乳腺的继发性病变。乳腺植入处可形成结节、肿块，也可引起乳房硬化变形。亦可出现同侧胸壁、上臂或腋下淋巴结病变。

（1）光镜：急性炎：有中性粒细胞和嗜酸性粒细胞浸润。异物肉芽肿性炎：有淋巴浆细胞、泡沫细胞、异物巨细胞。可有脂肪、肌肉组织坏死。可有肉芽组织、纤维组织增生及胶原纤维化，亦可出现化生性病变：如鳞状上皮或滑膜细胞化生。病变组织及吞噬细胞内可见半透明折光性异物。少数可伴有上皮不典型增生（图 10－11）、浸润性癌（如鳞状细胞癌）和恶性淋巴瘤等。自体脂肪组织隆乳者发生脂肪坏死（包括膜状脂肪坏死）（图10－5）。部分病例腋下、胸壁、上臂、腹壁、腹股沟和骨髓等处可出现异物肉芽肿或脂肪坏死性病变。

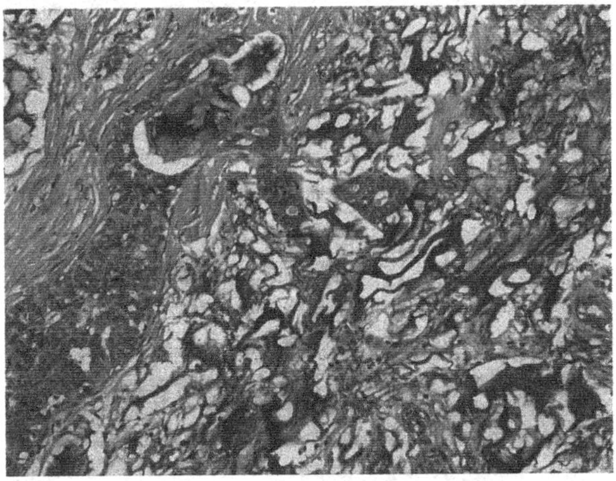

**图 10－11　水溶性聚丙烯酰胺凝胶性肉芽肿**

小叶结构破坏，间质及增生导内有大量蓝色黏液样异物和多核巨细胞

（2）鉴别诊断：①其他异物性肉芽肿：无隆乳史，具有其他异物的形态特点。②感染性/其他肉芽肿病变：无隆乳史，具有感染性/其他肉芽肿病变的形态改变。③浸润性癌/转移癌（特别是黏液癌）：主要是在冷冻切片易误诊，观察到异物、黏液染色和有隆乳病史有助于鉴别。少数病例可有异型增生或癌变需仔细观察鉴别。④囊肿性病变：无组织坏死和异物性肉芽肿改变，无隆乳史。⑤导管原位癌：导管旺炽性增生时需鉴别。

## 十一、异物性肉芽肿

任何异物植入/误入乳腺都能引起异物性肉芽肿（foreign body gramuloma）病变。除用于人体的医源性材料（隆乳剂、充填物、敷料、缝线）外，还有毛发、虫胶、丝棉制品、玻璃丝、环氧树脂、油灰、油脂、聚乙二醇和聚尿烷等。

## 十二、肉芽肿性血管脂膜炎

肉芽肿性血管脂膜炎（granulomatous angio panniculitis）只有少数报道。有局限性乳房区肿块，质硬，界限不清，有触痛。表面皮肤发硬呈红斑状改变。可误诊为癌。

（1）大体：病变主要位于乳房区皮下脂肪，也可累及乳腺组织。病变区硬，界限不清。

（2）光镜：主要为皮下脂肪组织内的结节状非坏死性肉芽肿病变，伴淋巴细胞、组织细胞、浆细胞浸润，小血管和毛细血管炎及周围有袖套状淋巴细胞浸润，可有局限性脂肪坏死。部分病例有乳腺累及，小叶间有淋巴细胞浸润（图 10－12、图 10－13）。无异物和病原体。

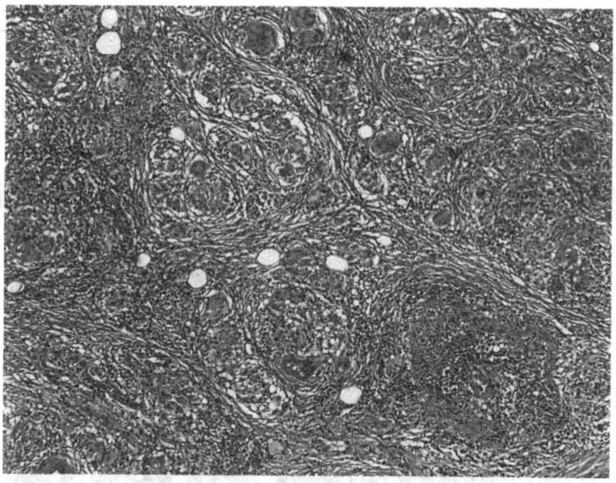

**图 10－12　肉芽肿性血管脂膜炎**

脂肪组织内见有结节状非坏死性肉芽肿及血管炎（右下）

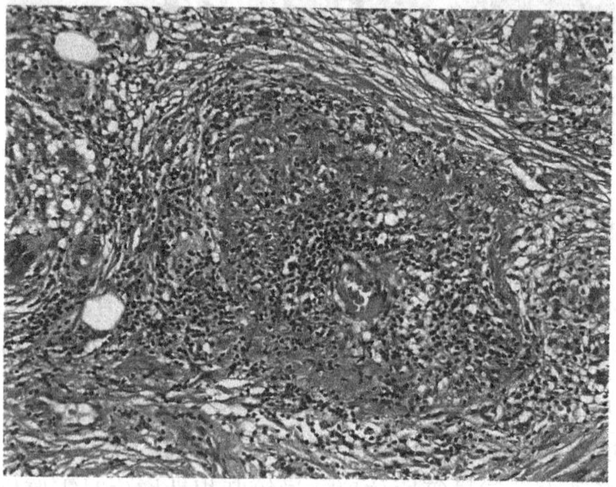

**图 10－13　肉芽肿性血管脂膜炎**

小血管内及周围有淋巴细胞浸润，其旁有肉芽肿病变

（3）鉴别诊断：①肉芽肿性小叶性乳腺炎：病变以累及小叶为特点，常有化脓性改变；②结节病：其表面皮肤无明显变化，缺乏血管炎和脂肪坏死；③巨细胞性动脉炎和 Wegener

肉芽肿病：主要累及中小动脉，常伴有血管壁坏死和血栓形成，Wegener 肉芽肿病有坏死性肉芽肿；④回归热性非化脓性脂膜炎：缺乏结节性肉芽肿改变，有发热、关节痛等临床表现；⑤脂肪坏死：缺乏结节性肉芽肿和血管炎；⑥感染性肉芽肿：常为坏死性肉芽肿，有病原体。

### 十三、Mondor 病

Mondor 病（Mondor disease）是一个临床名词，是指发生在乳腺及相邻胸壁处的血栓性静脉炎。女性多见，多见于乳腺外上限和邻近胸壁。通常发生在胸部或乳腺创伤、物理性压迫或手术后，也可见于吸毒癖（常于乳腺注射海洛因者）。临床上皮下出现条索状结节，表面皮肤凹陷，可伴有疼痛或触痛。病损常为一处，也可多处或两侧分布，消退后留下纤维性硬块。此病被认为具有自限性，几个星期到数月后，可自行缓解消退，不复发。

光镜：皮下血栓性静脉炎，可伴有血栓形成、机化、再通、静脉纤维化的病理过程。

### 十四、结缔组织血管性疾病

乳腺结缔组织血管性疾病（connective vascular disease）可见于红斑狼疮、硬皮病、皮肌炎、类风湿病、巨细胞动脉炎、结节性多动脉炎、Wegener 肉芽肿病等，通常为全身疾病的局部表现，少数病例首先在乳腺发现病变。

（魏中秋）

# 参考文献


[1] 张祥盛．乳腺病理诊断病例精选［M］．北京：人民卫生出版社，2015.

[2] 轩维锋．浅表组织超声与病理诊断［M］．北京：人民军医出版社，2015.

[3] 陈杰．病理学．第 3 版［M］．北京：人民卫生出版社，2015.

[4] 黄玉芳．病理学［M］．北京：中国中医药出版社，2012.

[5] 来茂德．病理学高级教程［M］．北京：人民军医出版社，2015.

[6] 宋晓环．病理学［M］．湖北：华中科技大学出版社，2015.